实用肛肠科疾病诊疗实践

主 编 范亚召 白德胜 朱妮 井楠 潘中平

SHIYONG
GANGCHANGKE JIBING
ZHENLIAO SHIJIAN

黑龙江科学技术出版社

图书在版编目（CIP）数据

实用肛肠科疾病诊疗实践 / 范亚召等主编. --哈尔滨 : 黑龙江科学技术出版社, 2018.2
ISBN 978-7-5388-9735-7

Ⅰ.①实… Ⅱ.①范… Ⅲ.①肛门疾病—诊疗②直肠疾病—诊疗 Ⅳ.①R574

中国版本图书馆CIP数据核字(2018)第114619号

实用肛肠科疾病诊疗实践
SHIYONG GANGCHANGKE JIBING ZHENLIAO SHIJIAN

主　　编	范亚召　白德胜　朱　妮　井　楠　潘中平	
副 主 编	马雪巍　闫成秋　汤素琼　白小玲	
责任编辑	李欣育	
装帧设计	雅卓图书	
出　　版	黑龙江科学技术出版社	
	地址：哈尔滨市南岗区公安街70-2号　邮编：150001	
	电话：（0451）53642106　传真：（0451）53642143	
	网址：www.lkcbs.cn www.lkpub.cn	
发　　行	全国新华书店	
印　　刷	济南大地图文快印有限公司	
开　　本	880 mm×1 230 mm　1/16	
印　　张	11	
字　　数	339 千字	
版　　次	2018年2月第1版	
印　　次	2018年2月第1次印刷	
书　　号	ISBN 978-7-5388-9735-7	
定　　价	88.00元	

前　言

　　我国肛肠学科是一门融中医、西医为一体且古为今用的特色学科。近十年来，国内肛肠学科迅速发展，在中医、西医、中西医结合肛肠科医务工作者的共同努力下，学术活动日渐增多，学术团体不断壮大，医疗技术日新月异，出现了"百花齐放，百家争鸣"的局面，有力地推动了我国肛肠学科的发展。

　　本书首先详细介绍了结直肠肛门外科的局部解剖、中医对肛肠疾病的认识、检查方法、围术期处理、术后并发症的预防及处理，然后重点阐述了肛肠科常见病、多发病的常规治疗及手术处理。内容丰富、资料新颖、紧扣临床，可供肛肠科医师及相关科室同仁参考使用。参与编写的作者，他们经过严格的培养，又经历了长时间的临床锻炼，是现代肛肠科的骨干力量。他们在参考大量的医学专著和文献的同时，更注重将自己的临床经验融入书中，在此对各位作者的辛勤笔耕表示衷心的感谢。

　　在编写过程中，我们虽力求做到写作方式和文笔风格一致，但由于参编人数较多，且编者时间和精力有限，书中难免有疏漏之处，希望广大读者提出宝贵意见和建议，以便再版时修订。

编　者
2018 年 2 月

目 录

第一章

结直肠肛门的局部解剖

第一节　结肠

一、结肠的形态结构

结肠（colon）介于盲肠和直肠之间，结肠在右髂窝内续于盲肠，在第 3 骶椎平面连接直肠。结肠起自回盲瓣，止于乙状结肠与直肠交界处，包括盲肠、升结肠、横结肠、降结肠和乙状结肠，结肠长度存在一定的差异，成人结肠全长平均150cm（120～200cm）。结肠各部直径不一，盲肠直径7.5cm，向远侧逐渐变小，乙状结肠末端直径仅有2.5cm。结肠有3个解剖标志：①结肠带：为肠壁纵肌纤维形成的3条狭窄的纵行带；结肠带在盲肠、升结肠及横结肠较为清楚，从降结肠至乙状结肠逐渐不明显。②结肠袋：由于结肠带比附着的结肠短1/6，因而结肠壁缩成了许多囊状袋，称结肠袋。③肠脂垂：由肠壁黏膜下的脂肪组织集聚而成。在结肠壁上，尤其是在结肠带附近有多数肠脂垂，在乙状结肠较多并有蒂。肠脂垂的外面为腹膜所包裹，有时内含脂肪量过多，可发生扭转，甚或陷入肠内，引起肠套叠。

（一）盲肠

盲肠（cecum）长约6cm，直径约7cm，是结肠壁最薄、位置最浅的部分。正常位于右髂窝，腹股沟韧带外侧半的上方，偶见于肝下或盆腔内，形成游离盲肠。回肠进入盲肠的开口处，称回盲瓣（ileocecal valve），其作用为防止结肠内容物反流入小肠。在盲肠与升结肠连接处有回盲瓣，其顶端内侧有阑尾，其长 5～7cm，最长可达15cm，短者仅0.2cm，也有双阑尾畸形。阑尾为腹膜内位器官，常见位置有回肠下位、盲肠后位、盲肠下位和回盲前位。

（二）升结肠

升结肠（ascending colon）长 12～20cm，直径为6cm。位于腹腔右侧，是盲肠的延续，上至肝右叶下方，向左弯成结肠右曲（肝曲）而移行于横结肠。升结肠较降结肠稍接近躯干正中线。下端平右髂嵴。上端在右第10肋处横过腋中线。其在背部的投影，相当于腰椎的横突附近。

升结肠一般仅前面及两侧有腹膜覆盖，其后面借疏松结缔组织与腹后壁相贴，位置较固定。如有外伤造成升结肠的后壁破溃时，可引起严重的腹膜后感染，但在腹前壁不易发现腹膜炎的体征。据报道有少数人的升结肠全部包有腹膜而游离于腹膜腔中。此种现象在男性约占16.7%，女性约占11.7%。另有人统计，约1/4的人有升结肠系膜，成为活动的升结肠，可引起盲肠停滞，或可向下牵引肠系膜上血管蒂使十二指肠受压，造成十二指肠下部梗阻。

结肠右曲（肝曲）在右侧第9和第10肋软骨的深部，其后面与右肾下外侧部相邻；上面与前外侧与肝右叶的下面接触；内侧前方紧靠胆囊底，胆石有时可穿破胆囊到结肠内。内侧后方有十二指肠降部，在行右半结肠切除术时，应注意防止十二指肠的损伤，尤其在粘连时更应注意。

（三）横结肠

横结肠（transverse colon）长 40～50cm，直径为5.2cm。自结肠右曲开始横位于腹腔中部，于脾门下方弯成锐角，形成结肠左曲（脾曲），向下移行于降结肠。横结肠完全包以腹膜并形成较宽的横结肠系膜。此系膜向肝曲及脾曲逐渐变短，而中间较长，致使横结肠做弓状下垂。其下垂程度可因生理情况的变化而有所差别，如当肠腔空虚或平卧时，肠管向下的凸度较小，位置较高。肠管充盈或站立时，则肠管向下的凸度较大，其最低位可达脐下，甚而可下降至盆腔。女性横结肠位置较低，容易受盆腔炎症侵犯盆腔器官粘连。横结肠上方有胃结肠韧带连于胃大弯，下方续连大网膜，手术时易辨认。横结肠系膜根部与十二指肠下部、十二指肠空肠曲和胰腺关系密切，在胃、十二指肠及胰腺等手术时，应注意防止损伤横结肠系膜内的中结肠动脉，以免造成横结肠缺血坏死。分离横结肠右半时，应防止损伤十二指肠和胰腺。横结肠的体表投影一般相当于右第10肋软骨前端和左第9肋软骨前端相连的弓状线上。

结肠脾曲是大肠中除直肠外最为固定的部分。其位置较肝曲高且偏后，约在第10、11肋平面。侧方有膈结肠韧带将其悬吊于膈肌上；后方有横结肠系膜将其连于胰尾；前方有肋缘，部分被胃大弯所掩盖，故脾曲的肿瘤有时易被忽视；手术进入也比较困难。由于脾曲位置较高且深，上方与脾、胰紧邻，因此，在左半结肠切除时，需注意对脾、胰的保护。反之，在巨脾切除时，也应防止结肠脾曲的损伤。此外，脾曲弯曲的角度一般要比肝曲小，故在纤维结肠镜检查时，脾曲比肝曲更难通过。

（四）降结肠

降结肠（descending colon）长25~30cm，直径为4.4cm。自结肠脾曲开始，向下并稍向内至左髂嵴平面移行于乙状结肠。降结肠较升结肠距正中线稍远，管径较升结肠为小，位置也较深。腹膜覆盖其前面及两侧，偶见有降结肠系膜。降结肠的后面有股神经、精索或卵巢血管以及左肾等，内侧有左输尿管，前方有小肠。在降结肠切除术中，应注意防止左肾及输尿管的损伤。降结肠的下部由于肠腔相对狭小（2.2~2.5cm），如有病变易出现梗阻。又因该处肌层较厚，可因炎症及其他刺激而引起痉挛。

（五）乙状结肠

乙状结肠（sigmoid colon）是位于降结肠和直肠之间的一段大肠。乙状结肠的长度变化很大，有的长达90cm，短的长10cm，成人一般为40cm左右。肠腔直径为4.2cm。乙状结肠上端位置多数在髂嵴平面上下各0.5cm的范围内；下端位置最高在骶岬平面，最低在第3骶椎椎体上缘，其中以位于第1骶椎椎体下半和第2骶椎椎体上半范围者为数最多。乙状结肠通常有两个弯曲；由起端向下至盆腔上口附近，于腰大肌的内侧缘，便转向内上方，形成一个弯曲。此弯曲的位置极不固定，一般大多在盆腔内。肠管向内上方越过髂总动脉分叉处，又转而向下，形成第二个弯曲。该弯曲的位置也不固定，多数可位于正中线的左侧。从第二个弯曲下降至第3骶椎的高度时，便延续为直肠。

乙状结肠全部包以腹膜，并形成乙状结肠系膜。系膜长度平均为8.9cm，在肠管中部较长，向上、下两端延伸时则逐渐变短而消失。因此，乙状结肠与降结肠和直肠相连处固定而不能移动，中部活动范围较大，可降入盆腔，或高置肝下，也可移至右髂部。小儿的乙状结肠系膜较长，最易发生乙状结肠扭转。乙状结肠呈扇形，系膜根附着于盆壁，呈"人"字形；由腰大肌内侧缘横过左侧输尿管及左髂外动脉，向上向内至正中线，然后在骶骨前方垂直向下，止于第3骶椎前面。乙状结肠前方与膀胱或子宫之间有小肠，后方有左输尿管经过，手术时应避免损伤。乙状结肠是多种疾病的好发部位，也是人工肛门设置的部位，临床上极为重视。

（六）回盲部

回盲部（ileocecal part）是临床常用的一个名词，但其范围尚不够明确，似应包括：回肠末段（约10cm）、盲肠、阑尾和升结肠起始部（约1/3段）。回盲部是肠管炎症、结核、肿瘤、套叠和溃疡的好发部位，临床上极为重要。

二、结肠的动脉供应

右半结肠的动脉供应来自肠系膜上动脉分出的中结肠动脉右侧支、右结肠动脉和回结肠动脉。横结肠的血液供应来自肠系膜上动脉的中结肠动脉。左半结肠动脉供应来自肠系膜下动脉分出的左结肠动脉和乙状结肠动脉，此处还有边缘动脉和终末动脉。

（一）肠系膜上动脉

肠系膜上动脉（superior mesenteric artery）起自腹主动脉，从十二指肠水平部与胰体下缘间穿出，在小肠系膜根部的两层腹膜中向右下方走行。其下行的过程呈轻度弯曲，弯曲的凸侧朝向左下方，弯曲的凹侧朝向右侧，肠系膜上静脉在其右侧伴行。弯曲的凸侧发出肠动脉12～16支供应小肠。而其凹侧则发出中结肠动脉、右结肠动脉及回结肠动脉供应结肠。

1. 中结肠动脉（middle colic artery） 在胰腺下缘起于肠系膜上动脉，自胃左后方进入横结肠系膜，向下向前向右，分成左右两支。右支在肝曲附近与右结肠动脉的升支吻合，供应横结肠1/3，左支主要与左结肠动脉的外支吻合，供给左2/3横结肠。因其位于中线右侧，在横结肠系膜的左半有一无血管区，带在此区穿过横结肠系膜进行手术。约25％的人无中结肠动脉，由右结肠动脉的一支代替，少数人有两支结肠中动脉。

2. 右结肠动脉（right colic artery） 在中结肠动脉起点下1～3cm处起于肠系膜上动脉，在腹膜后，右肾下方处向右横过下腔静脉、右侧精索或卵巢血管和右输尿管，分成升降两支。升支主要与中结肠动脉的右支吻合，降支与回结肠动脉升支吻合。右结肠动脉供给升结肠和肝曲结肠血液。

3. 回结肠动脉（ileocolic artery） 在右结肠动脉起点下方起于肠系膜上动脉，有时与右结肠动脉合成一条主干，在十二结肠水平部下方分成升降两支。升支与右结肠动脉降支吻合；降支到回盲部分成前后两支，与肠系膜上动脉的回肠支吻合，此动脉供应升结肠下段、回盲部和回肠末段。

（二）肠系膜下动脉

肠系膜下动脉（inferior mesenteric artery）距腹主动脉分叉上方3～4cm，于十二指肠降段下缘水平，起于腹主动脉前面，向下向左，横过左髂总动脉，成为直肠上动脉，其分支有左结肠动脉和乙状结肠动脉。

1. 左结肠动脉（left colic artery） 在十二指肠下方由肠系膜下动脉左侧分出，在腹膜后向上、向外横过精索或卵巢血管、左输尿管及肠系膜下静脉，行向脾曲，分成升降两支。升支向上横过左肾下极，主要与中结肠动脉的左支吻合，供给降结肠上段、脾曲和左1/3横结肠血液；降支向左，又分成升降两支与乙状结肠吻合，供给降结肠下段血液。有的左结肠动脉与中结肠动脉之间无吻合，边缘动脉也很少，此处称为Pollan点，手术时应注意。

2. 乙状结肠动脉（sigmoid artery） 一般为1～3支，但也可多达7支，直接起自肠系膜下动脉，或与左结肠动脉共干发出。乙状结肠动脉走行于乙状结肠系膜内，每支又分为升支与降支，它们除彼此呈弓状吻合外，最上一支乙状结肠动脉的升支与左结肠动脉的降支吻合，最下一支乙状结肠动脉的降支与直肠上动脉的分支吻合。

边缘动脉（marginal artery） 各结肠动脉间互相吻合形成的连续动脉弓称为边缘动脉，由回盲部到直肠乙状结肠接连处，与肠系膜边缘平行：这种吻合可由单一动脉接连，或由一二级动脉弓接连，对结肠切除有重要关系。如边缘动脉完好，在肠系膜下动脉起点结扎切断，仍能维持左半结肠血液供应。但边缘动脉保持侧支循环距离不同，有的结肠中动脉与结肠左动脉之间缺乏吻合；有的结肠右动脉与回结肠动脉之间缺乏吻合。因此，结肠切除前直注意检查边缘动脉分布情况，如果结肠断端血供不良则容易造成肠段缺血导致吻合口瘘或肠坏死。

终末动脉（terminal artery） 由边缘动脉分出长短不同的小动脉，与结肠成垂直方向到结肠壁内。其短支由边缘动脉或由其长支分出，分布于近肠系膜侧的肠壁。长支由边缘动脉而来，在浆膜与肌层之间，到结肠带下方，穿过肌层。与对侧的分支吻合，分布于黏膜下层。肠脂垂根部常伴有终末动脉，切除肠脂垂时不可牵拉动脉以免损伤。在行结肠与结肠吻合时，需切除两端结肠的终末支及系膜约1cm，保证吻合口浆膜层对合，防止吻合口瘘；如终末支结扎切断过多也会发生吻合口瘘。

三、结肠的静脉

结肠壁内静脉丛汇集成小静脉，在肠系膜缘汇合成较大静脉，与结肠动脉并行，成为与结肠动脉相应的静脉。结肠中静脉、结肠右静脉和回结肠静脉合成肠系膜上静脉入门静脉。左半结肠静脉经过乙状结肠静脉和结肠左静脉，成为肠系膜下静脉，在肠系膜下动脉外侧向上到十二指肠空肠由外侧转向右，经过胰腺后方入脾静脉，最后入门静脉。

手术操作的挤压可促使癌细胞进入血流，经回流静脉而播散。为了预防手术操作引起血流播散，大肠癌手术时，要求早期结扎癌灶所在肠段的回流静脉。

四、结肠的淋巴引流

结肠的淋巴系统主要与结肠的动脉伴行。结肠淋巴组织以回盲部最多，乙状结肠次之，肝曲和脾曲较少，降结肠最少，分为壁内丛、中间丛和壁外丛。

1. 壁内丛　包括结肠黏膜、黏膜下层、肌间和浆膜下淋巴丛。由小淋巴管互相交通，并与上方和下方的淋巴网相连，以围绕肠壁的交通为丰富，因此结肠癌易围绕肠壁环形蔓延而形成梗阻。

2. 中间丛　为连接壁内丛和壁外丛的淋巴管。

3. 壁外丛　包括肠壁外的淋巴管和淋巴丛。

结肠淋巴结分为四组：①结肠上淋巴结：位于肠壁肠脂垂内，沿结肠带最多，在乙状结肠最为显著。②结肠旁淋巴结：位于边缘动脉附近及动脉和肠壁之间。③中间淋巴结：位于结肠动脉周围。④中央淋巴结：位于结肠动脉根部及肠系膜上、下动脉周围，再引至腹主动脉周围腹腔淋巴结。肿瘤转移可沿淋巴网转移至不同的淋巴结，转移至不同组淋巴结其预后差异较大。

五、结肠的神经支配

结肠的神经为自主神经，含有交感神经和副交感神经两种纤维。右半结肠和左半结肠的神经供应有所不同。右半结肠由迷走神经发出的副交感神经纤维和由肠系膜上神经丛发出的交感神经纤维供应。由肠系膜上神经丛发出的神经纤维，随结肠动脉及其分支分布于右半结肠的平滑肌和肠腺。左半结肠由盆神经发出的副交感神经纤维和肠系膜下神经丛发出的交感神经纤维供应。交感神经有抑制肠蠕动和使肛门内括约肌收缩的作用。副交感神经有增加肠蠕动、促进分泌、使肛门内括约肌松弛作用。肠感受器很多是副交感神经，有牵张、触觉、化学和渗透压感受器。

（范亚召）

第二节　阑尾的局部解剖

一、阑尾的形态结构

阑尾（appendix）位于右髂窝部，其近端开口于盲肠，远端为盲端，在回盲瓣下方 2～3cm 处。阑尾外形呈蚯蚓状，其长短差异较大，一般长 6～8cm，直径为 0.5～1.0cm，其内腔随年龄增大而缩小，一般在中年以后，特别是老年人，可发生部分或完全闭锁。阑尾起于盲肠根部，附于盲肠后内侧壁，三条结肠带的汇合点。因此，沿盲肠前面的结肠带向顶端追踪可寻到阑尾基底部，其体表投影约在脐与右髂前上棘连线的中外 1/3 交界处，临床上称为麦氏点（McBumey 点）。麦氏点是选择阑尾手术切口的标记点。阑尾炎时该处常有明显压痛，手术中寻找阑尾位置时只需沿着结肠带（特别是独立带）向下即能找到阑尾根部。

虽然阑尾根部比较固定，但是阑尾的末端变化比较大，常见的位置变化有六种类型：①盆位：最常见，约占 41.3%，相当于 3～6 点位，阑尾伸入盆腔，其尖端可触及盆腔内肌或盆腔脏器。②盲肠后位：约占 29.4%，相当于 9～12 点位，在盲肠或升结肠后方，髂腰肌前面，尖端向上，位于腹膜后。此种阑尾炎的临床体征轻，易误诊。手术显露及切除有一定难度。③回肠前位：约占 28%，阑尾在回肠末部前方，相当于 0～3 点位，尖端指向左上。④盲肠下位：约占 14.7%，相当于 6～9 点，尖端向右下。⑤盲肠外侧位：相当于 9～10 点，位于腹腔内，盲肠外侧。⑥回肠后位：相当于 0～3 点，但在回肠后方。双阑尾或阑尾先天缺如非常罕见。

阑尾属腹膜内位器官，包裹阑尾的腹膜沿管壁的一侧相遇而成双层的三角形系膜，称阑尾系膜，内有阑尾动脉、静脉走行。

二、阑尾的组织结构

阑尾的组织结构与结肠相似，阑尾黏膜由结肠上皮构成。阑尾壁有浆膜层、肌层、黏膜下层和黏膜层。其中，阑尾壁的环形肌在阑尾根部增厚，但在阑尾的其他部分肌层较薄。因此，阑尾发炎时，容易穿孔。正常阑尾黏膜上皮细胞能分泌少量（0.25~2ml/d）黏液。阑尾是一个淋巴器官，参与 B 淋巴细胞的产生和成熟，可起免疫监督作用。

三、阑尾的血液供应

阑尾动脉是一种无侧支的终末动脉，源自回结肠动脉发出的阑尾动脉，从回肠末端背面近阑尾基部进入阑尾，沿阑尾系膜游离缘走行，再分布到阑尾壁。阑尾动脉与盲肠动脉无吻合交通支，当血运障碍时，易导致阑尾缺血坏死。阑尾静脉与阑尾动脉伴行，最终回流入门静脉。当阑尾炎症时，菌栓脱落可引起门静脉炎和细菌性肝脓肿。

四、阑尾的淋巴引流

研究证明，阑尾是一个淋巴器官，参与 B 淋巴细胞的产生和成熟。黏膜和黏膜下层中含有丰富的淋巴组织。阑尾的淋巴组织在出生后 2 周就开始出现，12~20 岁时达高峰期，有 200 多个淋巴滤泡。以后逐渐减少，30 岁后滤泡明显减少，60 岁后完全消失。故切除成人的阑尾，无损于机体的免疫功能。阑尾的淋巴管与系膜内血管伴行，引流到回结肠淋巴结。阑尾黏膜深部有嗜银细胞，是发生阑尾类癌的组织学基础。

五、阑尾的神经支配

阑尾的神经由交感神经纤维经腹腔丛和内脏小神经分布而来，其传入神经与第 10 脊神经节相接，故当急性阑尾炎发病开始时，常有第 10 脊神经所分布的脐周围牵涉痛，属内脏性疼痛。

（范亚召）

第三节　肛门直肠的局部解剖

一、肛管的局部解剖

（一）肛门三角和肛尾韧带

肛门三角（anal triangle）是指以两坐骨结节为连线，向后至尾骨的三角形区域，习惯上亦称肛周，中间是肛门。肛门（anus）是消化道末端的开口，即肛管的外口，位于臀部正中线，在 Minor 三角之中。肛门平时紧闭呈前后纵形，排便时张开呈圆形，直径可达 3cm。肛门周围有很多放射状皱褶，当排便时肛门扩张，皱褶消失，便后肛门收缩时皱褶又复原，粪渣和细菌极易卷入皱褶内藏匿起来。所以，手术前消毒必须彻底。肛缘向后至尾骨尖之间，形成一个纵沟，即臀沟，深浅不一，深者易潮湿感染。肛门三角和尿生殖三角，合称会阴区。其前方皮下有会阴浅筋膜和会阴体肌，如果切断，则肛门向后移位。其后方臀沟下，肛缘向后至尾骨之间，有肛尾韧带（anococcygeal ligament），起固定肛门的作用。肛门后脓肿或肛瘘手术切开时，若切断肛尾韧带，可造成肛门向前移位，影响排便。因此，手术时尽量做放射状切口，以免损伤这些组织及皮肌纤维。肛门皮肤比较松弛而富有弹性，手术时容易牵起，因而切除过多肛门皮肤易造成肛门狭窄。肛门部神经丰富，感觉敏锐，手术时疼痛明显。

（二）肛管

肛管（anal canal）是消化道的末端，肛管上端止于齿状线并与直肠相接，向下向后止于肛门缘，因此，肛门缘到直肠末端的一段狭窄管腔称肛管，成人肛管平均长 3～4cm，平均为 2.5cm。而外科通常将肛管的上界扩展到齿状线上 1.5cm 处，即肛管直肠环平面。手术中要特别注意保护肛管皮肤。我国成人肛管周长约 10cm，至少应保留 2/5，否则会造成肛门狭窄、黏膜外翻、腺液外溢。

1. 肛管分类　肛管分为解剖肛管和外科肛管。解剖肛管是指齿状线到肛门缘的部分，又称皮肤肛管或固有肛管。临床较常用，前壁较后壁稍短，成人长 3～4cm，无腹膜遮盖，周围有外括约肌和肛提肌围绕。外科肛管是指肛门缘至肛管直肠环平面（肛直线）的部分，又称肌性肛管或临床肛管。临床较少用，成人长（4.2±0.04）cm。外科学肛管实际上是解剖学肛管＋直肠柱区。Shafik 认为应把肛提肌内侧缘至齿状线的一段称为直肠颈，把齿状线至肛门一段称为解剖肛管，把直肠与直肠颈交界处，称为直肠颈内口，肛管外口称肛门。我们认为这种新分界方法比较合理，既能反映解剖特点，又能指导临床。

2. 肛管分界　肛管内腔面有四条线：肛皮线、肛白线、齿状线及肛直线。还有三条带：皮带位于肛白线与肛皮线之间；痔带位于齿状线与肛白线之间；柱带位于肛直线与齿状线之间。

1）肛皮线：平常称肛门口、肛门缘，是胃肠道最低的界线。

2）肛白线：又称 Hilton 线，是肛管中下部交界线，正对内括约肌下缘与外括约肌皮下部的交界处。指诊可触到一个明显的环形沟，此沟称为括约肌间沟（intermuscular groove）（亦称肛白线）。沟的宽度 0.6～1.2cm，距肛门口上方约 1cm，肉眼并不能辨认。行内括约肌松解术时，以此沟为标志，切开肛管移行皮肤，挑出内括约肌在明视下切断。肛管移行皮肤，切除过多，易致肛门狭窄，需要注意。临床上常用此沟来定位内外括约肌的分界。

3）齿状线：在白线上方，距肛门缘 2～3cm。在肛管皮肤与直肠黏膜的交界处，有一条锯齿状的环形线，称为齿状线（dentate linea）或梳状线（pectinati linea）。此线是内外胚层的移行区，上下两方的上皮、血管、淋巴和神经的来源完全不同，是重要的解剖学标志。85% 以上的肛门直肠病都发生在齿状线附近，在临床上有重要意义。

（1）上皮：齿状线以上是直肠，肠腔内壁覆盖黏膜，为覆层立方上皮；齿状线以下是肛管，肛管覆盖皮肤，为移行扁平或复层扁平上皮。齿状线以上的痔为内痔，以下的痔为外痔；齿状线以上的息肉、肿瘤附以黏膜，多数是腺瘤；齿状线以下的肿瘤附以皮肤，是皮肤癌等。

（2）神经：齿状线以上的神经是内脏神经，没有明显痛觉，故内痔不痛，手术时为无痛区；齿状线以下的神经是躯体神经，痛觉灵敏，故外痔、肛裂非常痛，手术时为有痛区，凡是疼痛的肛门病都在齿状线下。

（3）血管：齿状线以上的血管是直肠上血管，其静脉与门静脉系统相通；齿状线以下的血管是肛门血管，其静脉属下腔静脉系统。在齿状线附近，门静脉与体静脉相通。

（4）淋巴：齿状线以上的淋巴向上回流，汇入腰淋巴结（内脏淋巴结）；齿状线以下的淋巴向下回流，经大腿根部汇入腹股沟淋巴结（躯体淋巴结）。所以，肿瘤转移，齿状线上向腹腔转移，齿状线下向大腿根部转移。

由此可见，齿状线是胚胎内、外胚层交汇的地方，所以几乎所有肛门、直肠先天性畸形（如锁肛等）都发生在齿状线。

齿状线还是排便反射的诱发区。齿状线区分布着高度特化的感觉神经终末组织，当粪便由直肠达到肛管后，齿状线区的神经末梢感觉到刺激，就会反射地引起内、外括约肌舒张，肛提肌收缩，使肛管张开，粪便排出。如手术中切除齿状线，就会使排便反射减弱，出现便秘或感觉性失禁。齿状线上下结构的区别见表 1-1。

表 1-1 齿状线上、下结构的比较

区别点	齿状线上部	齿状线下部	临床应用
来源	内胚层、后肠	外胚层、原肠	肛管直肠分界
覆盖上皮	单层柱状上皮（黏膜）	覆层扁平上皮（皮肤）	皮肤黏膜分界
动脉来源	直肠上、下动脉	肛门动脉	与痔的好发部位有关
静脉回流	肠系膜下静脉（属门静脉系）	阴部内静脉（属下腔静脉系）	与痔的好发部位有关；与直肠癌转移至肝有关
淋巴引流	入腰淋巴结	入腹股沟淋巴结	肛管癌转移至腹股沟；直肠癌转移至腹腔内
神经分布	内脏神经（痛觉迟钝）	躯体神经（痛觉敏锐）	齿状线上为无痛区，齿状线下为有痛区

4）肛直线：又称直肠颈内口，是直肠柱上端水平线，亦称 Herrmann 线，是直肠颈内口与直肠壶腹部的分界线，在肛管直肠环的平面上，又是肛提肌的附着处。通常是临床上扩展的肛管，它将肛管的上界延至齿状线以上1.5cm处。这一水平正是肛管直肠环水平，对于肛瘘手术有重要的临床意义。

3. 肛管皮肤　肛管皮肤特殊，上部是移行上皮，下部是鳞状上皮，表面光滑色白，没有汗腺、皮脂腺和毛囊，即"三无"皮肤。手术中被切除后，会形成肛管皮肤缺损、黏膜外翻和腺液外溢。

4. 肛管毗邻　肛管两侧为坐骨肛门窝，其前方男性有尿道和前列腺，女性有阴道，后方有尾骨。

5. 肛管形态结构　肛管形态结构包括肛柱、肛瓣、肛窦、肛乳头、肛腺等结构。

（1）肛柱（anal columns）：直肠下端缩窄，肠腔内壁的黏膜折成隆起的纵行皱襞，皱襞突出部分叫肛柱，又称直肠柱（rectal columns），有8~10个，长1~2cm，宽0.3~0.6cm，儿童比较明显。直肠柱是括约肌收缩的结果，在排便或直肠扩张时此柱可消失。

（2）肛瓣（anal valves）：两直肠柱底之间有半月形黏膜皱襞，叫肛瓣。有6~12个瓣，肛瓣是比较厚的角化上皮，它没有"瓣"的功能。

（3）肛窦（anal sinuses）：是肛瓣与两柱底之间形成的凹陷隐窝，又称肛隐窝（anal crypt）。即在肛瓣之后呈漏斗状的凹窝，口朝上向直肠腔内上方，窦底伸向外下方，深0.3~0.5cm，有导管与肛腺相连，是肛腺分泌腺液的开口，在肛窦内储存，排便时直肠收缩肛腺液与直肠黏膜下肠腺液混合，润滑粪便，易于排出肛外。当大便干燥用力时擦破肛瓣，或腹泻时稀便进入肛窦内，发生肛窦炎，再经导管蔓延成肛腺炎，继而扩散至肛管直肠周围各间隙形成脓肿，或沿肛管移行皮肤向下蔓延破溃后发生肛裂，再向下蔓延形成裂痔，破溃后形成裂瘘。所以肛窦又是感染的门户。当行肛周脓肿和肛瘘手术时，应查看肛窦有无红肿、硬结、凹陷和溢脓，来确定原发感染肛窦内口。肛瓣和肛窦数目与直肠柱相同，多位于后正中部，所以85%的肛窦炎发生在后部。

（4）肛乳头（anal papillae）：是肛管与肛柱连接的部位，沿齿状线排列的三角形上皮突起，多为2~6个，基底部发红，尖端灰白色，大小不一，是纤维结缔组织。Schutte 认为其可能是外胚层遗迹，或是后天产生的。还有人说是肛膜消失的痕迹。当肛管处有感染、损伤及长期慢性刺激时，肛乳头可增生变大，形成肛乳头肥大或肛门乳头瘤，有人误认为息肉和外痔。正常的肛乳头不需要治疗，肛乳头肥大或肛门乳头瘤应积极治疗，肛裂手术时应一并切除。

为了帮助记忆，此部解剖犹如手掌和五指，手指像肛柱，指根连接处的指蹼像肛瓣，指蹼背面的小凹即为肛窦，掌指关节连成锯齿状线即为齿状线，比喻形象且便于理解。

（5）肛腺（anal gland）：是一种连接肛窦下方的外分泌腺体。连接肛窦与肛腺的管状部分叫肛腺导管。个体差异和自身变异很大，不是每一个肛窦都有肛腺，一般约有半数肛窦有肛腺，半数没有。成人4~10个，新生儿可达50个。多数肛腺都集中在肛管后部，两侧较少，前部缺如。5岁以下儿童多呈不规则分布。肛腺开口于窦底，平时分泌腺液储存在肛窦内，排便时可起润滑粪便的作用。由于该处常有存积粪屑杂质，容易发生感染，引发肛窦炎。许多学者强调指出，肛窦炎是继发一切肛周疾病的祸根。95%的肛瘘均起源于肛腺感染。

（6）栉膜：位于齿状线与括约肌间沟之间的环形平滑区，称为栉膜区，亦称梳状区。此区域内的肛管上皮组织及皮下结缔组织称为栉膜，亦称肛梳，1.0~1.5cm。栉膜病理增生所形成的纤维束称为栉膜带，亦称梳状带。栉膜带长 3～8mm，平均厚约为 2.68mm。在慢性炎症长期刺激下，栉膜带可发生纤维性缩窄硬化，称为肛门梳硬结。

6. 肛垫（anal cushion） 是直肠末端的唇状肉赘，肛管内齿状线上方有宽 1.5～2.0cm 的环状区。该区厚而柔软，有 12～14 个直肠柱纵列于此，为一高度特化的血管性衬垫，称为肛垫。肛垫是由扩张的静脉窦、平滑肌（Treitz 肌）、弹性组织和结缔组织构成。其出生后就存在，不分年龄、性别和种族，每一个正常人（既无痔的体征又无肛门症状者）在肛门镜检时均可见有数目不等和大小不一的肛垫凸现于肛腔内，多呈右前、右后、左侧三叶排列，它宛如海绵状结构，类似勃起组织。表面为单层柱状上皮与移行上皮，有丰富的感觉神经，是诱发排便的感觉中心，起到诱发排便感觉、闭合肛管、节制排便的作用。正常情况下肛垫疏松地附着在肛管肌壁上。当括约肌收缩时，它像一个环状气垫，协助括约肌维持肛管的正常闭合，是肛门自制功能的重要部分。其中 Treitz 肌厚 1～3mm，含有弹性纤维组织，对肛管直肠有重要支持作用，可防止黏膜脱垂。Treitz 是肛垫的网络和支持结构，它有使肛垫向上回缩的作用，如 Treitz 断裂支持组织松弛，肛垫回缩障碍，从原来固定于内括约肌的位置下降，使内痔脱出或痔黏膜糜烂并发出血，因而形成痔。1975 年，Thomson 在他的硕士论文中首次提出"肛垫"的概念，并认为因肛垫内动、静脉吻合血管调节障碍和 Treitz 肌退行性变性，而导致肛垫肥大后脱出即成内痔。根据这一新的观点，国内外学者设计了 Treitz 肌或肛垫保存根治术。注射硬化剂是硬化萎缩痔静脉，并使肛垫粘连固定内痔消失而愈。

二、直肠的局部解剖

直肠（rectum）是结肠的末端，位于盆腔内固定在盆腔腹膜的结缔组织中。上端平第三骶椎与乙状结肠相接。沿骶椎腹面向下，直达尾骨尖，穿骨盆底后，下端止于齿状线与肛管相连。成人长 12～15cm。

（一）直肠的形态结构

直肠并不是笔直的。直肠有两个弯曲，在矢状面上，沿着骶尾骨的前面下行形成向后突的弯曲，称直肠骶曲（sacral flexure of rectum），距肛门 7～9cm；下段绕尾骨尖向后下方在直肠颈，形成一突向前的弯曲，称为会阴曲（perineal flexure of rectum），距肛门 3～5cm。骶曲和会阴曲在此与肛管形成一个 90°～100°的角称肛直角（ARA），此角度对排便起重要作用。直肠上下端较狭窄，中间膨大，形成直肠壶腹（ampulla of rectum），是暂存粪便的部位。但是，有 1/3 的人没有宽阔部而呈管状。直肠的黏膜较为肥厚，在直肠壶腹部的黏膜有上、中、下三个半月形皱襞突入肠腔，襞内有环肌纤维，称直肠瓣（Houston 瓣）。直肠瓣自上而下多为左、右、左排列，左侧 2 个，右侧 1 个。它的作用是当用力排便时，可防止粪便逆流。上瓣位于直乙结合部的左侧壁上，距肛缘 11.1cm。中瓣又称 Kohlrausch 瓣，最大，位置恒定，壁内环肌发达，有人称为第三括约肌，位于直肠壶腹的右侧壁上，距肛缘 9.6cm，相当于腹膜返折平面，是检查和手术的标志。下瓣较小，位置不恒定，一般多位于直肠的左壁上，距肛缘 8cm。在做乙状镜和纤维结肠镜摘除息肉手术插镜时要注意狭窄部，直肠角沿两个弯曲进镜，到中瓣以上时，操作不能粗暴，否则造成肠穿孔，甚至并发腹膜炎。

（二）直肠组织结构

直肠壁的组织结构与结肠相同。直肠全层由内向外分为黏膜层、黏膜下层、肌层、外膜（浆膜）四层。

1. 黏膜层 分为黏膜、黏膜固有层、黏膜肌层（又称黏膜肌板），由 2～3 层纵行平滑肌构成。黏膜较厚，血管丰富。黏膜层存在肠腺，分泌腺液。固有层有小支静脉丛为子痔区，是消痔灵四步注射法的第三步。肌板层是 Treitz 肌，网络内痔静脉丛的一层。

2. 黏膜下层 此层极为松弛，易与肌层分离。内有疏松结缔组织，直肠上动、静脉。齿状线附近含丰富的窦状静脉丛。有直肠上动脉与内痔静脉丛，为母痔区，是消痔灵四步注射法的第二步。

3. 肌层 直肠的肌层为不随意肌，外层是纵行肌，内层是环行肌。内为直肠环行肌，在相当于耻骨直肠肌下缘平面形成逐渐增厚的内括约肌，向下延续至括约肌间沟（内括约肌最肥厚部分在齿状线上 0.5cm 至终末长约 1.5cm）。外为直肠纵行肌，向下分出一束肌肉，组成联合纵肌的内侧纵肌，进入外括约肌间隙，内侧纵肌是直肠黏膜下脓肿的通道。

4. 外膜　前壁、两侧壁有腹膜，其直肠外侧壁为浆膜层。其他部位的直肠外侧壁为结缔组织构成的外膜。

熟悉直肠全层的各层次是掌握消痔灵注射法治疗各期内痔的基本功之一。Ⅰ期内痔是齿状线上方黏膜下层的窦状静脉瘀血扩张。Ⅱ期内痔是黏膜下层痔团扩大，黏膜固有层也有痔变。Ⅲ期内痔是Ⅱ期内痔的扩大，上端已扩延到终末直肠的黏膜下层和黏膜固有层，下端已扩延齿状线下方的肛管。Ⅳ期内痔呈混合痔病变，其内痔已不再向上发展，向下发展是因联合纵肌的内侧和下行分支松弛，使内痔与肛门静脉串通。肛管和肛缘皮下有明显外痔团块（平时痔脱出肛外）。同时，熟悉直肠全层的各层次也是掌握吻合器痔上黏膜环切术（PPH 术）的基本要求。

（三）直肠的毗邻

直肠上前方有腹膜返折，男性有膀胱底、精囊和前列腺，女性有子宫。上后方为骶骨，直肠和骶骨之间有直肠固有筋膜鞘，包括血管、神经和淋巴等，如直肠上动脉、骶前静脉丛、骶神经丛。直肠上两侧有输尿管，下前方在男性为前列腺，女性为子宫颈和阴道后壁，下后方有直肠后间隙，尾骨和耻骨直肠肌。在直肠与阴道之间有直肠阴道隔（septum rectovaginale）相隔。直肠的最末端被外括约肌深层及肛提肌围绕。因此，在注射硬化剂时，不能注射得太深、太多，否则会损伤前列腺发生血尿和尿痛，损伤阴道直肠隔会造成坏死或穿孔，发生直肠阴道瘘。

（四）直肠的系膜

直肠没有系膜，在大体解剖学中，"系膜（Meso）"一词的定义是指悬吊肠管与腹后壁的双层腹膜而言，如横结肠系膜、乙状结肠系膜等。直肠前壁和侧壁有腹膜覆盖，其后壁紧接骶骨凹面，无腹膜悬吊，故无系膜。因此，"直肠系膜"是直肠癌外科提出的一个专门术语，解剖学无直肠系膜这一名词。直肠系膜实际上是直肠周围筋膜，是指包绕直肠后方及两侧呈半环状的双层膜状结构，内含动脉、静脉、淋巴组织及大量的脂肪组织。由于骨盆的特殊结构，只在直肠的上 1/3 形成膜状结构，而中下 1/3 是从直肠的后方和两侧包裹着直肠，形成半圈 1.5～2.0cm 厚的结缔组织，临床外科称之为直肠系膜。后方与骶前间隙有明显的分界，上自第 3 骶椎前方，下达盆膈。Heald 等提出的全直肠系膜切除（total mesorectal excision，TME），是指从第 3 骶椎前方至盆膈直肠后方及双侧连系直肠的全部疏松结缔组织切除，直肠癌根治术又上了一个新台阶。

（五）直肠与腹膜的关系

直肠上 1/3 前面和两侧有腹膜覆盖；中 1/3 仅在前面有腹膜并返折成直肠膀胱陷窝（男）或直肠子宫陷窝（女），即 Douglas 腔。下 1/3 全部位于腹膜外，使直肠在腹膜内外各占一半，直肠后面无腹膜覆盖。腹膜返折部距离肛缘约 9.6cm，与直肠腔中段直肠瓣平齐。一般肛门镜的长度为 8～10cm，即据此设计而成。

（六）直肠侧韧带

"侧韧带（lateral ligament）"通常是指连于直肠与盆侧壁之间的盆脏筋膜。1908 年 Miles 在论文中作为临床用语提出"侧韧带"一词，而不是解剖学用语。并记载"从直肠侧壁向前外伸延，其先端到达膀胱颈部，具有 2～3cm 宽，包含直肠中动脉。不用结扎血管，钳夹切断结扎可到达肛提肌"。在女性此韧带分两层：一层在直肠后方，另一层在直肠和阴道之间。关于直肠"侧韧带"在解剖学上存在较大不同，Gray 解剖学曾提出筋膜沿直肠下动脉从盆后外壁伸展至直肠，由此命名为"侧韧带"。从外科角度看，直肠"侧韧带"为基底位于盆腔侧壁、顶端进入直肠的三角结构。但 Jones 等研究 28 例尸体标本的盆腔中并无一般所提的直肠"侧韧带"结构。只有部分标本在直肠系膜与盆腔侧壁之间有不太坚固的结缔组织索带。索带距直肠肛管平面 0～10cm，中位高度 4cm；直肠下动脉及自主神经丛不参与该韧带的组成。研究表明，直肠系膜平面并无任何重要结构穿过，有时可见比较疏松的结缔组织索带，并不代表直肠"侧韧带"，而且经常缺如。另有学者认为，由于所有神经血管均为脂肪和纤维组织包绕，将直肠系膜向外侧牵拉时，直肠下动静脉、骶神经即构成所谓"直肠侧韧带"，如果没有手术分离过程的人为因素，人体中实际上并不存在此结构。而 Rutegard 等不同意此种说法，认为双侧的直肠"侧韧带"是存在的，其中均有神经、脂肪及纤维组织等。

（七）直肠的筋膜

无论是经腹腔还是经骶骨切除直肠，直肠后面都可以见到有一层筋膜包裹直肠和其周围脂肪组织。直肠癌根治手术过程中，这层筋膜是全直肠系膜切除重要的剥离平面。直肠周围结缔组织主要由 Denonvilliers 筋膜、Waldever 筋膜及直肠侧韧带组成，具有支持、固定直肠的作用。因各韧带、筋膜间均存在一定的间隙，其间有血管、神经和淋巴管在此通过。因此，掌握直肠的韧带与筋膜对完成保留性功能的直肠癌根治术至关重要。

1. Denonvilliers 筋膜　Denonvilliers 筋膜是腹膜融合形成的一层结缔组织膜，即腹膜会阴筋膜或称尿直肠隔。法国学者 Denonvilliers 首次描述在直肠与精囊腺之间有一层类似肉膜样的膜，故称 Denonvilliers，它是盆脏筋膜的增厚部分。Denonvilliers 筋膜很容易辨认，它下起自会阴筋膜（perinesal aponeurosis），向上与 Douglas 窝处的腹膜相连，然后向侧方与环绕血管和腹下丛结缔组织融合，该筋膜分两层，较厚的前叶附着在前列腺及精囊表面，后叶与直肠间有一层薄的疏松结缔组织。Moriya 认为，在直肠癌外科中必须将该筋膜切除。一些关于减少泌尿生殖功能损伤的研究认为，有些外科医生没有辨认出 Denonvilliers 筋膜的前叶，而是在其两叶之间进行解剖。女性的 Denonvilliers 筋膜较薄，不分层，向下呈楔状，形成直肠 - 阴道三角。但是 Ricc 则认为，Denonvilliers 筋膜在女性并不存在。仅在直肠阴道之间由盆内筋膜及肛提肌部分中线交叉纤维组成的松散的网状组织，楔状组织并不明显。因此，正确理解辨认 Denonvilliers 筋膜对于完成直肠癌根治手术有非常重要的意义。

2. Waldeyer 筋膜　盆腔的筋膜分为脏层和壁层两层，其中包绕直肠周围的脏层筋膜，称之为直肠固有筋膜。在直肠后方的直肠固有筋膜后面、骶尾骨的前面，紧贴骶骨的一层坚韧的壁层筋膜称为 Waldeyer 筋膜，即骶前筋膜。位于下部骶骨表面到直肠肛管交界部、无血管的非常强韧的结缔组织，是盆腔筋膜壁层增厚的部分。周围腹膜外直肠的后面借结缔组织与骶尾骨前面疏松结合，易钝性分离。该筋膜上方与骶骨附着紧密，但可用手指剥离；因骶中动脉和骶前静脉丛位于筋膜深面，剥离时可撕破这些血管引起难以控制的出血。Waldeyer 筋膜与直肠筋膜囊结合较松，该筋膜的下方变薄，再向下向前至肛 - 直结合部与直肠固有筋膜连接，在骶骨前面横行切断此筋膜，直肠方可游离，不致在手术时自骶前将此筋膜分离过高，而损伤骶部副交感神经导致长期尿潴留。

三、肛管直肠周围肌肉

肛管直肠周围有两种功能不同的肌肉：一种为随意肌，位于肛管之外，即肛管外括约肌与肛提肌；另一种为不随意肌，在肛管壁内，即肛管内括约肌；中间肌层为联合纵肌，既有随意肌又有不随意肌纤维，但以后者较多。以上肌肉能维持肛管闭合及开放。这些肌肉可分为：肛管内括约肌、肛管外括约肌、肛提肌、耻骨直肠机、联合纵肌和肛管直肠环。

（一）肛管内括约肌

肛管内括约肌（internal anal sphincter, IAS）是直肠环肌延续到肛管部增厚变宽而成，为不随意肌，属于平滑肌，肌束为椭圆形。上起自肛管直肠环水平，下止括约肌间沟上方，长约 3cm，厚约 0.5cm，环绕外科肛管上 2/3 周，其下缘距肛缘为 1.0cm，受自主神经支配，肌内无神经节。只给很少能量就能维持长时间的收缩状态而不疲劳。

内括约肌借其平滑肌特有的延展性，使肛门充分松弛。它具有直肠环肌容易痉挛的特性，任何病理原因都能引起长时间的痉挛，长期痉挛就会发生内括约肌失弛缓症，导致出口梗阻型便秘，手术时切除部分内括约肌，才能治愈。内括约肌主要是参与排便反射、无括约肛门的功能，手术时切断不会引起排便失禁，且能因松解而消除内括约肌痉挛引起的术后剧痛。所以，做环痔分段结扎术和肛裂手术时必须切断，并可防止术后肛门狭窄。麻醉后肛门松弛，内括约肌下移，易误认为外括约肌皮下部。病理切片可鉴别，内括约肌是平滑肌，外括约肌皮下部是横纹肌。肉眼观察内括约肌为珠白色，后者为淡红色。

（二）肛管外括约肌

肛管外括约肌（external anal sphincter，EAS）被直肠纵肌和肛提肌纤维穿过分为皮下部、浅部和深部三部分。其属于横纹肌，为随意肌。围绕外科肛管一周，实际上三者之间的绝对分界线并不是非常清楚。受第 2 ~ 4 骶神经的肛门神经及会阴神经支配。其作用是在静止时呈持续性收缩，闭合肛管，防止外物进入，在排便时肌肉松弛，使肛管扩张，协助排便或随意控制，切断粪便，终止排便。

1. 皮下部　宽 0.3 ~ 0.7cm，厚 0.3 ~ 1.0cm。为环形肌束，位于肛管下方皮下，肛管内括约肌的下方。前方肌纤维附着于会阴中心腱，后方纤维附着于肛尾韧带。此肌被肛门皱皮肌纤维（联合纵肌分支纤维）贯穿，紧密地将外括约肌皮下部分隔成 3 ~ 4 小块肌肉。皱皮肌纤维止于肛缘皮下，此肌前部分纤维交叉与外括约肌浅部连接，后方较游离，无肌性和骨性连接。此肌束上缘与内括约肌下缘相邻，形成括约肌间沟，直肠指诊可摸到。外痔手术切开皮肤时，可见白色纵行致密纤维即皱皮肌，再切开皱皮肌纤维显露出外括约肌皮下部内缘，向上剥离，才能顺利地剥离出外痔血管丛，可减少手术中出血，肛瘘手术切断外括约肌皮下部，不会影响肛门括约肌的功能。

2. 浅部　宽 0.8 ~ 1.5cm，厚 0.5 ~ 1.5cm。在皮下部与深部之间，有直肠纵肌纤维使两者分开。位于外括约肌皮下部上方，内括约肌外侧，呈梭形围绕外科肛管中部，为椭圆形肌束。前方肌束与会阴浅横肌连接，止于会阴体；后方两股肌束止于尾骨，并参与构成肛尾韧带。外括约肌浅部与深部被联合纵肌分支纤维贯穿，手术时不易分清。需根据切开的宽度和深度判断外括约肌浅部是否切开。如同时切开两侧外括约肌浅部，虽不会致完全肛门失禁，但可产生肛门松弛。

3. 深部　宽 0.4 ~ 1.0cm，厚 0.5 ~ 1.0cm。位于浅部的外上方为环形肌束，环绕内括约肌及直肠纵肌层外部，其后部肌束的上缘与耻骨直肠肌后部接触密切。手术时切断一侧不会导致肛门失禁。前方肌束与会阴深横肌连接，止于两侧坐骨结节。

4. 三肌襻系统　根据肌束方向、附着点和神经支配不同，将肛门外括约肌分为三个 U 形肌襻，即尖顶襻、中间襻、基底襻，基本上得到学术界的公认。

（1）尖顶襻：为外括约肌深部与耻骨直肠肌融合而成，绕过肛管上部的后面，向前止于耻骨联合，由肛门神经（痔下神经）支配。

（2）中间襻：即外括约肌浅部，绕过肛管中部的前面，向后止于与尾骨尖，由第 4 骶神经的会阴支支配。

（3）基底襻：即外括约肌皮下部，绕过肛管下部的后侧面，向前止于近中线的肛门皮肤，支配神经为肛门神经。

三肌襻的重要生理作用表现在闭合肛管、蠕动性排便和单襻节制三个方面。

（1）闭合肛管：由于三个肌襻肌束方向的明显不同，收缩时三个肌襻各以相反的方向压缩和闭合直肠颈和固有肛管。

（2）蠕动性排便：由于三个肌襻各自的支配神经不同，故可以交替收缩，向下推移粪便，将粪便推出体外，如果要中断排便，则肛门外括约肌三肌襻可以产生逆行蠕动。

（3）单襻节制：由于肛门外括约肌的三个肌襻各自有其独立的附着点、肌束方向和支配神经，并且分别包在各自的筋膜鞘内，任何一个肌襻均能独立地执行括约功能，除非三个肌襻全部破坏，只要保留一个肌襻，就不会出现大便失禁，故有人提出了"单襻节制学说"。如果能够将三肌襻加以分离，单独切断其中任何一襻，对肛门自制功能并无严重影响。但有人对三肌襻学说持否定态度。

（三）肛提肌

肛提肌（levator ani muscle）是封闭骨盆下口的主要肌肉，为一四边形薄扁肌，左右合成漏斗状。由耻骨直肠肌、耻骨尾骨肌、髂骨尾骨肌三部分组成。

过去认为肛提肌由耻骨直肠肌、耻骨尾骨肌、髂骨尾骨肌三部分组成，是封闭骨盆下口的主要肌肉。近年来，有的学者提出，肛提肌主要是由耻骨尾骨肌和髂骨尾骨肌两部分组成。肛提肌左右各一，联合做成盆膈，是随意肌。上面盖以盆膈筋膜，使之与膀胱、直肠或子宫隔离；下面覆以肛门筋膜，并成为坐骨肛门窝的内侧壁。像一把倒置张开的伞，伞把相当于直肠，肛提肌像伞布呈扇形围绕骨盆下口。受第 2~4 骶神经的肛门神经及会阴神经的支配。其作用是两侧肛提肌联合组成盆膈，承托盆腔脏器。收缩时可提高盆底，压迫直肠帮助排便。保持肛管直肠的生理角度，增强肛门的括约功能。

1. 耻骨尾骨肌　简称耻尾肌，是肛提肌中最大、最重要的肌肉，也是盆底肌重要肌肉之一，起自耻骨弓的后面和肛提肌腱弓的前面，呈扇形向后、向内、向下绕尿道，前列腺或阴道，止于直肠下段和骶骨下部。耻骨尾骨肌又分为提肌板、肛门悬带两部分。

（1）提肌板：又分内、外两部，其内部称提肌脚，提肌脚的内缘呈 U 形，围成提肌裂隙，并与裂隙内的直肠颈，借裂隙韧带相连。提肌脚的后方有肛尾缝（ACR），是左右肛提肌缝纤维的交叉线。因此，两侧肛提肌，不是分隔独立的存在，而是呈"二腹肌"样，可同时收缩，肛尾缝在排便过程中起重要作用，因肛尾缝如同"宽紧带"一样。提肌脚收缩时变窄拉长，使提肌裂隙扩大，拉紧裂隙韧带，间接地开放直肠颈内口，使直肠膨大部内的粪便进入直肠颈内。

（2）肛门悬带：又称肛管悬带，因提肌板在提肌裂隙的周缘急转而下形成垂直方向的"肌轴"，故称肛门悬带。肛门悬带包绕直肠颈和解剖肛管，下端穿外括约肌皮下部，附着于肛周皮肤。提肌板收缩时肛门悬带相应地向外上方回缩，向上提并扩大直肠颈和解剖肛管。外括约肌皮下部，也被拉至内括约肌下端的外侧，肛门便张开，以利排便。

2. 髂骨尾骨肌　简称髂尾肌，起自髂骨内下方，闭孔内肌筋膜及坐骨棘。内侧和盆筋膜腱弓的后部，作扇形展开。其前部肌束，在肛尾缝处与对侧相连；中部肌束附着于肛门和尾骨之间的肌束，附着于髂骨下端。其向下、向后与对侧联合，组成盆膈的前部。

（四）耻骨直肠肌

耻骨直肠肌和肛提肌在结构上有区别，在功能上具有独特性，与肛肠疾病具有重要意义。所以，耻骨直肠肌从肛提肌分出来，成为独立的肌肉存在，作为专题研讨。

耻骨直肠肌是维持肛门自制的关键性肌肉，是肛门括约肌群中最重要的组成部分。其位于耻骨尾骨肌内侧面，联合纵肌的外侧，外括约肌深部上缘。它起自耻骨下支的背面，其肌纤维向后绕直肠中段两侧，在直肠后方会合。在外科肛管直肠交界处，与外括约肌深部，形成一个 U 形悬带，向前上方牵拉形成肛直肠角，对括约肛门有重要作用。

有的学者认为耻骨直肠肌是独立的肌肉，依据是：

（1）位置不同，耻骨直肠肌居耻尾肌下面，两者之间有间隔。

（2）肌纤维方向不同，耻尾肌呈漏斗状，耻骨直肠肌呈 U 形。

（3）形成结构不同，两侧耻尾肌纤维交叉形成肛尾缝，而耻骨直肠肌的两侧肌束直接连接。

（4）功能不同，耻尾肌收缩时扩大肛管，而耻骨直肠肌收缩时关闭肛管。

（5）神经支配不同，耻骨直肠肌由痔下神经支配，耻尾肌由第 4 骶神经会阴支支配。耻骨直肠肌的作用有两个方面：一方面它提托支持着肛管直肠，使肛管直肠固定于一定位置和角度，对粪便下降起着机械屏障作用。另一方面它收缩可将肛管向外、向上提拉，使肛管张开，粪便排出；它舒张可使肛管紧闭，暂时使粪便蓄存，从而随意控制排便。若术中误伤耻骨直肠肌，可发生肛管后移、肛门失禁和直肠脱垂。所以，手术中不能切断耻骨直肠肌。

（五）联合纵肌

联合纵肌是肌性纤维组织，其中含有平滑肌、横纹肌和弹力纤维。平滑肌纤维来自直肠壁外层纵肌，横纹肌纤维来自耻骨直肠肌。联合纵肌呈纵行位于内、外括约肌间隙，成人长 2~3cm，宽 0.2cm。联合纵肌分出：内侧分支纤维、下行分支纤维和外侧分支纤维。以网状肌性结缔组织纤维，将外科肛管各部分连接成一个整体功能性器官。

1. 内侧分支　呈扇状走向。以齿状线平面为界，又分为内上支和内下支。

（1）Treitz 韧带：是联合纵肌的内上分支纤维，曾用过"肛门黏膜肌上行纤维"和"黏膜下肌"等名称，但定名不够准确，易与黏膜肌层混淆。Treitz 曾具体描述此韧带的定位和走向，比较准确，故命名为 Treitz 韧带。此韧带来自联合纵肌的分支纤维，呈扇状穿过内括约肌入黏膜下层，与黏膜层连接，以右前、右后、左侧比较致密，其作用是固定直肠末端各层组织。此韧带纤维之间含有丰富的窦状静脉。当便秘和排便时间过长，使直肠内压增高，粪便通过直肠末端狭窄部，引起黏膜下移，Treitz 韧带松弛撕裂使窦状静脉瘀血扩张而形成内痔。

（2）肛管悬韧带：又称肛管皮肤外肌、黏膜肛管悬韧带。Parks 于 1956 年曾提出此肌纤维分为上、下两部分，上部为黏膜下纤维，即 Treitz 韧带，下部为肛管上皮下纤维，即肛管悬韧带，故亦名为 Parks 韧带。长期以来对栉膜争论不休，实际上栉膜就是肛管皮肤和肛管悬韧带。肛管悬韧带是由联合纵肌分支纤维构成，位于肛管皮肤和内括约肌之间，上端与 Treitz 韧带连接，下端与括约肌间隔连接。呈白色肌性结缔组织，成人长约 1.5cm，厚 0.1cm。此纤维是由贯穿内括约肌分支纤维和括约肌间隔逆行向上呈扇状分布于肛管皮下的纤维共同组成。对连接、固定肛管上皮和内括约肌有重要作用。Ⅲ期内痔此韧带松弛而发展到齿状线以下成混合痔。

2. 下行分支　有括约肌间隔纤维和皱皮肌。

（1）括约肌间隔纤维：是联合纵肌末端向内括约肌下缘与外括约肌皮下部之间分出的致密分支纤维。对肛管上皮有固定作用。此间隔纤维松弛时，可使内痔发展到Ⅲ期。

（2）皱皮肌：联合纵肌下行呈扇状分支纤维，以多束纤维贯穿外括约肌皮下部，将皮下部分成 3～5 块，其纤维止于肛门皮下。皱皮肌有协助括约肌闭合肛口的作用。外观上可见肛口皮肤两侧有数条放射状皱襞，婴幼儿较明显。皱襞消失则有Ⅲ期、Ⅳ期内痔或混合痔。

3. 外侧分支　其纤维穿入耻骨直肠肌，外括约肌深部和浅部，将深部和浅部网状交织，难以分开，并以纤维筋膜包绕耻骨直肠肌和外括约肌。外侧分支纤维延伸到坐骨直肠间隙的脂肪组织内。

联合纵肌及其分支纤维的作用，是参与和辅助外科肛管的功能。

（1）固定肛管：由于联合纵肌分布在内、外括约肌之间，把内外括约肌、耻骨直肠肌和肛提肌联合箍紧在一起，并将其向上外方牵拉，所以就成了肛管固定的重要肌束。如联合纵肌松弛或断裂，就会引起肛管外翻和黏膜脱垂。所以，有人将联合纵肌称为肛管的"骨架"。

（2）协调排便：联合纵肌把内、外括约肌和肛提肌连接在一起，形成排便的控制肌群，这里联合纵肌有着协调排便的重要作用，虽然它本身对排便自控作用较小，但内、外括约肌的排便反射动作都是依赖联合纵肌完成的。所以，联合纵肌在排便过程中起着统一动作、协调各部的作用，可以说是肛门肌群的枢纽。

（3）疏导作用：联合纵肌分隔各肌间后在肌间形成了间隙和隔膜，这就有利于肌群的收缩和舒张运动，但也给肛周感染提供了蔓延的途径。联合纵肌之间共有四个括约肌间间隙，最内侧间隙借内括约肌的肌纤维与黏膜下间隙交通。最外侧间隙借外括约肌中间祥内经过的纤维与坐骨直肠间隙交通。内层与中间层之间的间隙向上与骨盆直肠间隙直接交通。外层与中间层之间的间隙向外上方与坐骨直肠间隙的上部交通。所有括约肌间间隙向下均汇总于中央间隙。括约肌间隙是感染沿直肠和固有肛管蔓延的主要途径。

（六）肛管直肠环

肛管直肠环（anorectal ring）是由肛管外括约肌浅部、深部、肛管内括约肌、耻骨直肠肌、联合纵肌环绕肛管直肠连接处所形成的肌环。肛管直肠环在临床检查、手术治疗上十分重要。此环后侧较前方发达，前部比后部稍低。指诊时，此环后侧及两侧有 U 形绳索感。维持肛门的自制功能，控制排便。平时，肛管直肠环处于收缩状态，排便时松弛，便后又收缩回去。手术时切断外括约肌浅部，又切断肛管直肠管环，可引起完全性肛门失禁（干便、稀便和气体均不能控制）。所以，手术治疗高位肛瘘，主管道穿过肛管直肠环上方时，采用橡皮筋挂线术，可避免肛门失禁的后遗症。

四、肛管直肠周围间隙

肛管直肠周围有许多潜在性间隙，是感染的常见部位。间隙内充满脂肪结缔组织，神经分布很少，容易感染发生脓肿。在肛提肌上方的间隙（高位）有骨盆直肠间隙、直肠后间隙、黏膜下间隙等，形成的脓肿称为高位脓肿。在肛提肌下方的间隙（低位）有坐骨直肠间隙和肛管后间隙、皮下间隙等，形成的脓肿称为低位脓肿。

（一）肛提肌上间隙（高位间隙）

1. 骨盆直肠间隙　在直肠两侧与骨盆之间，左右各一。位于肛提肌之上。上为盆腔腹膜，下为肛提肌，前面在女性以阔韧带为界，在男性以膀胱和前列腺为界，后面是直肠侧韧带。由于该间隙位置高，处于自主神经支配区，痛觉不敏感，所以感染化脓后，症状比较隐蔽，常常不易被发现，容易误诊。必须行直肠指诊，可触到波动性肿块而确诊。脓液可通过括约肌间隙至中央间隙，进而至坐骨肛管间隙发生脓肿。左右间隙无交通。

2. 直肠后间隙　直肠后间隙又称骶前间隙。位于上部直肠固有筋膜与骶前筋膜之间，上为腹膜返折部，下为肛提肌，前为直肠，后为骶前筋膜。间隙内含有骶神经丛，交感神经支及骶中与痔中血管等。其上方开放，脓液可向腹膜后扩散。此间隙与两侧骨盆直肠间隙相通、与直肠侧韧带相邻。脓液可向骨盆直肠间隙蔓延，形成高位马蹄形脓肿。

3. 直肠黏膜下间隙　位于齿状线上的直肠黏膜下层与直肠环肌之间。间隙内有痔静脉丛、毛细淋巴丛和痔上动脉终末支等。直肠黏膜脱垂点状注射硬化剂在此间隙内，可使痔静脉丛硬化萎缩，使黏膜与肌层粘连固定。感染后可形成黏膜下脓肿，发生脓肿时症状不明显，指诊可触到突向肠腔有波动的肿块。

（二）肛提肌下间隙（低位间隙）

1. 坐骨直肠间隙　亦称坐骨肛门窝。位于直肠与坐骨结节之间，左右各一。上为肛提肌，下为肛管皮下间隙，内侧为肛门括约肌，外侧为闭孔内肌，前侧为会阴浅横肌，后侧为臀大肌。左右间隙在肛门后方与肛管后深间隙有交通。发生脓肿时可向肛管后深间隙蔓延，形成C形脓肿，此间隙最大，可容纳60ml脓液，若超过90ml，提示已蔓延至对侧形成马蹄形脓肿，或提示向上穿破肛提肌进入骨盆直肠间隙形成哑铃形脓肿。

2. 肛管后间隙　位于肛门及肛管后方，以肛尾韧带为界将此间隙分为深、浅两个间隙，与两侧坐骨直肠间隙相通。

（1）肛管后深间隙：位于肛尾韧带的深面，上为肛提肌，下为外括约肌浅部，与两侧坐骨肛管间隙相通，发生脓肿时可形成低位马蹄形脓肿。

（2）肛管后浅间隙：位于肛尾韧带的浅面与肛管皮下之间。此间隙常是因肛裂引起皮下脓肿的位置，感染时只限于皮下组织内，不向其他间隙蔓延，不影响坐骨直肠间隙和肛管后深间隙。

3. 肛管前间隙　位于肛门及肛管前方，又可分为肛管前深、浅两个间隙。

（1）肛管前深间隙：位于会阴体肌深面，下为外括约肌浅部附着于会阴体肌和中央腱处，上界可伸展于直肠阴道隔，后为外括约肌浅部，成为尿生殖器隔。此间隙后侧与两侧坐骨肛管间隙相通，故可发生前马蹄形脓肿。如前、后同时发生马蹄形脓肿，可以称为环形脓肿。临床少见。一旦发生应与急性坏死筋膜炎做鉴别。

（2）肛管前浅间隙：位于会阴体肌浅面，感染只限于前浅间隙，不蔓延。

4. 皮下间隙　位于外括约肌皮下部与肛周皮肤之间。该间隙内有皱皮肌、外痔静脉丛及脂肪组织。间隙向上与中央间隙相通，向外与坐骨直肠间隙直接连通。

5. 括约肌间隙　位于联合纵肌的内、外括约肌之间。所有括约肌间隙向下均汇总于中央间隙。括约肌间隙是感染沿肛管扩散的重要途径。

6. 中央间隙　位于联合纵肌下端与外括约肌皮下部之间，环绕肛管上部一周。该间隙向外通坐骨直肠间隙，向内通黏膜下间隙，向上通括约肌间隙。Shafik提出中央间隙感染的新概念，即肛周脓肿和肛瘘形成的第一阶段是在中央间隙内先形成中央脓肿，脓肿继沿中央腱各纤维隔蔓延各处，形成不同部位的肛周脓肿或肛瘘，向下至皮下间隙形成皮下脓肿，向内形成瘘管入肛管，向外至坐骨直肠间隙引起坐骨肛门窝脓肿，向上经括约肌间隙形成括约肌间脓肿，脓液可沿此间隙上达骨盆直肠间隙，引起骨盆直肠间隙脓肿。在临床上，中央脓肿常易被误诊为皮下脓肿。故中央间隙与肛周感染的蔓延方向有重要关系。

五、肛管直肠周围血管

（一）动脉

肛管直肠血管主要来自直肠上动脉、直肠下动脉、骶中动脉和肛门动脉。其动脉之间有丰富的吻合支。直肠上动脉和骶中动脉是单支，直肠下动脉和肛门动脉左右成对。即：

1. 直肠上动脉（痔上动脉）　它来自肠系膜下动脉，是肠系膜下动脉的终末血管，是直肠血管最大、最主要的一支，在第3骶骨水平与直肠上端后面分为左右两支。循直肠两侧下行，穿过肌层到齿状线上方黏膜下层，分出数支在齿状线上方与直肠下动脉、肛门动脉吻合。齿状线上右前、右后和左侧有三个主要分支，传统观点认为是内痔的好发部位。直肠上动脉左、右支之间没有肠壁外吻合，形成直肠乏血管区，被认为是直肠低位前切除时肠瘘发生率高的原因。

2. 直肠下动脉（痔中动脉）　位于骨盆两侧，来自髂内动脉，在腹膜下向前内行，在骨盆直肠间隙内沿直肠侧韧带分布于直肠前壁肌肉，在黏膜下层与直肠上动脉、肛门动脉吻合。通常有两个或几个分支，直肠下动脉主要供血给直肠前壁肌层和直肠下部各层。动脉管径一般很小（0.10～0.25cm），断裂后不致引起严重出血，但有10%的病例出血也很剧烈，故手术时也应予以结扎。

3. 肛门动脉（痔下动脉）　起自阴部内动脉，在会阴两侧，经坐骨直肠间隙外侧壁上的Alcock管至肛管，主要分布于肛提肌、内外括约肌和肛周皮肤，也分布于下段直肠。肛门动脉可分成向内、向上、向后三支。各分支通过内外括约肌之间或外括约肌的深浅两部之间，到肛管黏膜下层与直肠上、下动脉吻合。坐骨直肠间隙脓肿手术时，常切断肛门动脉分支，因其细小，一般不会引起大出血。

4. 骶中动脉　来自腹主动脉，由腹主动脉分叉部上方约1cm处的动脉后壁发出，沿第4～5腰椎和骶尾骨前面下行，紧靠骶骨沿直肠后面中线下行至尾骨。有细小分支到直肠，与直肠上、下动脉吻合。血液供应微小，对肛门直肠的血供不是主要的。日本报道：直肠上动脉、直肠下静脉和肛门动脉的终末走向都集中在齿状线附近。直肠上动脉终末血管分支与齿状线上方的窦状动脉直接吻合。窦状静脉丛的血液成分主要是动脉血，窦状静脉瘀血扩张是内痔发生的血管学基础。

（二）静脉

肛管直肠静脉与动脉并行，以齿状线为界分为两个静脉丛：痔上静脉丛和痔下静脉丛，分别汇入门静脉和下腔静脉。痔上、下静脉丛在肛门白线附近有许多吻合支，使静脉与体静脉相通。程序如下所示：①痔上静脉丛→直肠上静脉→肠系膜下静脉→脾静脉→门静脉。②痔下静脉丛→肛门静脉→阴部内静脉→髂内静脉→下腔静脉。

1. 痔内静脉丛　又叫直肠上静脉丛。在齿状线上方，为窦状静脉丛，起于黏膜下层内微小静脉窦，汇集直肠黏膜的静脉，形成数支小静脉，至直肠中部穿过肌层，汇入直肠上静脉入门静脉。这些静脉无瓣膜，不能阻止血液逆流。因此，穿过肌层时易受压迫而瘀血扩张，这是形成痔的内在因素。该静脉丛在右前、右后、左侧三处比较丰富，是内痔的原发部位，俗称母痔区。另外，还有3、4个分支，是继发内痔的部位，称子痔区。在直肠上静脉丛发生的痔，称内痔。

2. 痔外静脉丛　又叫直肠下静脉丛。在齿状线下方，肛门皮下组织内，沿外括约肌外缘形成边缘静脉干，汇集肛管静脉。其上部汇入直肠下静脉，入髂内静脉；下部汇入肛门静脉，入阴部内静脉，最后入下腔静脉。由直肠下静脉丛发生的痔，称外痔。

近年来，痔的血液成分研究表明：内痔血液是动脉血，与直肠上静脉无静脉瓣和门脉高压无关。内痔"静脉扩张"的病因学说，遭到某些人的否认。

六、肛管直肠淋巴引流

肛门直肠的淋巴引流亦是以齿状线为界，分上、下两组。在齿状线上方，起于直肠和肛管上部，流入腰淋巴结，属于上组。在齿状线下方起于肛管和肛门，流入腹股沟淋巴结，属于下组。

（一）上组

在齿状线上，汇集直肠和肛管上部淋巴管，包括直肠黏膜、黏膜下层、肌层、浆膜下以及肠壁外淋巴网。经壁外淋巴网有向上、向两侧、向下三个引流方向：

（1）向上至直肠后淋巴结，再到乙状结肠系膜根部淋巴结，沿直肠上动脉到肠系膜下动脉旁淋巴结，最后到腰部淋巴结，这是直肠最主要的淋巴引流途径。

（2）向两侧在直肠侧韧带内经直肠下动脉旁淋巴结引流到盆腔侧壁的髂内淋巴结。

（3）向下穿过肛提肌至坐骨直肠间隙，沿肛门动脉、阴部内动脉旁淋巴结到达髂内淋巴结。

（二）下组

在齿状线下，汇集肛管下部、肛门和内外括约肌淋巴结。起自皮下淋巴丛，互相交通。有两个引流方向：向周围穿过坐骨直肠间隙沿闭孔动脉旁引流到髂内淋巴结；向下外经会阴及大腿内侧下注入腹股沟淋巴结，最后到髂外或髂总淋巴结。

淋巴回流是炎症蔓延、肿瘤转移的主要途径，上、下组淋巴的回流是完全不一样的。直肠炎症和肿瘤，多向内脏淋巴结蔓延和转移。肛门炎症和肿瘤，多向腹股沟淋巴结蔓延和转移。两组淋巴网有吻合支，彼此相通。因此，直肠癌有时可转移到腹股沟淋巴结。

肛门括约肌和肛门周围皮肤，向两侧扩散。在男性可侵及肛提肌、髂内淋巴结、膀胱底和精囊、前列腺。在女性可侵及直肠后壁、子宫颈和周围韧带，向上蔓延侵及盆腔腹膜，结肠系膜及左髂总动脉分叉处的淋巴结，即腹腔转移。

因此，肛管直肠癌根治术，应考虑注意清除腹股沟淋巴结、盆内淋巴结、直肠周围及部分结肠淋巴结。

七、肛管直肠神经支配

（一）直肠神经

直肠神经为自主神经。以齿状线为界，齿状线以上，由交感神经与副交感神经双重支配，称无痛区。

1. 交感神经　主要来自骶前（上腹下）神经丛。该丛位于骶前，腹主动脉分叉下方。在直肠固有筋膜外形成左右两支，向下走行到直肠侧韧带两旁，与来自骶交感干的节后纤维和第 3~4 骶神经的副交感神经形成盆（下腹下）神经丛。骶前神经损伤可使精囊、前列腺失去收缩能力，不能射精。

2. 副交感神经　对直肠功能的调节起主要作用，来自盆神经，含有连接直肠壁便意感受器的副交感神经。直肠壁内的感受器在直肠上部较少，愈往下部愈多，直肠手术时应予以注意。第 2~4 骶神经的副交感神经形成盆神经丛后分布于直肠、膀胱和海绵体，是支配排尿和阴茎勃起的主要神经，所以亦称勃起神经。在盆腔手术时，要注意避免损伤。

（二）肛管神经

齿状线以上的肛管及其周围结构主要由阴部内神经的分支支配。位于齿状线以下，其感觉纤维异常敏锐，称有痛区。主要分支有肛门神经、前括约肌神经、会阴神经和肛尾神经。在这组神经中，对肛门功能起主要作用的是肛门神经。肛门神经起自阴部神经（S_2~S_4 后支组成），与肛门动脉伴行，通过坐骨肛门窝，分布于肛提肌、外括约肌以及肛管皮肤和肛周皮肤。

肛管和肛周皮肤神经丰富，痛觉敏感，炎症或手术刺激肛周皮肤，可使外括约肌和肛提肌痉挛收缩，引起剧烈疼痛。因此，有人夸张地说："宁上老山前线，不去肛肠医院。"肛门部手术应尽量减少皮肤和外括约肌损伤，减少缝线、结扎或钳夹等刺激，以免手术后疼痛。肛周浸润麻醉时，特别是在肛管的两侧及后方要浸润完全。肛门神经是外括约肌的主要运动神经，损伤后会引起肛门失禁。

（范亚召）

第二章

中医对肛肠的认识

第一节　中医对肛肠解剖生理的认识

一、肛肠解剖研究

我国古代医学家对解剖学的发展做出了突出的贡献，早在3000多年前的商周时期，对人体即做过实体解剖，并有较详细的记载，如《灵枢·经水篇》说："若夫八尺之士，皮肉在此，外可度量切循而得之，其死可解剖而视之，其脏之坚脆，腑之大小，谷之多少，脉之长短；血之清浊，气之多少，十二经之多血少气，与其少血多气，与其皆多血气，与其皆少血气，皆有大数。"由此可知，古人在解音方面积累了很多资料。现据有关文献，将其总括如下：

1. 《灵枢》和《难经》解剖论述的影响　《灵枢》和《难经》对解剖的论述大致相同，现将其对消化道的记载摘录如下。

《灵枢·肠胃篇》载："黄帝问于伯高曰：余愿闻六腑传谷者，肠胃之大小长短，受谷之多少奈何？伯高曰：请尽言之，谷所从出入浅深远近长短之度……，咽门重十两，广一寸半，至胃长一尺六寸。胃纡屈曲，伸之，长二尺六寸，大一尺五寸，径五寸，大容三斗五升。小肠后附脊左环，回周叠积，其注于回肠者，外附于脐上，回运环十六曲，大二寸半，径八分分之少半，长三丈二尺。回肠当脐左环，回周叶积而下，回运环反十六曲，大四寸，径一寸寸长之少半，长二丈一尺。广肠传脊，以受回肠，左环叶脊上下辟，大八寸，径二寸寸之大半，长二尺八寸。肠胃所入至所出，长六丈四寸四分，回曲环反，三十二曲也。"

《灵枢·平人绝谷》云："黄帝曰：愿闻人之不食，七日而死，何也？伯高曰：……回肠大四寸，径一寸寸之少半，长二丈一尺。受谷一斗，水七升半。广肠大八寸，径二寸寸之大半，长二尺八寸，受谷九升三合八分合之一。"

《难经·四十二难》云："人肠胃长短，受水谷多少，各几何，……。回肠大四寸，径一寸半，长二丈一尺，受谷一斗，水七升半。""广肠大八寸；径二寸半（按下文云，径二寸大半，以围三径一约之，其数正合，此处脱大字）长二尺八寸，受谷九升三合八分合之一"。"大肠重二斤十二两，长二丈一尺，广四寸，径一寸半，当齐（脐）右回十二曲，盛谷一斗，水七升半"。"肛门重十二两，大八寸，径二寸大半，长二尺八寸，受谷九升二合八分合之一。"

《难经·四十二难》说："大肠小肠会为阑门，下极为魄门。"

2. 宋代以后肛肠解剖学成就　中国解剖史上最值得称道的是宋代所取得的突出成就，其中以吴简的《欧希范五脏图》和杨介的《存真环中图》为代表。宋代庆历年间，杜杞镇压欧希范等起义，命宜州推官吴简率医师、画工进行尸体解剖，画成《欧希范五脏图》，图中对大小肠之关系和阑门之功能作了较详细地描述。之后泗州名医杨介绘制的《存真环中图》，纠正了前人的一些错误，使其图谱达到了更高的水平。据《郡斋读书志》记载："崇宁间，泗州刑贼于市，郡守李夷行遗医并画工往，亲决膜，摘膏肓，曲折图之，尽得纤悉。介校以古书，无少异者，比《欧希范五脏图》过之远矣，实有益于医家也。"此后，南宋·朱肱的《内外二景图》、元·孙焕的《华佗内照图》等皆以《内镜图》为蓝本而有发展。

《针灸聚英》（1529 年）说："胃在膈膜下小肠上。小肠在脐上，大肠当脐。""大肠重二斤十二两，长二丈一尺，广四寸，经一寸。当脐右回十六曲，盛谷一斗，水七升半。"

《医学入门》（1575 年）指出："大肠又名回肠，长二丈一尺而大四寸，受水谷一斗七升半，魄门上应阑门长二尺八寸大八寸，受谷七升三合八分（魄门者肺藏魄也，又曰广肠，言之阔于大小肠也，又曰肛门，言其处似车缸形也）。肛之重也，仅十二两，肠之重也再加二斤，总通于肺，而心肾膀胱联络系膈（肛门亦大肠之下截也，总与肺为表里，大小肠之系自膈下与脊膂连心肾膀胱，相系脂膜筋络散布包裹，然各分纹理罗络大小肠与膀胱；其细脉之中乃气血津液流走之道）。"

明代李中梓总结了前人的经验，在《医宗必读·行方智圆心小胆大论》（公元 1637 年）中系统地记载了肛肠的解剖。书中说："大肠传道之官，变化出也。回肠当脐右回十六曲，大四寸，径一寸寸之少半，长二丈一尺，受谷一斗水七升。广肠传脊以受回肠，乃出滓秽之路，大八寸，径二寸寸之大半，长二尺八寸，受谷九升三合八分合之一。是经多气多血。难经曰：大肠二斤十二两。回肠者，以其回叠也，广肠即回肠之更大者，直肠又广肠之末节也，下连肛门，是为谷道后阴，一名魄门，总皆大肠也。"此书所附大肠图形与现代结肠图形极似，有阑尾，有小肠下口，即大肠上口。图中注文曰：小肠上口即胃之下口，小肠下口即大肠上口名阑门。

从上可知，我国古代医家对肛肠解剖做过了大量研究，对肠管的形态学如大小、长短、容积、血液供给及与周围组织的关系等都有较详细的描述。历代著述以《灵枢》和《难经》为主，《灵枢》所称之回肠又名大肠，即今回肠和结肠大部分，所称之广肠即今乙状结肠、直肠和肛门。《千金》所论之大肠较《灵枢》短八尺，粗二寸，所论之肛门短一尺六寸，稍细。故《灵枢》之大肠长而细，《千金》之大肠短而粗；《灵枢》之广肠长，比《千金》中之广肠略粗。《医宗必读》所言大肠包括今回肠和全部结肠，但图解中言之小肠包括十二指肠、空肠和回肠，言之大肠即全部结肠，与今相同。

肛门一词首见于《难经》，言此处似车缸故名。《脉经》《医学正传》等写作疝，音工，为下部病也，俗作肛。肛肠一词首见于《太平圣惠方》，距今约 1000 年，可称为世界肛肠一词最早应用者。直肠一词，可能为《难经》注解者杨玄操提出，如是则出自唐代，明、清时期已广泛应用。

二、对肛肠生理学的认识

中医学认为，人是一个有机的整体，整体统一性的形成，是以五脏为中心，通过经络"内属于脏腑，外络于肢节"的作用而实现的。大肠肛门是机体的重要组成部分，在生理上不但有其独特的功能特点，而且与五脏等器官的功能活动也有密切的关系。大肠上连阑门，与小肠相接，下为肛门。大肠具有传导排泄水谷糟粕等作用，肛门具有调节和控制排便的功能。故《素问·灵兰秘典论》说："大肠者，传导之官，变化出焉。"

（一）大肠传导，以通为用

大肠属六腑之一，六腑以通为用，故《素问·五脏别论》云："夫胃、大肠、小肠、三焦、膀胱，此五者，天气之所生也，其气象天，故泻而不藏。此受五脏浊气，名曰传化之腑，此不能久留，输泻者也。"传导排泄糟粕，这一功能活动，主要体现在以通为用、以降为顺这一生理特性上。从形态上来看，大肠为一管状结构，内腔较小肠大而广，回运环曲亦少。这一形态结构，是与大肠排泄功能相一致的。如由于某种原因致肠腔形态改变，就会产生传导障碍。《疡医大全》谓："经曰：大肠者传导之官，变化出焉，上受胃家之糟粕，下输于广肠，旧谷出而新谷可进，故字从肉从易又畅也，通畅水谷之道也。"这一精辟的论述，从六腑的动态观角度，说明了大肠传导变化，以通为用的生理特性。

大肠以通为用、以降为顺的这一生理特性，对维持人体饮食物的消化吸收和水液代谢起到了重要作用，故《灵枢·平人绝谷》说："平人则不然，胃满则肠虚，肠满则胃虚，更虚更满，故气得上下，五脏安定，血脉和利，精神乃居，故神者，水谷之精气也。"

当然，大肠传导功能的实现，还有赖于气血的推动和濡养，只有气血旺盛，血脉调和，大肠才能传导有序，排泄正常。其传导，主要靠肺气之下达，才能承小肠之传物，故在生理上与肺、小肠的关系更为密切。肺气宜降，肺气不降大肠易滞。《医经精义》说："大肠之所以能传导者，以其为肺之腑，肺气下达，故能传导。"肺的生理功能正常，肺气充足则大肠传导能顺利进行。若肺气虚弱或宜降失常，可导致大肠传导功能失常。承小肠下传之物，如不受则逆。大肠传导功能失常，可影响小肠之传导，亦可影响胃之功能，可使胃实肠虚、肠实胃虚的生理过程不能实现。

（二）大肠主津，"变化出焉"

大肠变化靠小肠余气，太过则实，不及则虚。大肠的变化功能与小肠密切相关，是小肠泌别清浊功能的延续。所以，小肠之余气，直接影响大肠的"变化"功能。

小肠通过泌别清浊，清者上输于脾，浊者下输至大肠，其中还有部分未被小肠吸收利用的水液和精微物质，则要靠大肠的"变化"作用来完成，即将浊中之清重新吸收，浊中之浊由魄门排出。大肠主津，靠肺肾气化。《灵枢·经脉》云："大肠……是主津液所生病者。"张景岳注："大肠与肺为表里，肺主气而津液由于气化，故凡大肠之泄或秘，皆津液所生之病。"《脾胃论》说："大肠主津，小肠主液，大肠小肠受胃之营气乃能行津液于上焦。"

由于小肠与大肠相连，生理上有相互联系，病理上则可相关影响，如大肠传导功能失常，不能承受小肠的下传之物，则可出现腹痛、呕吐等梗阻不通之症；反之，小肠泌别清浊功能失常，使水谷停滞，清浊不分，混杂而下，超越了大肠变化功能的承受能力，同样会发生腹泻。因此，大肠的变化功能还要依赖小肠泌别清浊的余气来完成。

（三）大肠运动和肛门启闭

正常生理状态下，成年人排便比较定时而有规律，其主要取决于大肠的传导变化，同时还需要肛门的正常启闭。在非排便的情况下，肛门处于密闭状态，一是防止外界异物的侵入；二是控制大肠内容物的外溢。通常，这种舒缩、启闭是因生理的需要而有节律的。

（四）大肠功能与五脏的关系

《素问·五脏别论》云："魄门亦为五脏使，水谷不得久藏。"人体脏腑之间在功能上既有明确分工，又有密切联系。大肠之所有功能，均与其他脏腑相关。

1. 肺与大肠互为表里　肺与大肠，一阴一阳，表里相合，脏腑相配，肺主气，主宣发与肃降。肺的这种功能，有助于大肠传导功能能顺利进行。若肺气虚弱或宣降失常，可导致大肠传导功能失常。如肺气虚弱之气虚便秘，肺热下迫大肠之脱肛等。而大肠肛门的通降功能，又有利于肺气的宣发和肃降，两者在生理上相辅相成，病理上又相合影响。如大肠传导失司，腑气不通，魄门不能输泻浊气，则可影响肺的肃降，产生咳喘胸闷，故古人用泻白承气汤治疗肺热喘满、大便秘结，机制就在于此。若大肠传导过度，魄门失司，久泻耗气，则可出现气短乏力，语声低微等肺气不足之症。

此外，肺与大肠共应于皮毛，《灵枢·本藏》云："肺合大肠，大肠者，皮其应。"这说明皮毛与大肠肛门也有着密切的联系。临床上，外感泄泻就是在外邪侵入皮毛后，内应于大肠而发病，如胃肠型感冒，既可见到发热咳嗽，舌淡脉浮之表证，又可见到腹泻腹痛之里证。治疗则可采用宣肺发表，清泄里热的表里双解法。而某些大肠肛门病也可外观于皮毛，即有诸内必现于诸外。如痔瘘疾患可在眼球结合膜、唇系带和背部找到相应的痔征等。

2. 脾主运化升清，关联大肠的传导　脾为后天之本，气血生化之源，脾气主升，胃气主降，为气机升降的枢纽，气机升降有序，则肛门启闭正常。另外，脾气具有升清固脱作用，肛门直肠位置低下，之所以能正常舒缩活动而不致脱垂，全赖脾之升举固脱。若脾气虚弱，升清固脱失常，一方面可出现水谷精微不化等大肠传导功能的障碍，产生腹泻；另一方面则可因中气下陷摄纳无权而发生脱肛。脾虚运化失职，大肠传导无力，魄门开启迟缓，也会出现气虚便秘。反之，若久泻久利则可伤脾，出现神疲倦怠，形体消瘦，纳食呆滞等脾气亏损之象；浊气不降，也可影响脾胃升降气机的功能，出现腹胀、腹痛，脘闷嗳气，食欲减退，甚则呕吐。

此外，脾主统血，有统摄血液在经脉中运行，防止溢出脉外的功能。沈月南在《金匮要略注》中说："五脏六腑之血，全赖脾气统摄"即是此意。若脾的统摄功能失常，则可出现便血。

3. 肾藏真阴真阳，主司二使　肾阴肾阳为一身脏腑阴阳之本，功能之源。大肠传导排泄糟粕，全赖阳气的推动，而大肠的阳气又根源于肾阳的温煦。肾之阳气充足，则大肠气机顺畅，传运有力，燥化有度。若肾阳虚衰不能温煦下元，可致大肠虚寒，燥化不足而泄泻，阳不摄阴则便血。大肠的阴液也根源于肾，肾阴充足则大肠得以濡润。肾阴亏虚可致肠液固涸，粪便燥涩难排。肾司二使，开窍于二阴，故魄门的启闭与肾的气化功能息息相关。肾中精气充足，气化功能正常，则魄门开阖有度。反之，若肾的封藏失司，关门不利，可致久泻滑脱，出现脱肛等诸证。

4. 肝主疏泄，调畅气机　肝的功能正常，则大肠气机升降出入疏通条达，魄门功能正常。肝气不和，气机壅滞，可致大肠气机不利，魄门启闭失常，出现腹满胀闷，大便涩滞或泄泻等症。另外，肝主筋，亦可影响大肠筋脉之功能。

5. 心藏神，魄门亦为心使　心为"五脏六腑之大主"。心神主宰魄门的启闭，"主明则下安"，心神正常则魄门启闭有序，排便有时有节。心神不明，则魄门启闭无序，大便失禁，无时无节。大肠之生理功能，总括为大肠为阳腑，属金，主津主收，本性燥，为传导之官，变化出焉。其特点泻而不藏，实而不满。肛门为肺大肠之侯，主行道，无化物之功。经曰魄门亦为五脏使，水谷不得久藏。

（范亚召）

第二节　中医对肛肠疾病病因学的认识

中医学认为，肛门直肠疾病的发病因素，主要是由外感六淫，内伤七情，饮食不节，起居不慎，房劳过度，气血虚弱，瘀血阻滞等，导致人体脏腑受损，阴阳失调，气血不畅，湿热内生，下注肛门而产生肛肠疾病。如《素问·生气通天论语》云："风客淫气，精乃亡，邪伤肝也。因而饱食，筋脉横解，肠澼为痔。"现将各种因素的致病特点及其机制分述如下。

一、外感六淫

1. 风　风为阳邪，风为百病之长，其性善行而数变，常与火、热、寒、湿邪合而为病。如果夹热邪损伤肠络，可使血循经而下溢，其便血的特点是：血色鲜红，下血暴急呈喷射状，正如《证治要诀·卷八·肠风脏毒》记载："血清而色鲜者，为肠风。"《见闻录》记载："纯下清血者，风也。"风夹湿邪侵袭肛门肌腠，则可引起肛门潮湿，如果营卫不和则肛门瘙痒。如果风邪内伤脾土则可引起腹泻，也如《素问·风论篇》中说："久风人中，则为肠风飧泄。"但临床见到的风寒同时致病居多。

2. 寒　寒为阴邪，易伤阳气，阳气受损，失却温煦，脾胃阳虚，温运无力，下利清谷，滑脱不尽，甚则导致肛脱的发生。寒性凝滞，阴寒偏盛，气血涩而不畅，肛门乃生阴证疮疡，日久难愈；如果寒邪入于肠络筋脉，日久气血痰凝，易发直肠息肉、肿瘤；如果寒邪损及脾胃，可引起急、慢性腹泻等。

3. 湿　湿分内外，其性重着黏腻，常先伤于下，每与风、寒、热邪互结，下注大肠、肛门，导致该部经络阻滞而生肛肠疾病。如痔、痈、瘘、泄泻、湿疹、直肠息肉和肿瘤等。湿邪引起的便血，色泽晦暗，因此《见闻录》中记载："色如烟尘者，湿也。"

4. 燥　燥为阳邪，易伤津液。与燥邪相关的肛肠疾病有便秘、肛裂等。

5. 火（热）　火热为阳邪，易与风、湿之邪共同损伤肛肠，与其有关的疾病有便秘、肛痈等。

6. 虫积　如蛔虫过多可导致肠梗阻；蛲虫骚扰可引发肛门湿疹、肛裂、肛窦炎、肛痈、肛瘘；血吸虫卵的刺激可引起结直肠肿瘤等疾病。

二、内伤七情

怒伤肝，肝失疏泄，郁久化火，火旺伤阴，而致肠燥便秘。如果阴虚火旺则炼液为痰，痰湿阻滞脉络则生阴疮肿核或肿瘤。忧思伤脾，脾气虚弱，无力升托，大便不调，久泻久痢，日久则为肛脱等病症。正如《薛氏医案选·痔漏篇》中所说："原痔者，贫富男女皆有之。富者，酒色财气；贫者，担轻负重，饥露早行，皆（伤）心肝二血。喜则伤心，怒则伤肝，喜怒无常，风血侵入大肠，到谷道无出路，结积成块，出血生乳，各有形象。"

1. 饮食不节　《疮疡经验全书·痔漏篇》中所说："脏腑所发，多由饮食不节，醉饱无时，恣食肥腻、胡椒辛辣、炙煿酽酒、禽兽异物，任情醉饱，耽色不避，严寒酷暑，或久坐湿地，恣意耽看，久忍大便，遂致阴阳不和，关格壅塞，风热下冲，乃生五痔。"过食生冷或恣意膏粱厚味、醇酒、炙煿、辛辣等刺激性食品，可致脾胃运化失职，寒湿或湿热内生，壅结肠道，导致气血不和，糟粕积滞，以致发生腹痛、腹泻、痔等肛门直肠的诸多疾病。

2. 劳逸不当　如果长期负重或久站、久坐久蹲；又早婚纵欲，房事过度，或妇女生育过多，气血亏损；或过度安逸，很少活动等均易导致整个机体脏腑功能不调，肛肠局部气血不和，甚则筋脉横解，邪气蕴结而发生痔及其他各种疾病。

3. 体质虚弱　先贤在长期的医疗实践中发现，肛肠病的发生与阴阳失调、脏腑本虚有着重要关系。正如《丹溪心法》云："痔者皆因脏腑本虚，外伤风湿，内蕴热毒，醉饱交接，多欲自戕，以致气血下坠，结聚肛门，宿滞不散，而冲突为痔也。"阐明了脏腑虚弱是本，多种痔病因素引起邪气结聚肛门而出现的症状是标。

(1) 气虚：《素问·通评虚实论》中说："气虚者，肺虚也。"《疮疡经验全身·痔漏篇》中说："肺与大肠相为表里，故肺脏蕴热则肛门闭结，肺脏虚寒则肛脱出，此至当之论。又有妇人产育过多，力尽血枯，气虚下陷，及小儿久痢，皆能使肛门突出。"说明肛门直肠疾病的发生，气虚也是其因素之一。如脾胃本身的功能失常，中气不足，老年气血衰退，小儿久泻久痢，妇人生育过多，以及某些慢性疾病，均可导致气虚。气虚下陷，无以摄纳，因而引起直肠脱垂不收，内痔脱出不纳。同时，气血相依，气行则血行，气虚则血瘀，五脏六腑，四肢百骸失去濡养，从而抵御外邪能力降低，故在肛门直肠周围发生痈疽。初期症状不明显，溃后可见脓水稀薄，久不敛口。

(2) 血虚：常因失血过多或脾虚化源不足所致。在肛门直肠疾病中，长期便血易导致失血过多，气随血脱，血虚则气虚，气血则无以摄血又致出血，更致血虚，如此往复，形成恶性循环。血虚生燥，无以润滑肠道。则大便燥结，努责排便；气血相依，血虚则气不足，故肛漏溃后久不敛口，术后腐肉不脱，新肌生长缓慢等。

三、瘀血阻滞

《东医宝鉴·血篇》中说："盖气者，血之帅也。气行则血行，气止则血止，气温则血滑，气寒则血涩。气有一息之不运，则血有一息则不行。"气机失畅，血行不畅，故气滞血瘀，气虚则血失统摄而不循常道，气弱则血行无力，缓而瘀阻，瘀血阻络或寒而血凝，致气血不畅，则可发为痔疮，或发为肛周痈疽，或发为肠息肉等。所以，气血失调，经络瘀阻，就会引起血瘀，这是发生肛肠疾病的一个重要因素。另外，或久坐久立，或负重远行，或生育过多，或久泻久痢，或排便努挣，或气虚失摄等，均可导致血液淤滞肛门不散；或血络损伤，血离筋脉，溢于肛门皮下，瘀血凝聚成块，发为血栓外痔等。

总之，人体肛肠疾病发生的因素不外乎外感六淫，内伤七情，房事过度，饮食不节，因而阴阳失调，脏腑亏损，气血不和，经络阻滞，瘀血浊气下注而成。而且各种病因，可以单独痔病，也可以合而致病。病程也有长短和缓急之分，病性又有寒热、虚实之别，或寒热虚实相兼，出现错综复杂的证候。所以，在临证时，必须审证求因，全面分析，进行辨证论治。

（白德胜）

第三章

肛肠病常用检查

第一节　全身检查

肛门直肠疾病虽然表现为局部病变，但与人体各脏器密切相关。其中不少疾病有明显的全身变化，例如痔核长期便血可引起贫血症状；肺部活动性结核可同时并发结核性肛瘘等。所以肛门直肠病的诊查，必须要重视局部和全身症状，综合分析而下结论。

一、望诊

在做腹部望诊前，应嘱患者排空膀胱，取低枕仰卧位，两手自然置于身体两侧，全腹要暴露完全，上自剑突，下至耻骨联合，躯体其他部分应遮盖，暴露时间不宜过长，以免腹部受凉引起不适。光线宜充足而柔和，检查者应从两个方向对患者进行检查：①站在患者的头侧，这有利于观察腹部是否对称、呼吸运动、表面器官的轮廓、肿块、肠型或蠕动波。②站立于患者的右侧，由上而下地观察腹部，有时为了检查出细小的隆起或蠕动波，检查者应蹲下，将视线降低至腹平面，从侧面切线位进行观察。检查者还需特别注意的是检查环境和自己手指的温度，因为寒冷的环境和用冰冷的手检查腹部时，会引起患者腹部肌肉反射性疼挛，导致诊断错误。

大肠的腹部望诊与一般腹部望诊大同小异，只是侧重点不同，特别需注意的有腹部外形、腹壁皮肤、胃肠型和蠕动波等。

（一）腹部外形

首先你要知道什么是正常的腹部外形，它是以健康成年人平卧时，前腹壁是否与肋缘至耻骨联合位于同一平面或略低于此平面，这成为腹部平坦；前腹壁稍高于肋缘与耻骨联合的平面，称为腹部饱满，常见于肥胖者或小儿；前腹壁稍低于肋缘与耻骨联合的平面，称为腹部低平，多见于消瘦者或老年人。如果不属于上述 3 种情况则为异常。

1. 腹部膨隆　平卧时前腹壁明显高于肋缘与耻骨联合的平面，外观呈凸起状，称腹部膨隆，又可分为以下几种：

（1）全腹膨隆：腹部呈球形或椭圆形，常见于下述情况：①腹腔积液：当腹腔内有大量液体时称为腹腔积液，由于液体具有流动性，平卧位沉于腹腔两侧，致腹部扁而宽，腹横径大于胸廓横径，临床上称之为蛙腹，当有大量腹腔积液时可致腹内压增高，此时可见脐部突出，重者可致脐疝，此点可与肥胖正常人相区别，后者也有全腹膨隆，但他（她）们的脐部是凹陷的。腹腔积液可见于肝硬化门脉高压症、腹膜癌转移（肝癌、卵巢癌多见）、结肠癌晚期、胰源性腹腔积液或结核性腹膜炎等。当炎症或肿瘤侵及腹膜时，腹部常呈尖凸型，称为尖腹。②腹内积气：胃肠道内大量积气也可引起全腹膨隆，此时腹部也呈球形，但改变体位时其形状无明显变化，临床见于各种原因引起的肠梗阻或肠麻痹，还可见于中毒性巨结肠。

（2）局部膨隆：多由腹腔内病变或腹壁上肿块所致。腹腔内病变致局限性膨隆常见原因为脏器肿大、腹内肿瘤或炎性包块，不同部位的膨隆所提示疾病也不同，如上腹中部膨隆常见于肝左叶肿大、胃癌、胰头肿瘤或囊肿。右上腹膨隆常见于肝大、胆囊疾患（结石、肿瘤等）及结肠肝曲肿瘤等。左上腹膨隆常见于脾肿大、结肠脾曲肿瘤。右下腹膨隆常见于克罗恩病、回盲部结核及肿瘤及阑尾周围脓肿等。左下腹膨隆见于降结肠及乙状结肠肿瘤等。腹壁上的肿块多为皮下纤维瘤、脂肪瘤和脓肿所致，那么怎样判断其膨隆是在腹腔内抑或腹壁上，鉴别方法是嘱患者做仰卧起坐或做曲颈抬肩动作，使腹壁肌肉紧张，如肿块更加明显，说明肿块在腹壁上，反之如果变得不明显或消失，则说明肿块在腹腔内。

2. 腹部凹陷　仰卧时前腹壁明显低于肋缘与耻骨联合的平面，称腹部凹陷，亦可分为全腹和局部凹陷。

（1）全腹凹陷：严重时前腹壁几乎贴近脊柱，肋弓、髂嵴和耻骨联合显露，使腹外形如同舟状，称为舟状腹，见于重度脱水、甲状腺功能亢进症、结核病、晚期恶性肿瘤等慢性消耗性疾病，另外早期急性弥漫性腹膜炎可引起腹肌痉挛性收缩也可导致全腹凹陷。

（2）局部凹陷：多由于手术后瘢痕收缩所致。

（二）腹壁皮肤

1. 皮疹　不同类型的皮疹常提示不同的疾病，需特别注意的是伤寒的玫瑰疹，它是在患者发热后第 6d 首先出现在腹部的充血性椭圆形皮疹，对伤寒的诊断极具意义。

2. 瘢痕　对诊断和鉴别诊断也很有帮助，特别是某些特定部位的手术瘢痕，常提示患者的手术史，如右下腹阑尾切口瘢痕标志有阑尾手术史，右上腹直肌旁切口瘢痕标志有胆囊手术史。

（三）胃肠型和蠕动波

正常人腹部一般看不到胃和肠的轮廓及蠕动波形，只有当肠道发生梗阻时，梗阻近端的胃或肠段才显出各自的轮廓，称为胃型或肠型，如同时伴有该部位的蠕动加强，则可以看到蠕动波。肠梗阻时可看到肠蠕动波，小肠梗阻所致的蠕动波多见于脐部，而结肠远端梗阻时，其宽大的肠型见于腹部周边。

（四）呼吸运动

正常时男性及小儿以腹式呼吸为主，女性则以胸式呼吸为主。当有腹膜炎症、急性腹痛和大量腹腔积液时，可致腹式呼吸减弱。

二、闻诊

医师通过鼻的嗅觉分辨分泌物和脓液的气味帮助诊断。恶臭的脓汁多为大肠埃希菌感染，分泌物多有臭味，往往是急性炎症，少而无味为慢性炎症。分泌物恶臭伴有脓血便，应考虑肠道内癌变。听声音，如肛门脓肿患者毒素吸收、高热，可有谵语、狂言。肛门癌患者剧烈疼痛，可有呻吟呼号。实证多声高气粗，虚证多声低气微。直肠癌晚期肠腔出现不完全梗阻时，则听诊可闻及气过水声。

三、问诊

问诊在肛门疾病中占有很重要的位置。通过问诊了解病史，可帮助分析诊断。如肛瘘在肛门周围有多个外口，要问哪一个外口先破溃化脓的。通过原发外口可查到主管与内口。问脓腔初启破溃或前次手术时间，可根据时间长短来判断脓肿部位的深浅。时间长表明部位深，反之脓肿浅表。问患者既往有无结核疾患、出血素质及过敏史等，对决定治疗方案有帮助。此外，了解患者有无高血压和血液系统的疾患，尤其是凝血机制的障碍，以防手术中术后发生意外和出血。对严重的心肺疾患患者和老年患者，通过问诊选择麻醉方法。如心电图提示窦性心律过速，麻醉剂最宜选择利多卡因。对胃肠疾病，如腹泻每天 2 次以上，或习惯性便秘等要注意通过问诊了解后，选择适当的手术时期和治疗方法。对高热、肛门灼痛，但肛门红肿热痛局部症状不明显的患者，要考虑到直肠周围有无深部脓肿。反复低热，肛门局部流稀薄脓液，如米泔水样，要考虑到结核性肛瘘。对长期原因不明的黏液便，不仅要考虑到溃疡性结肠炎，还要考虑到阿米巴疾病。对老年男性患者伴有慢性前列腺炎和前列腺增生的患者，要注意术后防止尿潴留。妇女月经期不宜手术，以防感染出血。

四、切（叩、触）诊

通过切脉和物理检查，来了解患者全身各部情况。

1. 切脉　主要通过切脉了解患者全身的虚实情况。脉沉细无力者多为虚证；脉弦有力者多为实证。脉紧多为寒证和痛证；脉数有力多为热证，脉数无力多见于贫血、体弱和阴虚内热、低烧者。

2. 物理检查　对患者心、肺、肝、脾、肾，通过心电图、X线透视、超声、实验室检查和听诊、血压检查等，可以确定和排除血管和脏器性病变。对既往有心脏病、肝病、肺结核、高血压等患者，手术前必须进行详细的检查，以决定治疗方案。X线摄片，可以了解和排除直肠、结肠有无狭窄、憩室、息肉和肿瘤。肛瘘碘油造影，可帮助了解瘘管走行方向和内口的位置，以及与肛周肌肉、骶骨和盆骨的关系，其次血尿便等实验室检查，对了解病情有一定的帮助，不可忽视。

（白德胜）

第二节　检查体位

检查肛门直肠时，为了利于检查，暴露病变位置，临床上常采用不同的体位。而不同体位各有其优缺点，可根据患者具体情况，身体条件，选用某种体位。

一、侧卧位

患者侧卧，两腿屈起。这是检查肛门直肠疾病和治疗的最常用体位。多用于内痔注射，切开浅部脓肿，以及不能起床、有疼痛和关节活动障碍和心脏病患者，最为适合。

二、膝胸位

患者俯卧，双膝屈起跪伏床上，胸部着床、臀部抬高，脊柱与床呈45°。是乙状结肠镜检查的常用体位，对身体短小、肥胖的患者，此种检查体位最为合适。

三、截石位

患者仰卧，两腿放在腿架上，将臀部移至手术台边缘。对于肥胖患者，因侧卧位不易暴露其肛门，因此常采用此种体位。这种体位虽然可使肛门暴露良好，但不合乎生理，故少用。

四、倒置位

患者俯卧，两臂舒适的放于头前，两膝跪于床端，臀部高起，头部稍低。这种体位在施行肛门手术时，可以减少因静脉充血引起的出血或其他病理改变。利于暴露直肠下部，手术方便，可以避免肛门直肠内容物流出污染手术区，术者操作方便，生殖器暴露少。

五、蹲位

患者下蹲用力增加腹压。此种姿势可以用来检查低位息肉、肛门乳头瘤、晚期内痔和静脉曲张型混合痔并有肛门外翻者，以及直肠脱垂等。

六、弯腰扶椅位

患者向前弯腰，双手扶椅，暴露肛门。此种体位方便、不需要特殊设备，适用于团体检查。

七、俯卧位

患者俯卧于手术床上，小腹部置一枕头。两侧臀部用胶布粘住牵引开。此种体位舒适，适用于肛门疾病手术。

八、骑扶位

患者骑于特制木马台上，背向检查者，显露臀部，然后上身向前扶趴于台面，头略转向一侧，两手抓住台身两边的下撑。此体位可充分显露肛门，上下台方便。适用于肛肠疾病的检查、换药及一般手术。

（白德胜）

第三节　局部一般检查法

一、肛门视诊

患者取侧卧位或骑扶位，医师用双手将患者臀部分开，首先从外面检查肛门周围有无内痔脱出、息肉脱出、外痔及瘘管外口等。然后嘱患者像排大便一样屏气，医师用手牵引肛缘，将肛门自然张开，观察痔核、息肉等位置、数目、大小、色泽、有无出血点，同时观察有无肛裂等情况。

二、肛管直肠指检

患者取侧卧位或骑扶位，并做深呼吸放松肛门，医师用带有手套或指套的右手食指，涂上润滑剂，轻轻插入肛门，进行触诊检查。可发现肛管和直肠下端有无异常改变，如皮肤或黏膜变硬、波动感、硬结、狭窄、括约肌紧张度。若触及波动感，多见于肛周脓肿；触到柔软、光滑、活动、带蒂的弹性包块，多为直肠息肉；若摸到凹凸不平的结节，质硬底宽，与下层组织黏结，推之不动，同时指套上有褐色血液黏附，应考虑为直肠癌；若手指插入引起肛门剧烈疼痛，可能为肛裂，不应再勉强插入。指诊后带有黏液、脓液或血液者，必要时应送实验室检查。直肠指诊在肛肠检查中非常重要，常可早期发现直肠下部、肛管以及肛门周围的病变。

三、肛镜检查

患者取侧卧位或骑扶位，先将肛镜外套和塞芯装在一起，涂上润滑剂，嘱患者张口呼吸，然后慢慢插入肛门内，应先向腹侧方向伸入，待通过肛管后，再向尾骨方向推进，待肛镜全部插入后抽去塞芯，在灯光照明下，仔细观察黏膜颜色，有无溃疡、息肉，再将肛镜缓慢退出到齿线附近，查看有无内痔、肛瘘内口、肛乳头肥大、肛隐窝炎等。

电子肛门镜可使肛管直肠病灶部分图像最清晰地显示在电脑屏幕上。其镜身直径小，可以从肛门处插入，进入肠道内，镜头能多角度、多方位的进行检查治疗，是全新、高智能电脑工作站，可进行随机描图，便于病变的对比、查询、会诊等。对直肠炎、直肠癌、直肠息肉、各种肛周疾病的诊断和治疗有着决定性的作用。

韩国电子肛肠镜是目前诊断肛门直肠病变的最佳选择，通过安装于肠镜前端的电子摄像探头，将肛管直肠的图像传输于电子计算机处理中心后显示于监视器屏幕上，可观察到大肠黏膜的微小变化。如癌、息肉、溃疡、糜烂、出血、色素沉着、血管曲张和扩张、充血、水肿等，图像清晰。电子肛肠镜还可以通过肠镜的器械通道送入活检钳取得米粒大小的组织，进行病理组织切片检查，对黏膜病变的性质进行病理组织学定性，如炎症程度、癌的分化程度等进一步分级，有利于了解病变的程度，指导制定正确的治疗方案或判断治疗效果。通过肛肠镜器械通道还可对结肠一些疾病或病变如息肉、出血、异物等进行内镜下治疗。

优势和特点：无痛电子肛肠镜技术优势：灵巧的一体图像处理装置，电子结肠镜的电子内镜系统的核心是图像处理装置。外形小巧、内置光源的内镜视频处理装置。明显简洁化，完全一体的设计，减少电缆线，置于专用台车，既节省空间又整洁美观。方便的双插头接口，接头只需简单一插，即可完成与内镜图像处理装置和光源的连接。准确容易的观察源于清晰、高画质的图像内置高分辨率 CCD 和数字视频信号处理器，它的电子内镜系统提供敏锐、详细图像，画质和清晰度尤为出色。全边缘的图像清晰地再现病灶，甚至连细微病变也不会遗漏。恰当的亮度使病变和表面结构得到充分的照明。大画面、易观察的图像显示能轻易观察出微小病变。

四、球头探针检查

以球头探针自肛瘘外口徐徐插入，按硬索方向轻轻探查，同时以左手食指插入肛内协助寻找内口，球头探针在肛门直肠内若能顺利通过的部分即为内口。若因内口过小，探针的球头部不能通过时，如手指感到有轻微的触动感，也属于内口的部位。检查隐窝炎时，可将球头探针弯成倒钩状自发炎的肛窦处探索。以球头探针检查，可探知肛瘘瘘管的方向、深度、长度，管道是否弯曲、有无分支，以及肛管直肠是否相通、内口与肛管直肠环的关系等。操作时应耐心、轻柔，禁用暴力，以免造成人工管道而将真正的瘘管和内口遗漏，给治疗造成困难。

五、亚甲蓝注入法检查

亚甲蓝注入方法主要是在不能确定肛瘘内口时采用的检查方法。先在肛管直肠内放置纱布卷条，用注射器将2%的亚甲蓝注射液注入瘘管腔内，待注射完毕，以手指紧闭瘘口，并加以按揉，稍待片刻，将塞入肛内的纱布取出，观察有无染色。如果有蓝色表示有内口；如纱布没染上蓝色，亦不能肯定没有内口，主要考虑瘘管弯曲度较大，又常通过括约肌各部位之间，由于括约肌收缩，使瘘管闭合，亚甲蓝溶液无法通过内口进入直肠。

六、碘油造影检查

通过碘油造影的检查方法，可以了解瘘管分支迂曲、空腔大小及碘油通过内口进入肠腔的情况。用10ml注射器，吸入30%~40%碘化油或15%碘化油水溶剂，装上静脉切开针头，缓慢地从外口注入瘘管管道，当患者感到有胀痛时即可停止注入，然后进行摄片。

（白德胜）

第四节　组织学检查

一、病理组织切片检查

活组织病理切片检查对早期可疑病变和其他良性病变的区别很有价值，取肿瘤病理组织时，应钳取肿瘤中心部位与健康组织之间的组织，不宜钳取一些坏死组织或脓苔，以便判定细胞形态、结构和性质。

二、脱落细胞涂片检查

取肿瘤的分泌物做成涂片进行检查（显微镜下），直肠癌多为腺癌；肛门癌多为鳞状上皮癌，但因直肠内细菌较多，所以胞质多被破坏，细胞边界不清，但可以找到癌细胞。

（朱　妮）

第五节　肛肠动力学检查

肛肠动力学是研究结肠、直肠、肛管的各种运动功能的科学。肛管直肠压力测定是用生理压力测试仪检测肛管直肠内压力和肛管直肠的生理反射，以了解肛管直肠的功能状态，目前主要用于排便障碍性疾病的研究。压力测定的方法诊断肛肠疾病始于20世纪80年代。肛管直肠压力与结肠传输试验、排粪造影、盆底肌电图检查结合，能提供盆底、肛门括约肌生理病理的研究、诊断和治疗。

一、排便过程中肛肠力学变化

（一）安静状态下

直肠处于空虚状态，即使有少量粪便也不引起便意，直肠收缩强于乙状结肠形成长刀运动的逆向梯度，有助于直肠保持空虚状态。直肠静息压约 0.49kPa，蠕动波约 5 次/min。肛管静息压约 6.79kPa，此时肛管静息压主要由肛门内括约肌造成。

（二）排便时

促成排便的蠕动波约 14.9 次/min。当进入直肠的粪便量少，速度缓慢，不会引发直肠的反射，也不会产生便意。当一次进入直肠的粪便量达 10ml，且速度较快时，将引发直肠–括约肌的阈值反射，肛门外括约肌和耻骨直肠肌收缩使肛管压力升高。收缩持续 1~2s，肛门内括约肌张力轻度下降，肛管压力下降，数秒后恢复正常。在未引起便意之前，肛管压力下降程度和时间与进入直肠粪便量成正相关。未产生便意时，直肠肛管对内容物的反应以自动、非意志性自制为主。

当进入直肠的粪便量增加到 110ml，直肠内压达 2.45kPa 时，肛门内括约肌持续弛缓，肛管静息压大幅度下降。同时，此容量刺激盆底排便感受器，引起持续便意（1min 以上），伴有直肠规律性收缩。此时，肛门自制靠盆底肌及肛门外括约肌主动收缩维持（意识性自制）。环境不许可排便，此强大收缩可缩小肛管直肠角，压迫肛门内括约肌，反射性使直肠、结肠松弛，粪便返回，便意消失，肛门内括约肌恢复张力。反之，放弃主动收缩，肛门外括约肌及盆底肌可反射性松弛，粪便顺利排出。若盆底肌麻痹，排便会发生失禁。

进入直肠的内容物增加到 220ml，直肠内压达 4.61kPa，肛门内括约肌失去自制能力。因为盆底肌、肛门外括约肌持续收缩难以超过 60s，加之强烈的便意，故盆底肌、肛门外括约肌完全松弛，肛管压力骤降。同时，因反射性腹压上升而使直肠内压急剧升高，可达 14.7kPa，排便动力超过排便阻力，直肠内容物排出。

另外，排便时，由于耻骨直肠肌的松弛后退，肛管直肠角变大，直肠和远端结肠的纵肌收缩使肛管缩短，乙状结肠和直肠间的角度变大。导致压力梯度逆转、排出通道缩短变直，足以排空直肠甚至高达脾区结肠中的粪便。

一次合理的排便应该有肛门内括约肌、肛门外括约肌、盆底肌的同步弛缓，排便压的有效升高，以及排便通道的畅通无阻。一次直肠排空后，肛门内括约肌缓慢恢复原有张力，不受意识影响。肛门外括约肌先为反射性收缩，然后再恢复原来的张力收缩状态，但也可维持松弛状态，以待下一次直肠充盈与排空。

二、肛管直肠测压仪的工作原理及使用方法

（一）工作原理

各种型号的肛管直肠测压仪的工作原理基本相同。测压探头放入肛管直肠后，给予一定张力（充气或充液），让其在不同部位不同功能状态下接受肛管直肠内压力变化，并将这种压力变化传至高灵敏度的压力传感器转换成电信号，由显示器显示出来，经测量的图形及峰值得出肛管直肠的压力数值，由记录仪将压力图形或压力数值描记在记录纸上。根据探头工作原理不同，常用的测压方法有：气囊或水囊法、水灌注法和固态微型转换器法。不同型号的仪器性能、参数不一致，需按照厂家的说明书操作，以得到更加准确的测试数值。

（二）仪器设备

肛管直肠测压仪一般由测压探头、压力转换器、前置放大器、记录仪及其他附件构成。测压探头按感受压力的部件分为充气式、充液式和固态微型压敏装置三类。充气式测压探头传导压力准确度低，现已较少应用。充液式测压探头分开放式和闭合式两种，开放式有持续灌注式和非灌注式，闭合式有单球式和双球式。现多用持续灌注式或单球式测压探头。压力转换器也有多种类型可选择，现多用半导体

式。记录仪的配置包括多通道生理记录仪、示波器、电子计算机等。附件包括直肠扩张球、导管、灌注装置、牵引设备等。

（三）检查方法

1. 检查前准备　询问病史，包括症状（便秘、便失禁、会阴痛等）、过敏史、治疗史（肛门手术）、骨盆创伤史；签署同意书；排空尿液及粪便；无须麻醉；向患者说明检查全过程，取得合作，减轻不适；检查仪器管道通畅，按使用手册校正仪器。

2. 检查步骤　肛门直肠测压主要检测以下指标：最大自主收缩压——反映肛门外括约肌及耻骨直肠肌功能；排便压力；静息压力；直肠扩张引起的肛门内括约肌抑制性反射（RAIR）；直肠容量感觉阈值，包括引起感觉的最小容量及最大耐受容量阈值；排便动力；肛门括约肌长度（定点牵拉法、自动牵拉法快速牵拉，检测到高压区长度）。

3. 具体检查方法　患者左侧屈膝卧位，测压导管经润滑剂润滑后经肛门插入。灌注式导管插入肛门 6～12cm；检测前休息 2min，以便患者适应导管；以直肠或肛管内压做基线进行校准检测。肛门括约肌静息压测定，可于检查开始或结束前患者最放松时进行；灌注式导管进行肛门直肠测压时，先将导管插入肛门 6cm，再用分段外拉法，每次外拉导管 1cm（即检测插入深度为 6、5、4、3、2、1cm 处的压力）重复测量肛门缩榨压、排便压及静息压；上述步骤测量完毕，重新将导管插入肛门内 2～3cm 处，继续检测 RAIR 及直肠对容量刺激的感觉。检查完毕，拔出导管，取下 EMG 探头或体表电极，记录检查所见，书写报告，清洁、消毒检测导管，按使用手册维护仪器。

三、临床应用

（一）诊断肛门直肠疾病

1. 先天性巨结肠　肛门内括约肌不规则蠕动波，强烈收缩和缺乏适应性反应，直肠肛门抑制反射消失。需要注意的是直肠肛门抑制反射存在假阴性，故需重复测压，如新生儿出现反射则排除先天性巨结肠。

2. 痔　有症状的痔其肛管静息压、最大收缩压均升高。以出血为主要症状的痔肛管静息压高于以脱出为主的痔。Ⅲ期内痔则下降，扩肛治疗后肛管静息压显著下降，手术后可基本恢复正常。

3. 肛裂　肛裂患者肛管静息压明显高于正常人。同时肛管收缩波可有明显增强，反映肛裂有肛门括约肌异常收缩现象，处于痉挛状态，扩肛治疗及肛门内括约肌切断术后肛管静息压显著降低。

4. 肛瘘　高位肛瘘术前压力与正常人无明显差异。切断肛门内括约肌及耻骨直肠肌后，可见肛管随意收缩压减低，直肠肛门反射减弱，肛门失禁。而术后瘢痕过多则出现肛门不全失禁的情况，此时，水囊排出试验阳性，直肠顺应性低。挂线疗法对肛门括约肌及直肠、肛管静息压的影响较小。

5. 直肠脱垂　肛门外括约肌收缩压显著降低，部分患者缺乏直肠肛门反射。

6. 大便失禁　肛管静息压降低，最大收缩压下降，直肠最大耐受容量减小，较小的直肠容积即可引出直肠肛管抑制反射，咳嗽时，肛门外括约肌反射性收缩消失。

（二）功能性便秘的检查

1. 老年性便秘　肛管静息压降低，最大收缩压下降。

2. 盆底痉挛综合征　排便时，肛门外括约肌或耻骨直肠肌矛盾性收缩，直肠容量阈值不正常升高。

3. 孤立性直肠溃疡综合征　排便时肛门括约肌松弛障碍，直肠内高压、直肠球囊扩张时感觉受损。

4. 耻骨直肠肌综合征　静息压高于正常。

5. 糖尿病　直肠敏感性降低，自发性肛门括约肌松弛增加，测压对出口梗阻性便秘的诊断有一定意义，但必须结合排粪造影、结肠传输试验、肌电图检查等，才能全面反映患者情况。

（三）生物反馈疗法

1. 功能性便秘的生物反馈治疗　用于治疗盆底痉挛综合征导致的便秘。

2. 大便失禁的生物反馈治疗　用于以下原因引起的大便失禁：肛门外括约肌肌张力减弱、直肠感觉障碍、直肠受牵张刺激后肛门内、外括约肌反应协调性丧失。

（朱　妮）

第六节　影像学检查

一、X线检查

1. 平片检查　平片检查对结肠疾患的诊断价值有限，一般不作为常规应用。只对某些疾患有一定作用。如在肠梗阻的诊断中，可根据立卧位腹部平片初步确定有无结肠梗阻、梗阻的性质以及部位；对结肠穿孔、间位结肠、巨结肠症、结肠肝曲综合征、结肠脾曲综合征、乙状结肠扭转症及肠气囊肿症等，也有较大的诊断价值；还可用于除外泌尿系结石、胆石等结肠外疾患。

2. 口服钡剂检查　服钡剂后3～6h，待造影剂到达结肠后进行检查。它所显示的结肠形态比较接近生理状态。对于诊断结肠的运动功能、解剖学位置及形态等异常很重要。有时对诊断右侧结肠病变有帮助，如回盲部病变及结肠憩室等。由于钡剂充盈全部结肠需要花很长时间，当钡剂充盈至Cannon－Boehm点附近时水分已被吸收，所以本法对此点以后的结肠病变显示不清。

3. 钡剂灌肠检查　为诊断结肠器质性疾患的较好方法之一。除疑有结肠坏死、穿孔以及因有肛裂疼痛不能做灌肠检查外，一般无禁忌证。

（1）检查前准备：应彻底清洗肠内粪便，以免形成假象，给诊断造成困难。需于检查前1d服少渣饮食，多喝水。最好于下午6点服蓖麻油30ml，晚上再做盐水洗肠一次。检查当日做清洁洗肠，经1～2h待肠道内水分充分吸收、功能恢复后即可进行检查。

（2）钡剂的制备：用1份钡剂加3～4份水配成混悬液，加少量阿拉伯胶粉或2.5％羧甲基纤维素，以增加钡剂的黏度。

（3）检查技术：钡剂的温度要适中，灌肠筒的高度距检查台面约为1m。将肛管轻轻插入直肠后，让患者仰卧，于透视下观察。开始注入速度要慢，压力要低。若重点检查直肠，除摄正位片外，还需摄侧位片，测量直肠的骶前距离，观察直肠前后壁和直肠横行黏膜黏襞情况。

重点检查乙状结肠时，注意钡剂不要灌注太多，否则冗长、扭曲的肠管相互重叠而影响观察。并采用各种斜位，以将重叠的肠管展开。

除照局部点外，必要时排钡后做黏膜相观察。待乙状结肠检查满意后，再继续注钡剂，显示上部结肠。

钡剂通过乙状结肠后，即很快进入降结肠到达结肠脾曲，采用左前斜位将结肠脾曲展开，灌肠清楚。钡剂经横结肠到达结肠肝曲，采用右前斜位将结肠肝曲重叠的肠管展开。之后，钡剂逐渐充盈升结肠、盲肠。应避免过多的钡剂反流至回肠，妨碍对结肠的观察。待上述结肠充盈状态检查完毕后，让患者排便，再观察黏膜皱襞的形态。

4. 钡剂空气双对比造影　日本学者采用改良的Brown法，经过深入的研究，以直接双对比造影的程序，应用低张药物得以显示结肠黏膜表面的微细结构，即无名沟及其所形成的细小的纺锤形的结肠小区，构成微细的网目状形态。本法能显示结肠黏膜表面细小的凹凸状态，可用于结肠小隆起性及凹陷性病变的诊断、息肉的早期诊断、早期结肠癌的诊断及鉴别诊断等，并能较准确的判断病变的浸润范围。本法主要步骤如下：

1）造影前肠道准备：不用清洁洗肠法，而是采用饮食、饮水、泻药等综合方法，达到清洁肠道目的。于检查前1d，让患者吃低脂少渣饮食，大量饮水，给予盐类及接触性泻剂。根据此原则安排一个适当的食谱（包括泻剂的用法、顺序与用量）。一般来说，除个别便秘及乙状结肠过长者外，90％以上的可以达到检查对肠道的要求，有时有少量小残渣并不妨碍诊断。与清洁洗肠相比，此法节约检查时间，更重要的是它避免了因洗肠液残存于肠道所造成的造影剂的黏膜附着性不好，而易于显示结肠黏膜的微细结构与微小病变。

2）造影剂：要求流动性好，在黏膜面的附着性好，质量分数为60%～65%。硫酸钡颗粒应细小而均匀，粒子直径以0.5～1.5mm为宜。灌注量约为300ml。

3）空气量：要使肠管达到充分扩张状态，一般约需700ml。

4）低张药物的应用：于造影前5min肌内注射山莨菪碱20mg。以抑制肠管蠕动，除去肠壁张力，在灌注钡剂与空气后，肠管达到充分扩张，利于显示出微细结构。

5）造影程序：采用气、钡双通管，按以下程序检查。

（1）插入肛管后，让患者俯卧头低位10°～15°，注入钡剂至结肠脾曲或横结肠中段（约300ml），即可停止注入。

（2）缓慢注入空气，于透视下看到钡剂由于空气的压力移动至盲肠，升结肠、盲肠由于充气而扩张时即可拔去肛管（一般空气量为700ml左右）。之后，让患者向右侧转身，从俯卧位转向仰卧位，再从仰卧位转向俯卧位，如此旋转2、3次，使钡剂充分在黏膜面附着，再回到俯卧低位，即可显示出直肠、乙状结肠至降结肠中下部分的双对比造影。

（3）让患者右侧卧位，腹式呼吸2、3次，再回到俯卧位，并升高台面至半立位，取左前斜位即是降结肠中上部、结肠肝曲及横结肠左半部的双对比造影。

（4）放平台面，让患者仰卧位再转到右前斜位，升起台面至半立位，即是升结肠中上部、结肠肝曲及横结肠右半部的双对比造影。正位时，即可显示全部横结肠双对比造影。

（5）放平台面，让患者仰卧头低位15°，即为盲肠、升结肠下部双对比造影。

注意上述检查应于半小时内完成，时间过长造影剂出现凝固，产生龟裂现象，会妨碍对微细结构的观察。

5. CT扫描 结肠疾患的CT扫描主要作用：①对结肠肿瘤CT扫描可了解肠壁增厚的程度，肿瘤向壁外浸润进展，相邻脏器有无浸润以及有无淋巴结转移、肝转移、腹膜转移等，从而可对结肠癌进行分期诊断。这对治疗方案的确定是有很大价值的。此外，对于直肠癌术后确定有无复发，CT扫描也有很大价值。②对非上皮性肿瘤还可根据CT值了解肿瘤的组织结构，进而明确诊断，如脂肪瘤、囊肿等。

6. 血管造影 结肠疾患的血管造影检查：①肿瘤性疾患与炎症性疾患的鉴别。②原因不明的结肠出血。每分钟0.5ml的出血，血管造影不仅能明显出血部位，且有助于判断病变的性质，还可进行介入性治疗。③对结肠恶性肿瘤，血管造影有助判断病变的范围、向肠管外的浸润程度及其他脏器有无转移等，对确定治疗方案及判断预后有很大意义。④对血管性疾患，如缺血性结肠炎及结肠血管结构不良等，血管造影对明确诊断及确定治疗方案有一定价值。⑤与肠管外疾患的鉴别诊断。⑥介入性治疗，除了出血外，还可用于晚期恶性肿瘤抗癌剂的动脉灌注性化疗，以及溃疡性结肠炎的肾上腺皮质激素类药物的动脉注入疗法等。

二、排粪造影检查

排粪造影是用钡悬液或钡糊剂进行直肠造影，观察排出过程中肛门、直肠、盆底组织形态的变化，判断直肠排空障碍（出口功能性梗阻）原因的影像学检查。

（一）造影检查方法

1. 肠道准备 要求直肠乙状结肠空虚，一般可在造影前小剂量清洁洗肠，将降结肠大便排空。如观察直肠前滑动性小肠症，可于造影前4h小剂量服用钡剂使第六组小肠充盈再行检查。

2. 直肠造影 如下所述：

（1）钡悬液法：用质量分数为75%～80%硫酸钡悬液灌入直肠至产生便意为止，用量需700ml以上。

（2）钡糊剂法：用硫酸钡粉100g，玉米面200g，加温开水调制成面糊状（近于软便），可用加压注入器注入直肠直至产生便意为止，用量约为300ml，有食物过敏者慎用。

（3）钡液加钡糊剂法：先注入钡液150ml，再注入钡糊剂300ml进入直肠至产生便意为止。

钡液法操作简单，显示直肠黏膜理想，但钡液流动性大，尤其是直肠紧张度高者，直肠充盈度较差，不易产生便意状态（需加大灌注量），钡液排出时入腹泻状，与正常排便由较大差异，摄片时机较难掌握。

钡糊剂法直肠充盈理想，排出过程近于正常排便过程，患者有正常排便的感觉，能真实反映肛直肠形态的变化，摄片时机易于掌握，能从容地观察排便过程，但直肠近端肠腔不能充盈，直肠黏膜显示不良。

钡悬液加钡糊剂法造影是最为理想的直肠造影法，它具有以上两种方法的优点。

3. 检查摄片　患者侧坐于特制排粪桶上，分别摄取静息、提肛、力排充盈像及黏膜像，可根据病情需要摄片。摄片要包括骶尾骨、肛门及耻骨联合。

（二）读片测量及正常标准

目前采用与照片同一放大率的放大尺（可自制）和底边为10cm的角度仪，卢伍华教授研制的排粪桶带有标尺，且透视摄片效果好，由于个体差异较大，采用的造影方法不同，排粪摄影测量标准有异。

1. 肛直角测量　肛直角是肛管与缘端直肠形成的夹角，其角度对排便力的导向，对粪便排出作用力的发挥有十分重要的作用。肛直角在力排时增大，提肛时减小，直接反映了耻骨直肠肌及盆底组织收缩和松弛功能，对诊断耻骨直肠肌失弛缓痉挛肥厚具有可靠的参考价值。

（1）钡悬液法：静息角93.5°±13.2°，力排角120.2°±17.3°。

（2）钡糊剂法：静息角99.5°±34.28°，力排角126.7°±14.8°。

男女无明显差别。

2. 功能性肛管测量　钡糊剂法检查时显示的肛管宽度相当于排出软便的表现，对诊断肛管远端扩展不良，尤对内括约肌失弛缓异常具有可靠的参考价值。

（1）钡悬液法：静息肛管长（32.75±8.22）mm，力排时肛管长（19.24±8.4）mm。

（2）钡糊剂法：静息肛管长（29.13±5.39）mm，力排时肛管长（20.4±5.39）mm，力排肛管宽（17.4±5.39）mm。

3. 会阴下降度测量　力排时会阴均有不同程度的下降，其程度与盆底会阴组织的发育营养和紧张度有关。目前国内学者采用的测量方法不同，多数学者以耻尾线肛上距为评判标准。耻尾线肛上距：即为耻骨联合下缘至尾骨尖的连线，静息时它相当于盆底上界的水平位置，肛管上界与其接近。力排时随粪便泵出肛管自上而下呈漏斗状扩展，肛管随之功能性变短增宽，粪便顺利排出，所谓肛管上界亦随之下移，肛上距增大。临床亦以肛门与坐骨结节的位置变化来评估会阴下降度。

1）测量方法　测量耻骶线肛上距力排与静息差值为会阴下降度。

2）临床参考值

（1）钡悬液法：（13.5±8.8）mm。

（2）钡糊剂法：（20.83±5.38）mm。

女性较男性会阴下降度略大。我们以会阴下降度＜25mm为参考值。

4. 乙耻距和小耻距测量　分别为力排时充盈钡剂的乙状结肠/小肠曲最低点至耻尾线/耻骶线的垂直距离，正常人力排时乙状结肠和小肠曲最低位置多位于耻尾线即盆底上界之上。当耻尾线标志点不明确时可以耻骶线为标准评估，男性略大于女性，钡悬液法与钡糊剂法无明显差别。

5. 直肠前膨突度测量　直肠前膨突多见于女性，指直肠远端前壁向阴道方向凸出呈囊状，形成原因与女性局部解剖和生理特点有关，在力排时，正常女性中有77.6%可出现轻中度直肠前膨突。

测量方法：国内多采用卢武华教授推广的方法，即以半圆仪90°处对准膨突顶部，后移至膨突起始部，即肛直肠环前压迹上缘处，划一弧线为模拟正常直肠前壁，该线与至膨突顶部距离为深度，该线与直肠相交段为前突宽，前突深度≤15mm为轻度，深度16～30mm为中度，深度≥30mm为重度前突。

三、超声检查

（一）仪器

实时超声仪能实时显示肠道情况，使用方便。所以，它是肠道超声检查较为理想的仪器。

（二）探头与频率

因患者体形差异，肠道气体干扰和病灶所在深度不同，可选用不同的探头。如体胖，病灶深，并有肠气干扰者应选用扇形探头；气体干扰少，病灶表浅且范围较大者可首选线阵探头；凸阵探头特点介于两者之间；直肠检查时选择专用的直肠探头。探头频率一般可用 5.0 ~ 7.0MHz。

（三）显像方法

1. 结肠灌水充盈显像法　通常经肛门缓慢灌注温开水或生理盐水 1000 ~ 1500ml，在灌水的同时进行超声检查。

2. 直肠水囊显像法　经肛门放入连接肛管的胶囊，然后通过肛管向囊内注水，直至水囊充盈，内部气体排净，即可持探头在小腹部对直肠及其周围结构进行超声检查。

3. 经直肠超声检查方法　应用直肠探头外加保护橡胶套后，直接插入直肠检查。

1）扫查步骤：超声检查大肠通常是在灌肠的同时进行检查。探头扫查步骤按直肠→乙状结肠→降结肠→结肠脾曲→横结肠→结肠肝曲→升结肠盲肠（回盲部）的顺序进行。扫查中可随时调整探头断面，分别以横断，纵断或斜断来扫查大肠各段的回声情况。必须注意到结肠肝曲和结肠脾曲的位置较高，可通过肝脏、脾脏或肾脏做声窗检查，有利于上述各部位的超声显示。

2）检查前准备及注意事项

（1）检查前准备：①超声检查必须安排在 X 线钡剂灌肠检查前，若患者已行上述方法检查，最好隔日再接受超声检查。②肠道超声检查前 1d 晚餐进流质，睡前服轻泻剂，以便检查当日排净大便。接受检查之前仍应再行清洁灌肠。③乙状结肠及直肠上段超声检查时，可嘱受检者充盈膀胱，以利于超声检查。④检查前应准备好各类物品，如灌肠桶、肛管、温度计、特制气囊导管、充盈剂及生理盐水等。

（2）检查注意事项：①肠道空腹超声检查：目的主要是了解空腹时肠道的回声状态，以便与充盈后的肠腔回声作比较，其次，是观察肠腔内容物的滞留情况以及有无腹腔积液和其他脏器的病变。②灌肠时为避免患者不能忍受而造成检查失败，可采取下列措施保证全段结肠的充盈与暂时保留，以利于超声对大肠的全面检查。灌肠用的溶液温度应控制在 37℃ 左右，切忌使用肥皂水，以免刺激肠道产生便意。灌肠时肛管插入深度以抵达乙状结肠较为合适，同时采用头低臀高位。灌肠完毕后拔出肛管，肛门处填压纱布，并嘱患者自己加以控制配合检查。灌肠速度应控制在 60ml/min 以下。检查动作应轻巧，避免过重挤压，必须密切注意患者的反应情况。③直肠水囊灌水的注入量一般为 80 ~ 100ml。以避孕套代替水囊，效果较好，不易破裂。液体注入后使用止血钳加紧导管，以防止液体外溢。④对各种肠道肿块（炎症或肿瘤等）超声定性诊断有困难时，可做超声引导下穿刺细胞学或组织学检查，但穿刺前必须排除动脉瘤等易导致出血的病灶。⑤经直肠检查前须排空大便，并清洗会阴部。

（四）检查适应证

1）肠道肿瘤

（1）良性肿瘤结肠平滑肌瘤等。

（2）恶性肿瘤结肠癌、直肠癌、结肠平滑肌肉癌、结肠恶性淋巴瘤。

2）肠道炎症性疾病如急性阑尾炎、肠结核等。

3）肠道梗阻性疾病如肠梗阻、肠套叠等。

4）肠道其他疾病略。

（五）观察内容和正常大肠声像图

1. 超声观察内容　①肠壁层次结构关系及其连续性。②肠壁有无增厚或局限性肿块与凹陷形成：

发现肠壁增厚，肿块及凹陷时，应注意观察其位置、形态、大小、厚度、范围及内容回声结构。③肠壁有无扩张、积液、变形及狭窄。④肠蠕动有无亢进，减弱或消失。⑤怀疑恶性肿瘤者，应重点观察肿瘤的管腔外表现，如周围脏器转移灶等。

2. 标准断面图　肠腔充盈后，探头沿大肠的走向左纵断扫查时，可分别显示直肠、乙状结肠、降结肠、横结肠。降结肠呈长管状结构，并相互连续；如沿大肠走向做横断扫查时则各部肠管可呈"圆形"或"类圆形"的管状结构，形态规整。

3. 正常声像图表现　①大肠声像图：空腹状态下超声仅根据大肠的解剖与体表投影进行扫查，声像图可显示肠腔内容物的回声，但难以显示和辨认肠壁结构。经灌水或充盈剂后，肠腔气体消失，肠壁呈连续的线条状略强回声。乙状结肠、结肠脾曲、结肠肝曲部位的肠壁可扭曲，肠腔宽度较匀称，肠壁黏膜面整齐、光滑。②大肠充盈法超声检查：可显示与胃壁5层结构相似的肠壁层次结构。超声检查声像图自内向外：第1层强回声，为肠内容物与黏膜形成的界面；第2层低回声，为黏膜层；第3层强回声，为黏膜下层；第4层低回声，为固有肌层；第5层强回声，为浆膜层。

四、磁共振检查

磁共振成像（magnetic resonance imaging，MRI）与CT成像基本原理不同，它不是由X线透过人体强度的衰减，而是利用人体组织中原子核运动所产生能级和相位变化，经过电子计算机运算处理而转变成图像。人体组织中大量存在并能产生较强信号的氢原子核（H）或称质子具有自旋及磁矩的物理性能。在外加磁场的作用下，质子以一种特定方式绕磁场方向旋转。在经受一个频率与质子自旋频率相同的射频脉冲激发，便引起质子共振，即所谓磁共振，并发生质子相位与能级变化。在射频脉冲停止激发后，质子的相位和能级又由非平衡状态转入平衡状态。亦即由激发后状态转变为激发前状态。这个过程称为弛豫过程，经历的时间称为弛豫时间（T_1和T_2）。它反映质子的运动特征。这些能级变化和相位变化所产生的信号均能为位于身体附近的接收器所测得，经过电子计算机的运算处理转变成图像。因此，构成人体组织的MRI的要素是身体组织中的质子密度的差异仅为10%，而弛豫时间则可相差百分之数百，甚至可以反映分子结构上的差异，这就开拓了MRI作为疾病诊断的广阔前景。MRI与CT均属计算机成像，图像都是体层图像，有共同病理生理与病理解剖基础，因此解释图像的许多原则是相同的。

（一）优点

与CT相比，MRI有以下优点：①没有电离辐射，对机体无甚不良影响。②可以直接做出横断面矢状面和各种斜面图像。③没有CT图像中的伪影。④比CT有更高的软组织分辨率。⑤不需注射造影剂可使心腔和血管腔显影。

（二）缺点

在下列几个方面MRI不如CT：①空间分辨率差。②价格贵。③对体内金属起搏器、金属异物易产生"导弹效应"，属检查禁忌。

（三）临床应用

1. 直肠癌诊断　MRI除与CT一样可提供直肠横断面图像信息外，还可提供直肠矢状面图像。较CT优越的是其可检测到软组织内的细微变化。由于脂肪与软组织MRI信号的不同，故能较易检测到肿瘤的局部扩展。MRI可以从没有增大淋巴结中信号的改变来诊断淋巴结的瘤转移。MRI检测肝脏转移癌的灵敏度与CT相等。故MRI是术前评估直肠癌的理想检查。目前直肠癌MRI的临床诊断多是采用整体线圈自旋回波技术。原发肿瘤可呈局部肠壁增厚，在静注DTPA后增强。良好的肠道准备和利用造影剂或球囊的膨胀以扩张肠腔有利于原发肿瘤的检测。病灶的信号取决于射频脉冲系列的选择和肿瘤的组织学性质。但对已经放射治疗患者MRI的应用价值受到一定限制，在没有肿瘤组织但有水肿的情况下也可出现亮的信号。

2. 排粪障碍性疾病的诊断　排粪造影在提示肛管直肠功能障碍的功能与形态的异常方面已发挥了

很好作用，但其投影性能和不能显示直肠周围软组织，使它的应用价值常受到限制。而 MRI 却可以有多层面显像能力，没有电离辐射，高度软组织分辨率能使盆腔组织器官完整成像来弥补排粪造影的不足。MRI 能清晰地显示盆腔软组织在矢状面和冠状面图像上，并以梯度回波快速扫描技术获得患者静态、盆底收缩以及用力排便时图像。MRI 还可分析一组织对另一组织的相对移动性，特别运用于具有标记性部位，如直肠瓣。因此，利用 MRI 可以评估直肠后壁固定在骶骨上的情况以利于制定手术方案。MRI 在测定肛直角与盆底位置的观察者间误差方面比排粪造影为少。但 MRI 采取平卧位检查时不能反映出真实的排粪功能，常常会遗漏排粪过程的许多形态和功能变化。随着敞开型 MRI 系统的应用，在能取得患者直立位的 MRI 图像之后，MRI 与排粪造影相结合的 MRI 排粪造影变为现实。将一特置排粪造影用座凳放在超导式敞开型的两磁壁间，患者在检查前直肠内灌入 300ml 左右含戊酸双甲基葡胺（dimegluminege – dopentetate）造影液，造影液内配制有土豆粉以模拟粪便。患者坐在坐凳上后，用一根可弯曲的传导接受射频线圈绑在其骨盆的周围。根据轴定位相，计划摄取直肠肠腔矢状面多层相与排粪同步进行。每层 1.5cm 厚。采用以下系列参数：TR/TE 23.9/11.3ms。转交 90°，1 次激发。32cm 视野连接 256×128 矩阵，使平面分辨能力达到 1.25mm×2.5mm、提供每 2s 一幅图像，激发射频带宽 12.5kHz、应用 MRI 排粪造影可评估直肠邻近结构与间隙而不必再将造影剂注入阴道、膀胱、小肠或腹腔内。敞开型 MRI 系统能将直肠与周围结构，如前列腺、阴道、膀胱、小肠或耻骨直肠肌区分开采。若采用多相位矢状面梯度回波照相还能完整地分析排粪时的肛直角、肛管的开放、耻骨直肠肌功能、盆底位置以及会阴下降程度等。此外，它还可观察直肠前后壁的细微情况，MRI 空间分辨能力足可描绘有关形态上的变化如内套叠与直肠膨出等。提高到 1 张/2s，照相的时间分辨也足以显示排粪过程的动态改变。它还具有同时显示肛管、直肠周围软组织的性能可协助评价由耻骨直肠肌反常收缩引起的盆底痉挛综合征以及由盆底薄弱引起的会阴下降综合征；显示位置低下小肠的性能可协助诊断小肠疝。敞开型 MRI 系统开展的 MRI 排粪造影检查，将是非常有前景的检查排粪功能障碍的新方法。

（朱　妮）

第七节　盆底肌电图

肌电图是应用电生理技术检测肌群自发和诱发产生的生物电活动，来了解神经及其支配肌群的功能状态。1930 年 Beck 首次记录了人和狗的肛门括约肌电生理活动。1953 年 Fbyd 和 Walls 在临床诊断中首次应用肛门括约肌肌电图。肌电图应用于肛肠科主要有两种，一种是盆底横纹肌肌电图，一种是大肠平滑肌肌电图。盆底肌电图的临床应用较多，因此本文主要讲的是盆底肌电图。盆底肌电图（electromyography of the pelvic floor）主要用于研究盆底神经肌肉的病变，主要分为两种，自发肌电图用于检测肌肉的运动功能，如检测耻骨直肠肌失迟缓症的反常电活动；诱发肌电图主要用于检查盆底肌群支配神经的受损情况。盆底肌电图检查是研究肛肠动力学的重要辅助手段，有助于盆底疾患的诊断、治疗、术前评估和预后评价。

一、盆底肌电图检查操作定位

（一）肛门外括约肌皮下部

肛门外括约肌最易判别，其环绕肛门，位于皮下，可先通过定位括约肌间沟来定位外括约肌和内括约肌。其近肛门处为括约肌间沟，远离肛门处无其他肌性结构。食指置于肛缘，嘱患者反复轻度收缩、放松肛门，即可触及该肌肉的收缩活动。此肌肌束偏细，必须用细电极。

（二）肛门内括约肌

比较容易判别，先触摸到括约肌间沟，继续向肛门中间触摸即可触到肥厚坚实的环形肌肉，即是肛门内括约肌。由于肛门外括约肌、盆底肌等平滑肌收缩时的放电远大于肛门内括约肌放电，因此，只有在消除横纹肌电活动干扰时，才能较为准确地测得肛门内括约肌的电活动。

（三）耻骨直肠肌

食指进入肛管，指腹朝向肛管后方，可触及一肌肉环，即耻骨直肠环，嘱患者提肛时尤为明显，该环上缘为耻骨直肠肌，向前形成左右两翼，犹如"U"形，前端止于耻骨联合后方，指腹转向前时可扪及两翼之间的直肠前壁，由于前方无肌肉阻隔，故显得较后方薄弱。从肛管后方进针至肛管直肠环后方，刺入肛管直肠环上缘，打开扬声器，调整针尖的位置，直至听到清脆的肌音如机枪射击声。

（四）耻骨尾骨肌

较难到达，该肌在耻骨直肠肌两翼的外侧，可用长电极从肛周两侧3点或9点位进针，在食指引导下定位。

（五）肛门外括约肌深部

肛门外括约肌深部位于耻骨直肠肌下外方。从后中线进针，使针尖置于耻骨直肠肌的下后方肌肉丰厚处，进针较耻骨直肠肌浅。但是由于肛门外括约肌深部与耻骨直肠肌同时收缩，形态上结合在一起，准确定位较为困难。

（六）肛门外括约肌浅部

从后中线进针，将针尖置于肛门外括约肌皮下部和深部之间即可。

二、盆底肌电图检查操作

患者取侧卧位，术者戴无菌手套，消毒肛周皮肤，铺无菌洞巾，仔细触摸括约肌间沟，一手持针电极直刺入皮下，一手食指涂液状石蜡进入直肠内引导定位，经针电极刺到所需检测的肌肉，进针后休息3min，等待电活动恢复正常后，患者有痛感时必须待痛感解除后才能开始检查，用肌电图分别记录静息状态、提肛、排便时盆底各肌肉的电生理活动。

三、盆底肌电图检查内容

（一）静息状态

一般采用侧卧位，进针后需等3min后才进行检测，假如患者仍因进针感到疼痛，可嘱患者轻提肛几次，可达到相对静息。

正常盆底肌在静息状态时呈低频率连续电活动，每秒返折数为18.7±9.7，电压较低，平均振幅为（149.2±21.3）μV。正锐波为一病理性波，代表肌肉失去神经支配。正锐波图形为一正相、主波向下的双相波，先为低幅正相尖波，随后为一延后低幅负后电位，总体形状类似"V"字形，其基本参数为：波幅一般为50~100μV，时限一般为4~8ms，波形双相，先正相后负相，频率为1~10次/s。

（二）模拟排便

嘱患者坐于一开有直径约20cm圆孔的椅子上，在患者直肠中置入一个带导管的乳胶球，向球中注入37℃温水直至患者有便意感，嘱患者逐渐用力排便，观察肌电活动有无减少，必要可重复数次。

正常人排便时，盆底肌电活动显著减少，每秒返折数下降至9.3±6.9，电压降低至（51.5±16.0）μV。盆底失弛缓患者，模拟排便时肌电活动不但不减少，反而增加。当检查结果显示排便时肌电活动增多时，应排除患者精神紧张、乳胶球刺激不足、进针疼痛等导致的假阳性结果。

（三）轻度收缩

轻度收缩肛门时，可出现分开的单个运动单位电位（motor unit potential，MUP），若仅有单个运动单位的电活动被记录，将重复出现振幅、间隔均一致的运动单位电位，称单纯相。MUP所反映的是单个脊髓前角细胞所支配的肌纤维或者亚运动单位的综合电位，分析时应注意其振幅（电压）、时程、波形。

1. 振幅（电压）　指运动单位电位最高正、负压之差。正常情况下一般为200~600μV。其正常值随电极与肌纤维之间的距离、不同的肌肉、同一肌肉的不同点的变化而变化。局部温度降低、缺氧均可使电压降低。肌群萎缩时，由于单位体积内肌纤维数目减少，电压可降低并伴时程缩短。

2. 时程　指运动电位起止的总时间，一般取 20 个运动单位电位时程的平均值。正常盆底肌运动单位电位时程为 5.0～7.5ms。老年者较年轻人时程轻度延长，温度降低也可使电位时程延长。

3. 波型　正常横纹肌电位以单相、双相和三相为主，可占全部的 80%，超过三相以上称为多相电位，多见于老年人、疲劳、缺氧和降温。当神经或肌纤维病变时也可导致多相电位增加，这是因为神经部分受损时各肌纤维受损程度不一致，使得神经传导和肌纤维的收缩先后不一，从而产生多相波。正常横纹肌的动作电位，以单相、双相、三相者多见，双相及三相者占 80% 左右，超过四相者称多相电位。多相电位占 10%～20% 时为临界异常，超过 20% 肯定为异常。

（四）中度或重度收缩

随着肌肉收缩力度的加强，盆底肌肉参与的 MUP 也越多。中度收缩盆底肌时，有些部位电活动稀疏，有些部位的电活动密集，无法区分出单个 MUP，这样单个电位和多个电位均出现者称之为混合相。当用最大力收缩肛门时，几乎全部的盆底肌均参与放电，不同部位电活动互相干扰、重叠，无法分出单个 MUP，称为干扰型。若行最大用力缩肛时，仍无任何 MUP 出现，表明外周神经完全损伤；如仅出现单个 MUP 或混合相，往往提示脊髓前角细胞疾病或外周神经不完全损伤。

（五）单根肌纤维肌电图

单根肌纤维肌电图电极所用引导电极直径为 25μm，一般采用触发扫描，盆底肌单根肌纤维所产生的动作电位一般大于 100μV，为先正后负的双相波，时程 1ms，振幅比单个运动电位小，一个记录区一般仅能记录到 1～2 根肌纤维的动作电位。行此项检查一般需患者轻轻提肛，或直肠指诊时轻拉括约肌使盆底产生反射性收缩时记录动作电位。常用指标如下。

1. 纤维密度　记录在同一块肌肉内的 20 个不同的位点上大于 100μV 单根肌纤维动作电位个数，其平均值称为肌纤维密度。肌纤维密度随年龄增加而增加，老年人一般多于年轻人，正常人一般可记录到 1～2 个肌纤维动作电位。病理情况下，当神经损伤后再生时，运动单位内肌纤维分布发生改变，不再是原来的肌内随机分布状态，而是由单个轴突成簇支配一小群肌纤维，造成肌纤维密度增加，肌电图可记录到 3～10 个幅度增加的多相动作电位。盆底神经损害导致的特发性粪便失禁患者一般可记录到此类肌电图。

2. 电位间歇　指的是同一运动单位内两根肌纤维分别产生动作电位的放电间隔，反映了肌纤维之间去极化阈值的差异，主要用来检查终板功能。低温、缺血时可见电位间歇增加，病理情况下多见于神经肌肉疾患，如重症肌无力。

（朱　妮）

第四章

肛肠外科围术期处理

第一节　手术前准备

术前准备是所有手术治疗的必修课，术前准备的程度直接关系到手术的成败和术后相关问题的处理。在手术开始之前，还必须对全部工作进行细致而认真的全面检查，避免纰漏和不足，进行必要的补充和完善，如果对手术及预后有重要影响而不能立即解决，应考虑延期手术治疗。良好的术前准备可保证手术顺利进行，是手术成功的重要因素，不能忽视，要认真对待。

一、结、直肠疾病术前准备

1. 术前检查　术前应详细询问病史，在全面体格检查的基础上根据疾病种类的不同进行重点检查，全面掌握患者的疾病特点和身体情况，对患者心、肺、肝、肾等重要脏器功能进行评估，对患者耐受麻醉和手术的能力作出正确判断，选择适当的麻醉和手术方式。对于一些特殊情况或结直肠肿瘤的病患，电子结肠镜检查、腹部 CT、盆腔 CT 或盆腔磁共振、肿瘤标志物（包括消化系、前列腺或妇科）都是最基本的术前检查、还应根据病情考虑胸部 CT、呼吸系统肿瘤标志物等相关检查。另外值得提出的是随着结直肠肿瘤发病率的提高，对于便血或长期慢性肛瘘的病患，国外有观点认为应于术前完成结肠镜或至少完成乙状结肠镜检查，以利鉴别诊断。

2. 心理准备　术前患者反应剧烈，特别是肛管直肠肿瘤需行腹壁造口术的患者恐惧、悲观、失望，对术后生活、工作有很大顾虑，给手术带来不利影响，妨碍手术方案的实施。医护人员应通过对患者（包括家属）耐心、细致的思想工作，说明疾病的情况，手术的意义，手术实施的方案及其对患者术后生存质量的重要性，使他们树立战胜疾病的信心，积极配合手术治疗。

3. 身体准备　部分结、直肠疾病，主要是结直肠恶性肿瘤为慢性消耗性疾病不同程度地存在贫血、营养不良，有腹泻、梗阻者尚可出现水、电解质紊乱。由于手术损伤范围较大，对机体的耐受能力要求较高，因此术前改善营养状况和纠正水、电解质失衡显得非常重要。口服高蛋白、易消化饮食是改善营养状况的最佳途径，其氨基酸、维生素及微量元素的平衡摄入是其他途径所无法比拟的。对进食较差、消化吸收功能低下，或不能进食，短时间内要求改善营养状况的，可以考虑完全胃肠外营养。水、电解质的平衡状态应处在监控之中，如出现异常，应予以纠正。

4. 饮食　术前 3d 进食少渣饮食，术前 1d 进流食，有梗阻现象应提前禁食。

5. 肠道准备　结、直肠手术对肠道准备的要求较高，肠道准备的目的在于清除粪便、减少肠内细菌的数量，良好的肠道准备是确保手术成功，降低术后并发症的重要因素。常用的方法有清洁灌肠、全消化道灌洗、肠道水疗法和术中结肠灌洗法。

1）清洁灌肠：术前 3d 进少渣饮食，术前 1d 无渣流质饮食，每天服缓泻药物，术前 1d 行清洁灌肠，手术当天再行灌肠。清洁灌肠用生理盐水，温度为 38℃，每次灌注 1000ml，反复灌洗直至排出无粪渣的清亮液体为止。清洁灌肠需要严格控制饮食和服用缓泻药物，但往往造成患者不同程度的饥饿、脱水和体力消耗，营养状况低下的患者常不能耐受。

2）全消化道灌洗：全消化道灌洗是口服不吸收液体，增加肠容量，刺激肠蠕动，达到排除粪便，清洁肠道的作用，常用的方法有两种：

（1）口服甘露醇溶液：用25%甘露醇250ml加水750ml，总量1000ml分次口服，至排出清亮无粪渣液体为止。此方法较为简单，用量较少，患者较舒适，效果也较满意，但可以出现体液丢失过多，而且容易出现肠道积气。因此，在运用于检查时应于检查前4h完成，以使肠道气体充分排出。

（2）聚乙烯二醇灌洗液口服：术前不限制饮食，手术前1日下午开始灌洗，灌洗前禁食数小时，先肌注甲氧氯普胺20mg和安定20mg，然后插入胃管，患者坐于带便桶的靠椅上，灌洗液加温至37℃左右，然后以50~60ml/min的速度经胃管注入，每小时3000~4000ml，灌洗0.5h后患者开始排便，90min后可排出不含粪渣的清亮液体，继续灌注1h，总量达6000~12000ml。

全肠道灌洗对饮食的控制不严格，处理时间较短，患者容易耐受，其清洁度较之清洁灌肠好。但可引起腹痛、腹胀、恶心、呕吐和一定程度的水、钠吸收。因此，年纪较大、体质较差或有心肾功能不全、高血压病、肝硬化腹腔积液者不宜采用。

3）肠道水疗法：肠道水疗是一种能彻底清洗结直肠内的宿便、毒素和多余脂肪，最大限度地减少细菌的繁殖，保持肠内正常菌群的平衡，改善肠蠕动的治疗方法。具有很好的临床应用前景，尤其在肠道手术前行肠道水疗，不仅清洗彻底，可提供更清洁的手术区域，降低切口污染的危险性；而且还有利于术后肠道功能恢复，减少术后腹胀、排便痛苦。

4）术中结肠灌洗法：对术前不能进行肠道准备的结肠梗阻、穿孔或大出血病例，需紧急手术时，术中可行紧急肠道准备后作结肠切除一期吻合术。方法：首先在梗阻末端插入导管，导管的另一端接一大塑料袋，然后切除阑尾，在阑尾残端或回肠末端插入一根Foley导管，从Foley导管注入37℃的林格液，直到塑料袋内排出的液体无色为止。在最后注入的3000ml液体中加入卡那霉素1.0g，或庆大霉素16万U。在梗阻的远端从肛门插入较粗的导管，进行灌洗。在最后灌洗的3000ml液体中可加入卡那霉素1.5g。用此法灌洗后的结肠，可行病变切除一期吻合术。避免了因结肠梗阻或穿孔患者先行近端结肠造口+引流术，待行肠道准备后，再行造口还纳，或病变切除术等多次手术的缺点。并且术中灌洗法的切口感染率不比术前经肠道准备后行肠切除、肠吻合的切口感染率高，其感染率约3%，但有死亡的报道。故术中行结肠灌洗的患者要进行适当挑选。而对血压不稳定，严重弥漫性腹膜炎、营养障碍和接受免疫抑制剂治疗的患者不宜使用。

6. 抗生素准备　在术前合理的运用抗生素，能有效地减少细菌的数量，是降低术后感染率的重要因素之一，避免应用对肝、肾功能有严重影响的药物。现代抗生素预防感染的原则强调，术前2h静脉注射，保证手术时切口渗出的血液和组织液中有较高的浓度，才能达到最佳效果。黎沾良提出只在术前1d口服抗生素2~4次即可。临床上清洁肠道的抗生素使用应遵循如下原则：短时、广谱、高效、低毒、肠道不吸收，术前2h静脉推注1次，效果较为满意。

二、肛门疾病的术前准备

（一）一般患者的术前准备

1. 术前检查　术前的常规理化检查包括血、尿、便常规、肝肾功能、血凝、传染病、胸部X线片、心电图、腹部B超。应全面详细掌握病史，做好全身和局部检查，明确诊断，了解实验室检查结果，如血、尿、粪常规和出凝血时间等。做胸透和心电图，根据疾病和机体情况确定有无手术禁忌证后，选择适当的麻醉和手术方式。有全身疾病和心血管疾病、糖尿病、出凝血功能障碍、严重营养不良等，术前应予以积极纠正和治疗。

2. 心理准备　肛肠疾病发病率较高，由于功能特点、解剖特点、私密性及神经分布等原因，患者在发病、就诊及治疗过程中需承受一定的痛苦和不便。这使得大多数患者在发病后或治疗开始时即存在一定的心理障碍，这种恐惧情绪极大地影响了患者群的治疗。因此，肛肠专科的医师有必要利用自己的专业知识及临床经验，对患者进行一定的心理疏导，需向患者宣传基础的生理、解剖知识，需向患者及家属详细交代病情，了解手术方案，对术中、术后可能出现的情况作详细说明，消除患者和家属的顾虑，取得患者同意及合作，积极配合手术。

3. 药物过敏试验　肛门手术常用麻醉药为普鲁卡因和利多卡因，普鲁卡因应做皮肤过敏试验，呈阳性者可选用利多卡因。

4. 饮食准备　一般患者术前不需要控制饮食，手术前晚餐可给少渣食物或手术前 6h 禁食即可。肛门括约肌修补术、肛管成形术、高位复杂肛瘘根治术等一些疾病的手术，术前 2d 进少渣饮食，以便手术后控制排便。选择简化骶麻、腰麻者，术晨宜禁食。

5. 皮肤准备　术前 1d 洗澡，备皮注意不要损伤皮肤，会阴及肛门部冲洗干净。肛门炎性疾病，疼痛明显者，如肛周脓肿，也可不备皮，在术中麻醉下备皮。

6. 肠道准备　普通门诊手术前不需要灌肠，只需患者在术前排空大便，排便困难者予开塞露 30～40ml 注入肛内或口服缓泻剂。住院患者便秘重者，手术前晚行温度为 38℃ 盐水 1000ml 灌肠或用番泻叶等泡水饮服，排除积粪。对较大而复杂的手术如肛门狭窄肛管成形、皮瓣移植等手术，应清洁灌肠，用 0.9% 的生理盐水，每次灌注 1000ml，反复灌洗，直到排出清亮液体并无粪渣为止。有条件的也可用电脑脉冲式肠道水疗机清洁肠道。

7. 药物准备　术前晚上常规口服地西泮 5mg，保证良好睡眠。术前 30min 注射地西泮 10mg，减少患者恐惧，术前对一般手术不给抗生素，对较大而复杂手术，术前 3d 开始口服庆大霉素、新霉素、甲硝唑等。

（二）特殊患者的术前准备

主要是并发心脏病、高血压和糖尿病的患者。应经内科系统治疗，病情稳定后，再同内科医师会诊，认为可行手术，并经特殊准备后方可手术。

1. 心脏病患者的术前准备　伴有心脏病的患者，手术死亡率与并发症，比无心脏病患者要高 2～3 倍。但因患结、直肠癌要限期手术，不能拖延太长时间。在经内科治疗后，心功能代偿良好，症状不明显，方可考虑手术。术前应做血钠、血钾测定，少量多次输血，纠正水和电解质平衡。期前收缩频发，可静脉点滴利多卡因。

2. 高血压患者的术前准备　因术前精神紧张、麻醉、失血等，血压易出现波动，引起脑血管意外。故不应停用降压药，保持血压稳定。一般高血压无并发症状，即使伴有左右心室肥大和心电图异常，也可考虑手术。

3. 糖尿病患者的术前准备　因周围血管缺血、酮体酸中毒及低血糖反应等，影响创口愈合，且易感染，故术前应保持血糖和尿糖最佳水平，查无酮体，代谢平衡良好，方可手术。

（三）术前讨论

对新开展的手术、疑难手术和合并心脑血管病、高血压、糖尿病、血液病患者的手术，还有肛门失禁、直肠脱垂嵌顿、高位复杂性肛瘘、化脓性汗腺炎等手术，参加手术的医护人员最好一起做术前讨论。对术前检查、诊断有无手术禁忌证、麻醉选择、术前准备、术式选择、术中配合等要统一认识，才能顺利完成手术。

（四）手术记录

手术记录是病历的组成部分，是记录手术全过程的重要医疗文献，是医疗、教学和科研的原始资料和法律根据。手术记录的好坏常代表外科医师的医疗水平。手术记录书写的要点：

（1）原则上手术记录必须由术者填写，如由参加手术的助手书写，必须经术者认定或修改后签字。

（2）要在手术后 24h 内完成，项目要填全，说明要具体，特别是操作先后顺序要层次分明。

（3）记录要完全系统，实事求是，用词要确切、精炼，字迹要规整、清晰，容易辨认，决不能主观臆造，似是而非，滥用术语、含糊不清。

（4）为了补充描述的不足，要绘图表示手术部位、大小、长度、性状、切口及术式以及术中所见和经过。

（5）顺序可按体位、麻醉、消毒、切口、术中所见及经过、标本所见、绘图、小结、签名等项填写。

(6) 夹在病历中间，要依据规定时间保存，可作为医疗纠纷可靠的凭据。

（井　楠）

第二节　手术后处理

一、结、直肠疾病的术后处理

结、直肠癌行 Dixon 或 Miles 手术，或行右半结肠切除等手术的患者，术后肠功能恢复较慢，一般需要 3~4d 肠功能才能恢复，故术后良好的处理，是关系到患者康复的重要环节。一般大肠手术后均应进行以下处理：

1）术后当日密切观察血压、脉搏、呼吸、尿量以及引流管是否通畅、有无出血等。

2）持续胃肠减压 3~4d，待肠鸣音恢复即可补钾，注意维持水、电解质平衡，必要时应用脂肪乳剂、输血、血浆或人体白蛋白。

3）全身应用抗生素：如头孢曲松钠、甲硝唑、庆大霉素等。

4）腹腔引流管无明显渗液时，术后 3d 拔除引流管；会阴部双套管引流，应持续负压吸引，注意吸引力不能过大。若引流液每天少于 10ml 时逐渐拔出引流管，一般需放置 7~10d。

5）留置导尿：如行 Miles 手术，术后应留置导尿 1 周，在留置导尿期间，可用 0.02% 的呋喃西林液 250ml 冲洗膀胱，1 日 2 次。在拔除导尿管前 2d 开始夹管，每 2~4h 放小便 1 次，以达到恢复膀胱张力及感觉的目的，防止术后尿潴留。

6）蒸气或雾化吸入，每日 2 次，并注意口腔护理，防止呼吸道感染。

7）术后 24h 应更换敷料 1 次，如有人工肛门，应注意其血液循环及有无回缩等。

8）肿瘤患者，术后 1 周如恢复较好，可开始免疫疗法、化疗等，亦可服用中药，增强机体免疫力。

9）控制血糖：如血糖高可静脉给胰岛素，使血糖降至接近正常即可。

10）术后营养支持：必要时可少量输血、输白蛋白。常用周围静脉营养及全肠外营养。

11）伤口处理：老年人切口愈合慢，拆线时间要适当延迟，术后用腹带包扎，减少切口张力，有利于切口愈合。

12）结肠造口的处理

(1) 如采用钳夹或缝合关闭式造口法，术后 48h 去除钳子，或拆除缝线。然后用粘胶式人工肛门袋，防止粪便污染衣物。并注意人工肛门的血液循环、有无出血、回缩等。

(2) 如术后立即使用粘胶式人工肛门袋，以两件式人工肛门袋为好，以便随时更换人工肛门袋的袋子部分，而贴在皮肤上的胶板部分不动。在更换袋子时或透过塑料薄膜袋，观察人工肛门的血液循环、有无出血等，此类人工肛门袋便于观察病情变化或更换敷料。

(3) 术后 2 周开始用手指检查人工肛门，注意有无狭窄，如有狭窄，应酌情 1~3d 扩张 1 次，以能顺利通过成人的第二指节为宜。

二、肛门疾病的术后处理

术后处理的正确与否直接关系到手术效果的好坏，正确的术后处理可促进切口早日愈合，预防并发症的发生。主要包括以下内容：

1. 休息与活动　患者术后需要适当地卧床休息，特别是手术结束刚返回病房时，嘱患者屈膝侧卧位使括约肌松弛，这样，可以减少对伤口的刺激，减轻疼痛，避免出血和虚脱。除适当休息外，还应鼓励患者早期离床活动，以利于切口的恢复，活动应以患者无不适和对切口无刺激为度。术后 7~10d 避免剧烈活动，以防结扎线脱落引起大出血。直肠脱垂术后应平卧 5~7d。

2. 饮食　术后一般不需要限制饮食。术后当日进易消化半流质饮食，第 3 日改为普通饮食。嘱患者应多食蔬菜、水果，防止便秘。忌食辛辣刺激、肥甘厚味、煿之物。少数疾病手术如直肠脱垂、肛管重建、皮瓣移植等术后需控制排便，术后禁食不禁水 2d，改流食 2d，半流食 2d，然后逐渐恢复正常饮食。

3. 排尿　术后鼓励患者适当饮水，放松精神与身体，这样大多数患者可自行排尿。如长时间不能排尿，用按摩小腹部或听轻微流水声音刺激排尿。如仍无效可针刺气海穴、关元穴、中极穴、三阴交穴、阴陵泉穴和水道穴等穴。如小腹胀痛膀胱充盈隆起，可肌注新斯的明 1mg（心肌供血不足者慎用），45min 后可排尿，一般不需导尿。如手术后 12～18h 仍不能排尿，方可导尿。

4. 排便　一般手术后 24h 内不宜排便。需控制大便者则在术后 5～6d 排便，控制排便可服用麻仁软胶囊，0.6g/次，每日 1～2 次口服或舒泰清，取本品 A、B 两剂各一包，同溶于 125ml 温水中成溶液，每日 1、2 次口服。为防止大便干燥，避免排便时干硬粪便对切口的冲击，术后第一次排便前或术后 48h 仍未排便者可服用缓泻药如麻仁润肠丸，每次 1 丸，每日 2 次；或通便秘，每次 20ml，每日 2 次。术后数日未排便者，用温生理盐水 1000ml 灌肠，以帮助粪便排出，但插入肛管时应避免对切口刺激，禁止硬性插入。若出现粪便嵌塞按粪便嵌塞处理，大便次数增多也应处理。

5. 疼痛的处理　患者对术后切口疼痛和排便时切口疼痛有恐惧心理，应对其进行有关的心理护理，增加对疼痛的耐受性。术中良好的麻醉、精细的操作，可使术后疼痛降到最低限度。而术后保持大便通畅，便前坐浴和便后热敷，是减轻排便时疼痛的重要有效措施。大多数患者术后疼痛均可耐受，疼痛明显者服用洛索洛芬钠片，成人每次 1 片，每日 2～3 次，或肌内注射布桂嗪 100mg，必要时才用盐酸哌替啶 50mg，可合用异丙嗪 25mg，增强止痛作用。

6. 抗感染治疗　普通切口患者口服抗生素，常用有甲硝唑。对化脓性切口，多采用青霉素肌注。青霉素过敏者，采用庆大霉素加甲硝唑静滴。也可选用中成药如复方金银花片，有严重感染者可静脉给药。术后使用抗生素时间不宜过长，一般以 3d 为宜。

7. 肛门坐浴和热敷　肛门局部的坐浴和热敷通过肛门的加热，能缓解肛门括约肌痉挛，减轻疼痛，减少渗出，促进血液循环和炎症吸收，加速切口愈合。

（1）熏洗坐浴：利用蒸气和水温对肛门进行加热，且有局部清洁作用。水温高时蒸汽熏浴，水温降至适度时坐浴。使用时将肛门切口浸泡在药液中，坐浴时间以 5～15min 为宜，过长时间、过高温度坐浴会引起肉芽组织水肿，影响切口愈合。常用药物有：①硝矾洗剂：是张有生研制的方剂，不用火煎。每次便后用硝矾洗剂 50g 加开水 1000ml 冲化，先熏 10min，待水温不烫手时，再洗 15min。或使用中药祛毒汤坐浴。本法具有消肿止痛、收敛止血、去腐生新的功效，对术后局部感染、分泌物多、创面腐肉多、切口水肿等有良好的治疗效果。②痔疾洗液：每次便后用痔疾洗液 125ml 加开水 1000ml 冲化，先熏 10min，待水温不烫手时，再洗 15min。③高锰酸钾：在沸水中加入适量的高锰酸钾，浓度不超过 1:5000。熏洗坐浴在排便后进行，若治疗需要，每日可坐浴 1、2 次或使用中药祛毒汤坐浴。

（2）热敷：分为湿热敷和干热敷两种。湿热敷指用药物将纱布浸湿，稍拧干，敷于肛门处；干热敷常用热水袋置于肛门处。湿热敷费时费力，不常采用。

（3）其他方法：如红外线、电热、痔疮治疗机照射，每日 1～2 次，每次 3～5min。

8. 伤口检查　可以及时了解伤口愈合情况，发现异常及时处理。动作宜轻柔、避免暴力，减少检查次数，避免疼痛。

（1）注射硬化剂而肛门无切口的检查：术后 2～3d，可行指诊和肛门镜检查，了解有无硬结形成，黏膜有无坏死及感染情况。

（2）肛门切口的检查：应避开结扎线脱落时间，即术后 7～10d，避免因检查引起结扎线过早脱落导致大出血。减少肛门镜的使用，减轻对切口的刺激。指诊和肛门镜检查可以了解痔核脱落及萎缩，引流、切口愈合、肛门功能等情况。

（3）PPH 或 TST 手术后 10～15d，可行指诊，了解吻合口愈合情况及有无狭窄。

9. 切口处理　术后切口的处理应根据疾病种类和手术方式的不同的情况做出相应的处理。

1）缝合伤口：其处理与普通外科伤口处理相同，即保持伤口清洁，术后7d拆线。但肛门伤口易被分泌物、大便污染，女性患者易被小便污染伤口，如出现切口污染情况，应及时冲洗清洁伤口和换药，避免引起感染。术后控制排便3~5d，有利于伤口愈合，减少伤口的污染和感染。如缝合伤口出现感染，应及时拆除缝线，予以对症处理。

2）开放伤口：肛门手术大多是开放伤口，由于分泌物、粪便的污染，应每日对伤口进行消毒和换药。

（1）术后0.5~1.0h观察伤口有无出血，如有出血应及时处理。术后伤口存在不同程度的渗出，渗出物较多者应及时更换外层料。

（2）第一次未排便前换药只解除丁字带，更换外层敷料，不必取出凡士林纱条，减少疼痛或出血。

（3）排便后及时清洁换药，可用碘伏棉球或苯扎溴铵棉球清除伤口上的分泌物、粪便，伤口放置凡士林纱条或玉红膏油纱条，以促进伤口愈合。

（4）伤口肉芽组织新鲜，分泌物较少，用凡士林纱条或玉红膏纱条换药。伤口腐肉较多，创面不新鲜者，予红粉纱条换药，能去腐生新，待创面肉芽组织新鲜时改用凡士林纱条或玉红膏纱条换药。

（5）创面上残留的线头、棉纱等要及时清除，以免被组织包埋，形成异物刺激，而影响切口愈合。创面血管结扎线在7d左右自行脱落，不可过早强拉结扎线，以免引起出血，术后10d尚未脱落者，要及时拆除结扎线。

（6）保持引流通畅，防止假性愈合：大面积或深部脓肿，复杂性肛瘘术后存在较大、较深的脓腔和创道，由于引流不畅会引起再度感染，伤口不愈合或伤口粘连形成假愈合，遗留盲腔和瘘管，造成复发。在换药时必须保持引流通畅，防止切口粘连，使伤口从底部由里向外生长。

（7）术中组织损伤较多，术后伤口有粘连、狭窄倾向者，应及时扩肛，扩肛在术后10d左右进行。指法扩肛和器械扩肛均可，扩张时动作应轻柔，避免使用暴力，扩张口径由小逐渐变大。

（8）脓肿或肛瘘术后创面情况，橡皮筋已松动，于术后10~15d适当紧线，以助勒割。

10. 理疗

（1）原理：根据中华传统医学与现代理疗医学相结合，特别研制而成，它将高强度静磁力、旋磁力、热敷热疗、按摩方法与药物等五种功能集于一体，可组合或单项使用诸功能。

（2）适应证：各类痔疮、肛裂、便秘、肛门狭窄、肛窦炎、直肠炎、肛乳头炎、肛门失禁以及混合痔、环痔、肛裂、肛周脓肿、肛瘘等术后。

（3）功能：具有止血、消炎、消肿、镇痛、去腐生肌、增进循环、调节自主神经、疏通经络和促进药物离子导入、促进瘢痕软化恢复肛门的功能。

（4）用法：患者侧卧位，将治疗探头套上敷药套或避孕套，外涂马应龙痔疮膏，徐徐插入肛内，开启热磁定时调节开关到患者能接受为宜，术后10~15d开始，每次20min，共5~10次。

（井 楠）

第五章

术后并发症的预防及处理

第一节 结直肠手术常见并发症的处理

一、骶前出血

骶前出血是指骶骨前静脉丛或骶椎椎体静脉破裂出血，是直肠切除术的严重并发症。骶前出血来势凶猛，一般常用的止血方法多难以奏效，其原因在于骶前静脉丛经骶椎椎体与骶管内静脉丛相沟通，故实际属缺乏静脉瓣的骶椎静脉的末端，并且与腔静脉系统也有吻合支相连，因此一旦发生破裂出血就很难止住，严重者可发生失血性休克。

（一）原因

造成骶前出血的原因有：①骶前间隙的解剖层次不清或炎性水肿、粘连使分离困难，强行钝性分离直肠与骶骨间的粘连，撕裂了骶前筋膜使骶前静脉丛受损出血。②经腹分离骶前直肠后壁的深度不够，造成经会阴分离困难时使用强力，引起骶前静脉丛破损出血。③清除骶骨前残留的脂肪组织与淋巴结时，由于操作不慎，损伤了骶前静脉丛。④在骶前用尖头血管钳（或镊子）夹纱布压迫止血时，外露的钳尖刺破了骶前静脉丛。⑤修复盆底腹膜时，因操作不慎，缝针刺伤了骶前静脉丛。如患者体胖、患有高血压或有凝血机制障碍等，可加重骶前出血。

（二）处理

一旦发生骶前大出血，术者应保持冷静，尽快压住出血部位并通报麻醉师注意血压变化，快速输血，然后暴露术野止血。出血控制及血压回升后，通报麻醉师继续进行手术。如血压回升困难，当根据具体情况决定等待、终止手术或是改行其他简单省时的姑息性手术。

骶前出血时，大量的输血、输液应选择上肢静脉途径。下肢大量输血、输液能增加下腔静脉及髂静脉压力而加重出血。当行盆腔骶前压迫止血时，也可压迫上述血管而影响输血输液。

骶前静脉丛遭损伤发生出血时，应立即用温热盐水纱布垫压迫止血，如出血不十分严重，常能达到止血目的。对于大出血可作为临时应急措施，待输血后血压稳定时还须进行其他方法止血。如压迫止血效果不佳，可试用电烙止血法，也可将血管钳或金属汤匙用酒精灯灼热后，蘸以液状液体石蜡，对出血点或广泛渗血的创面进行烧灼止血。骶前出血时如压迫出血点周围可止血者一般为骶前动脉出血，可予以缝扎止血；如直接压迫骶骨前可止血，多为骶前静脉出血，需以无毒器械压塞骨孔，如用附有骨蜡的图钉或止血钉钉嵌于涌血骨孔止血，或用钝器捣碎骨孔，涂骨蜡止血或填压止血。结扎髂内动脉虽有一定效果，但因为有大量的侧支，不能完全彻底止血，因此也不推荐用预防性结扎两侧髂内动脉的方法。止血海绵压迫的方法也常有满意的效果，若加用凝血酶则效果更好。若出血量不过多，或经输血后休克得到纠正，出血已经控制。且全身情况尚好，可继续完成直肠癌切除术。否则，应立即终止手术，纱布垫暂时留置在直肠后间隙，缝合盆底腹膜、关腹。保留麻醉用的硬膜外导管，术后继续补足失血量。若在24~48h内休克情况好转，可再开腹，取出纱布垫，完成直肠癌切除术。直肠切除后，如骶前仍有出血，最好在会阴部用大量碘仿纱条或纱垫压迫止血（如无碘仿纱条或纱垫，可用普通纱条或纱垫替代），纱条和纱垫必须连接在一起，并在手术记录上注明数量，术后72h后，逐步拉松，慢慢取出，全部取出约需1周左右。若患者全身情况差，不能耐受直肠癌根治术，可根据具体情况，将癌块切除，缝闭癌块远端的直肠切端，同时做乙状结肠造口。

骶前出血时，绝不能匆忙乱夹或盲目缝扎止血。由于骶前静脉丛紧密地附着在骶骨的骨膜上，钳夹或缝扎不但达不到止血目的，反而使出血范围变得更为广泛，出血程度严重，造成难以挽回的局面。

预防骶前静脉丛出血，必须了解其解剖关系。骶前静脉丛附着在骶骨前面的骨膜上，前方为盆筋膜壁层增厚而强韧的骶前筋膜覆盖。此筋膜的上方与骶骨紧密地附着，前方为直肠固有筋膜（即盆筋膜脏层），此两层筋膜之间有一间隙，称为直肠后间隙（或称为骶前间隙），内含疏松结缔组织，容易被手指分开。

（三）预防

为防止骶前出血，手术应在直视下进行。手术操作中，要做到仔细、轻巧。分离直肠后壁时，应在直肠后间隙内进行，既不能撕破骶前筋膜，又不能贴近直肠壁，致使直肠固有筋膜内的脂肪与淋巴结清除不够彻底。遇有较粗的结缔组织带或粘连很紧而不易分开时，宜用钝头剪刀剪断，而不应强行撕脱。随着游离的深入要相应分离直肠侧方及前面的组织，以便逐步提起直肠，开阔手术野，然后分离直达盆底。当直肠癌病变已与骶骨峡部固定时，不应强行将肿瘤自骶骨面剥离，必要时可残留少许瘤组织于骶骨前，术后行放疗。直肠切除后，有时在骶前筋膜上尚残留有脂肪或淋巴结，若使用剪刀清除，切勿伤及骶前筋膜与其深面的骶前静脉丛。使用其他锐器（如血管钳、镊子、缝针）在骶骨前进行操作时，力求避免刺伤骶前静脉丛，尤其是骶前静脉丛有明显曲张者，更值得注意。

为避免术中骶前出血，术者或第一助手应由经验丰富、能熟练完成手术者担任，术前准备须充分，特别是当患者的肿块大，估计骶前粘连重，直肠后壁受侵犯分离困难者，以及体胖、患高血压或有凝血机制障碍的患者，术前准备更应细致、认真，包括用血量、治疗抢救用药、手术器械及可能需用的材料（如止血海绵等）都应有所准备。其次应与麻醉师互通信息，以保证满意完善的麻醉效果，一旦出血可以相互配合默契，以争取最佳处理效果。

二、输尿管损伤

直肠癌切除术中偶可发生输尿管损伤，一般见于左侧，也可见于右侧。

（一）原因

造成输尿管损伤的原因有：①剪开乙状结肠两侧腹膜时，可误伤输尿管。②大块钳夹、切断肠系膜下动脉或在它的左侧结扎肠系膜下静脉时，将输尿管一并钳夹、切断、结扎。③盆腔内广泛粘连或癌肿已侵犯输尿管壁，分离时剥破了输尿管壁或伤及其血运。④钳夹、切断直肠侧韧带时，误将同侧的输尿管一齐钳夹、切断。⑤显露输尿管时，损伤了输尿管的血运，术后发生坏死或穿孔。

（二）处理

输尿管若误遭切开或切断，术中可见不断有浅红色血水样液体积聚于盆底部，或尿液不断由裂口或断端流出。疑有输尿管损伤而又找不到其裂口或断端时，可经静脉注入靛胭脂（每次40mg，注射后10min之内尿液可显蓝色），待有蓝色尿液流出，即可证实。输尿管若遭结扎或夹伤，因在术中无尿液流出，易被忽略，如术中见到一段输尿管充盈扩张；应警惕它的下段可能被误扎，并要向膀胱端做进一步探查，以找到其结扎部位。输尿管损伤后若术中未被发现，可因伤情不同而在术后出现各种症状：单侧输尿管被结扎或缠扎，患侧可无症状或仅有肾区钝痛，如被忽略，最后发生肾盂积水与肾实质萎缩。如双侧被结扎，术后立即出现无尿与尿毒症；被切断、切开或坏死者，可出现尿外渗、尿瘘的临床表现。

输尿管损伤如及时发现，应即予修复。术后24h以上才被发现的输尿管损伤，由于组织炎性水肿，修复术易失败，宜做暂时性肾造口术，并引流外渗尿液，待2~3个月后施行修复手术。

输尿管损伤的修复术应根据具体情况而定。输尿管被切开，可用 5 - 0 肠线间断缝合管壁上切口。如切口整齐，缝合满意，可不必放置输尿管支架引流管，但应在缝合口附近置烟卷式引流一个，5 ~ 7d 后拔除。输尿管被切断，若切断部位距输尿管膀胱开口 6cm 以上者，可做输尿管吻合术，切断部位距输尿管膀胱开口在 6cm 以内者，可做输尿管膀胱吻合术。输尿管支架引流可经吻合口下方的输尿管或膀胱壁上的小切口引出腹壁切口外。输尿管道夹伤、缝扎或术后狭窄，应先将已压榨的或狭窄的部分切除，然后做输尿管吻合术。若被切除段较长，可做输尿管膀胱瓣吻合术。

（三）预防

预防直肠癌切除术中输尿管损伤，在操作过程中，应辨清输尿管的位置与走向，并做必要的显露，然后分离直肠。显露输尿管时应尽量避免将其自后腹壁分离，如需分离，只要分离一小段，用索带在其下方穿过，牵动索带，即可见到输尿管下段的走向。切忌为了显露输尿管或彻底清除癌肿周围组织，而将输尿管游离出较长一段并将其剥光。钳夹和切断直肠侧韧带时，必须用深钩将输尿管进入膀胱的一段向侧前方轻轻拉开，以防误伤。如术前检查发现癌肿体积较大，或与骨盆侧壁固定，可在术前经膀胱做双侧输尿管插管，以利术中定位。

有时，术者只注意到防止盆段输尿管损伤，但忽略了防止腰段输尿管损伤，是直肠癌切除术发生腰段输尿管损伤的重要原因。因此，在直肠癌切除术中，将腰段输尿管作适当的显露也是必要的。左侧输尿管在乙状结肠系膜根部与肠系膜下动、静脉很靠近，故在切断、结扎肠系膜下动、静脉前，必须将输尿管显露并向左外侧推开，以免误伤。

三、吻合口瘘

1979 年，美国结直肠外科学会对其成员应用 EEA 吻合器进行低位前切除吻合的经验进行了调查，在 425 位医生的 3594 例患者中，15.1% 有术中并发症，最常见的是吻合口瘘，占 9.8%。国内郁宝铭等报道，在上海瑞金医院 1954—1986 年 319 例前切除中，吻合口瘘 29 例（9.09%）。其中手法吻合后，吻合口瘘发生率为 8.36%，吻合器吻合后，吻合口瘘发生率为 13.64%。

一般认为吻合口位置越低，越容易发生吻合口瘘。其发生率，吻合口在腹膜返折以上小于 5%，在腹膜返折以下为 5% ~ 10%，超低位前切除术，为 10% ~ 15%。

（一）临床表现

吻合口瘘一般发生在术后 3 ~ 7d，超过 10d 发生的瘘则属迟发性瘘。目前临床常见的吻合口瘘多发生在术后 7d 以后。广西医科大学第一附属医院结直肠肛门外科 2000 年 3 月—2006 年 3 月共行直肠癌保肛手术共 301 例，26 例发生吻合口瘘。发生在术后 3 ~ 10d20 例，占 76.9%。其常见临床表现：①术后体温持续低热到中度发热，或恢复正常后再度升高，或不明原因的脉搏增快。②部分患者有腹痛、下腹及会阴部坠胀或不同程度的腹膜炎表现。③排便次数多、脓血便和（或）明显里急后重感。④3 ~ 7d 内的吻合口瘘常见骶前引流管引流量突然增加，由淡血性变为淡黄、浑浊或粪汁样；而 7d 以后出现的吻合漏多表现为开始骶前引流为黑褐色，接着引流袋内有气体及便内容物。术后肛门排气、排便时有气体和（或）肠内容物经阴道排出。⑤直肠指诊触摸到吻合口某处有粗糙感或有明显缺损感。⑥WBC 总数及中性粒细胞增高。⑦B 超等检查可了解腹腔、盆腔积液情况。⑧CT 是目前发现早期吻合口瘘和盆腔脓肿最有效的方法。同时要注意迟发漏的出现，特别是女性患者。

（二）原因

吻合口瘘的原因包括全身因素、局部因素和技术因素。

1. 全身因素　在全身因素中，患者营养状况，特别是血浆蛋白水平，其中尤其白蛋白水平对伤口愈合最重要。低蛋白血症，特别当白蛋白 < 30g/L 时，吻合口瘘危险性很大。还有患者自身相关的因素；如性别、年龄、肥胖、并发糖尿病、严重的心血管疾病、贫血、低白蛋白血症等。有学者认为女性患者吻合口瘘的发生率较男性低，这可能与女性骨盆较宽大利于手术操作并且吻合口的张力容易控制有关。大多数的学者认为并发糖尿病、严重的心血管疾病、贫血、低白蛋白血症是低位直肠癌患者保肛术

后吻合口瘘发生的高危因素。血浆白蛋白的降低使肠管局部水肿、愈合延迟，易导致吻合口瘘的发生。肥胖患者易发生血管病变及患糖尿病等，机体抗感染和组织修复能力均较差，加之低位吻合、其肠壁及盆壁的脂肪组织多较肥厚，手术野显露困难，吻合端肠壁肠脂垂清除过多影响局部血供、肥厚的乙状结肠系膜跨过骶岬多有张力压迫而影响血供、多而肥厚的肠脂垂在吻合时不慎嵌入吻合口等因素均易造成吻合口瘘。其他如维生素 C、微量元素锌等也对愈合有影响。某些药物如激素、抗胆碱酯酶类、化疗药等都对伤口愈合有不良影响。另外，放疗剂量 >50Gy（5000rad）时也可延迟伤口愈合。

2. 局部因素　在局部因素中，解剖特点是最重要因素之一，当切断肠系膜下动静脉后，近端肠管的血运，仅仅是来自肠系膜上动脉和肠系膜下动脉在结肠脾曲处的 Riolan 吻合弓及结肠边缘动脉的交通支，尤其是要将结肠牵到盆底进行吻合，肠管远侧肠系膜切除过多而发生血运障碍。直肠血供有其解剖特点：与肠系膜平行的边缘动脉发出两支终末血管，长支分布于肠系膜缘 1/3 肠壁，短支供应对系膜侧 2/3 肠壁，并发出一小支供应脂肪垂，在这两支终末血管间并无交通，故术中损伤任何一支都可能影响一部分肠壁的血供。另外下段直肠缺乏浆膜层保护，对张力的耐受性差，是低位吻合口瘘高发的原因之一。

术前肠道准备欠佳是吻合口瘘的一个重要局部因素，肠内清洁度不够，细菌繁殖，吻合口感染。从某种意义上说，肠道清洁准备比用抗生素更重要，尤其伴慢性梗阻的患者，并发不同程度的肠梗阻使肠壁扩张水肿、营养不良，近端肠腔内大量积粪将使吻合口承受沉重负荷，张力骤然增加，终将发生吻合口瘘。术后肛门括约肌紧张，当排气时肠腔内压的突然增加。

另外与肿瘤本身的因素也有密切关系，肿瘤距肛缘距离、肿瘤的大小、病理类型、分期、是否合并肠梗阻等。Rullier 等认为主要与吻合口于肛缘的距离有关，5cm 以内的发生率为 5cm 以上患者的 6 倍，而大于 8cm 的结直肠吻合一般很少发生吻合口瘘。广西中医药大学附属医院资料也显示肿瘤与肛缘的距离小于 7cm 的患者发生吻合口瘘的概率大大增加（19/26 占 73.08%）。张洪伟等在分析低位保肛术后吻合口瘘的原因认为肿瘤超过肠管周长 1/2 者，手术后吻合口瘘的发生率要显著的增高，可能的原因主要是由于肿瘤的体积越大，越容易造成肠腔狭窄及肠蠕动功能的障碍。并发肠梗阻情况的患者，肠道准备可能不充分，易发生吻合口瘘。由于肿瘤分化程度差的患者在行保肛手术时，要求下切缘要距肿瘤 5cm 以上，会导致吻合口更靠近肛缘，因而发生吻合口瘘的概率增高。

3. 技术因素　吻合口瘘的技术因素有：①手法吻合过密：影响血供，打结过紧产生切割作用，断端组织分离不清致使对合层次欠佳，肠断端系膜分离距离过远致使吻合口血供不良，缝合不够严密以及吻合口有张力等。②吻合口张力过大：肠蠕动恢复后，肠管近端可回缩约 2cm，牵扯吻合口。③吻合器使用不当：组织清除不彻底，使其夹在吻合口内或过度上推吻合器使切割远端肠管紧张，导致肠壁变薄或钉合不严，吻合器直径过大，撑裂肠壁。④引流管放置不正确：压迫吻合口，或盆腔引流不畅渗出液积聚，形成吻合口感染。⑤因妇科疾患行全子宫切除病例也容易出现术后吻合口瘘，甚至并发直肠 - 阴道瘘。⑥由于术者的手术熟练程度，吻合技术和吻合技巧不佳，可能出现吻合端肠壁肠脂垂清除过多影响局部血供、肥厚的乙状结肠系膜跨过骶岬多有张力压迫而影响血供、多而肥厚的肠脂垂、女性的阴道后壁在吻合时不慎嵌入吻合口等因素均易造成吻合口瘘。

（三）处理

关于吻合口瘘的诊治，一般吻合口瘘多发生在 2~5d 以后，开始骶前引流为黑褐色，接着引流袋内有气体及便内容物，常伴有下腹痛或发热。CT 是目前发现早期吻合口瘘和盆腔脓肿最有效的方法。在无明显盆腔脓肿、腹膜炎或菌血症的情况下，以保守治疗为主，确保引流通畅，抗生素盐水经双套管低压冲洗引流，辅以支持疗法，1 周多可治愈。对于瘘口较大、部分断离或直肠阴道瘘、腹部或全身炎症反应较重者，应果断行近端结肠双腔造口术。

具体措施：

（1）全身支持治疗：确诊为吻合口瘘应禁食，留置胃管行胃肠减压，以减少胃肠内容物继续进入盆底或腹腔。同时行肠外营养（TPN）支持治疗。

（2）合理应用抗生素：根据引流液培养与药敏试验，针对病原菌选择有效抗生素，并不断检查其耐药性，更换抗生素。

（3）局部治疗：由于吻合口瘘大多局限于盆底，又无腹膜刺激征，通过持续、有效的冲洗，局部炎症得到控制，多可自行愈合。

（4）手术治疗：对有弥漫性腹膜炎体征，全身中毒症状严重者；瘘口较大，并发症多，营养状况差，短期内无法愈合者；引流管已拔除或脱落，应果断行结肠造口术，以便尽早恢复饮食、改善营养、促进瘘口的愈合。

（四）预防

防治吻合口瘘，首先术前应重视全身情况的纠正，尤其提高血浆白蛋白水平，给予大量维生素 C、补充锌、铁等，此外还应注意对隐性糖尿病、凝血功能障碍等并发症的纠正。术前应进行充分的肠道准备，如术中发现肠道准备欠佳，可在肿瘤游离，直肠切断后，将近端结肠开放置于腹腔外，并经阑尾残端置入 Foley 导尿管充分肠道灌洗，全部排空结肠内积粪后再作吻合，同时应加强肠道和全身抗生素应用。

吻合结束后，提倡经肛门向直肠内注入少量气体，观察吻合口有无气体逸出。抗生素盐水或蒸馏水冲洗及术后充分引流或肠内减压十分重要。在完成吻合后，必须考虑盆腔引流。为使引流通畅，可经骶前置双引流管，尽量远离肠壁或吻合口，术后持续负压吸引，也可在骶前放置套管进行持续滴注吸引，以保持局部无积液。最初吸出液呈血性，当吸出液无血性时即可停止滴注，单纯吸引。当每日吸出液 < 50ml 时，可停止吸引。在第二次正常排便后，如吸引管中无粪汁吸出，再予滴注，仍无粪汁吸出，即可去除引流管。如有粪汁吸出提示有瘘，需加强滴注吸引，并保持管道通畅，同时用无渣饮食或静脉内高营养，使肠道休息，如瘘口不大，一般可自行愈合。如吸出粪质很多，伴有腹膜炎或严重脓毒症，或不能缓解的盆腔脓肿，则必须做横结肠失功性造口以转流粪便，并从造口远端做肠腔灌洗，彻底清除残留粪质以加速愈合。目前吻合口瘘多为迟发漏，视具体情况拔除引流。有人主张于吻合口内置螺纹管支撑减压，或用三腔管置入肠腔以备术后肠腔冲洗并引流减压。术后每日扩肛 1 次，均为预防吻合口瘘的有效措施。

四、吻合口狭窄

吻合口狭窄是低位直肠癌前切除术使用吻合器后另一常见并发症，多出现在术后 1～3 个月。国外文献报道其发生率为 0～22%，国内一般为 2.5%～10.0%。大多数的吻合口狭窄是较轻而无明显症状的，常常在检查时被发现。

（一）原因

术后吻合口狭窄的主要原因包括：

（1）吻合口组织血供不足或处于低灌流状态：组织缺氧使纤维成分过度增生，致吻合口狭窄。因此，保持近端结肠有足够的长度，降低张力，保证吻合口两端血运，是预防术后吻合口狭窄的重要手段之一。

（2）吻合器口径过小：目前，国内学者多主张应用 33mm 或 34mm 吻合器进行低位直肠癌前切除术后的吻合，可以预防术后吻合口狭窄的发生。对结肠口径十分狭小的病例，有报道可以通过做结肠 J 形贮袋来解决。

（3）肠壁外组织嵌入吻合口，使吻合口两端黏膜对合不齐，愈合过程中黏膜间肉芽组织增生纤维化致狭窄。术中操作需仔细认真，吻合前仔细清除肠管两断端肠壁周围脂肪、血管等组织，尤其直肠背侧系膜组织，避免过多组织夹在吻合口中间，可以减少术后吻合口狭窄的发生机会。

（4）吻合口瘘和局部感染：国外多数研究表明，低位直肠癌前切除术使用吻合器后吻合口狭窄的发生率与吻合口瘘和局部感染是一致的，尤其无明显临床症状的微小瘘或渗瘘，应引起重视，其结局是吻合口未能一期愈合，肉芽组织增生及纤维化，造成吻合口狭窄。因此，预防吻合口瘘的发生是降低术后吻合口狭窄发生率的重要措施之一。

（5）肛门括约肌痉挛：低位直肠癌吻合口狭窄发生率远较上段高，可能与术中损伤及术后局部炎症反应使肛门括约肌持续处于高张力状态有关，在收缩状态下愈合极易造成吻合口狭窄，术后早期扩肛有较好的预防作用。

（6）胃肠功能恢复延迟，术后进食较晚：成形粪便对吻合口有一定的机械扩张作用；可以减少吻合口狭窄发生的机会。因此，术后应采取措施促进胃肠功能尽早恢复，同时鼓励患者进正常饮食，有学者主张术后 5~7d 即可进普食，必要时药物调整使大便成形，控制排便次数在 2~3 次/d。

（二）诊断

通过直肠指诊和内镜检查，低位直肠癌术后吻合口狭窄诊断并不难，术后应常规在患者出院前做直肠指诊，了解吻合口有无狭窄形成倾向，并要求患者术后 1 个月来院复查。

（三）处理

吻合口狭窄的治疗：吻合口狭窄有管状狭窄及膜状狭窄两种类型。对膜状狭窄的治疗可用手指尖强行伸入狭窄环，造成狭窄环的多处撕裂；扩张至合适程度后，用扩张管扩张吻合口即可治愈。如为管状狭窄，且不能用手指扩张至合适的程度，则应在肛周浸润麻醉下或硬膜外麻醉下，用电刀将狭窄环多处切开后用扩张器扩张以防再次造成狭窄。对于管状狭窄的治疗，相当困难，需要耐心地用不同粗细的扩张器逐步进行扩张，1 周后更换较粗的扩张管，直到满意为止，扩张 3 个月后一般不会再发生狭窄。直肠癌术后吻合口狭窄所致肠梗阻患者，还可经肠镜下于狭窄处放入合金支架而缓解梗阻症状，但对肿瘤复发和肠道准备不充分的患者是绝对禁忌证。对于梗阻症状较重的患者可行结肠造瘘术。对吻合口狭窄的治疗原则是抢救生命，缓解症状，对症处理，提高生活质量，以体现现代医学的人性化。关于吻合口狭窄的治疗主要分为非手术和手术方法，对较轻的，无明显临床症状的吻合口狭窄可通过调整食物及控制大便形状与规律和指法扩肛来治疗，每日 1 次或隔日 1 次手指扩张，一般经 2~3 周可见效，如无效可采用机械扩肛，使吻合口能顺利通过食指即可。手术治疗包括狭窄松解，内括约肌切开及黏膜或皮瓣转移等。

其他引起狭窄的原因包括裂开、血供不足和吻合器使用不当引起压榨或创伤。有时，吻合口是逐渐变得狭窄的，特别是当肠功能延迟恢复和没有成形的粪便通过吻合口时。几乎所有的低位吻合，无论是手缝吻合还是吻合器吻合，早期都有一定程度的狭窄，但如果有成形的粪便及时通过就能解决。

（四）预防

（1）保留有效的血供及游离足够的结肠长度，是防止吻合口狭窄的重要手段。

（2）尽量选用管径为 33mm 或 34mm 的吻合器，除非结肠过细只能选用 31mm。

（3）手术操作时注意清除两断端肠壁周围脂肪和血管组织各需有 0.5~1.0cm 的范围，对合时尤需注意，防止肠脂垂或周围其他结构被夹在吻合口中。但不宜清除范围过多，以免引起吻合口缺血。

（4）一般术后 2~3 周常规用指诊和直肠镜检查所有的低位吻合的吻合口。早期的狭窄可用保持每天大便成形来扩张，或定期用手法或直肠镜扩张。

五、吻合口出血

直肠癌术后吻合口出血是直肠癌术后较少见的并发症之一，随着手术方式和手术器械的改进，吻合器也逐渐在直肠癌保肛手术中广泛使用，传统的手工吻合逐渐减少，故目前吻合口出血逐渐减少，但是这种并发症一旦发生有生命危险，故还要引起重视。

（一）临床表现

术后吻合口出血发生的时间有早有晚，早的可以发生在术后一周内，也可发生较晚，有的甚至发生在术后一个月之后。但是在术后早期发生的吻合口出血一般都比较急，出血量大，严重时可危及生命，需要立即处理，甚至二次手术止血。

发生术后早期的出血，可在使用吻合器之后，出血表现为从肛门口有鲜血流出，此种急性出血常常需要紧急处理，但也可发生在术后一周之内，尤其是某些较大的出血，往往术后当日或几日，患者会表现出肛门刺激症状，肛门下坠，频繁便意，可有便血的出现，多为暗红色血块，可伴鲜血，肛查见指套染血，扩肛后会有鲜血或凝血块流出。直肠镜检查，可见到吻合口活动性出血或渗血点。少量出血患者的生命体征变化不明显，但随着出血的增加患者会出现不稳定的表现，表现为休克的症状，心率加快，脉压减少，躁动，口渴，大汗，此时定为代偿期，患者血压开始下降，神志逐渐淡漠，微循环出现紊乱。

发生于术后较晚时间的吻合口出血多见为吻合口炎症所造成的少量出血，多见于术后两周甚至一个月后，患者有较明显的直肠刺激症状，每日大便次数多达 10~20 次/d，同时会有大便带血或血便，生命体征无明显变化，直肠镜检查可见到吻合口炎症的表现。也有患者因为吻合口钉或者吻合口缝线刺激造成便频，黏膜受损出血，出血量往往不多。

（二）原因

1. 早期出血的原因

（1）吻合器应用不当：实用双吻合器进行保肛手术时，应用线型缝合器切断直肠时残端钉合不全或不紧密，造成术后残端出血。此时，出血往往较小，切缘用电凝止血多可止住。必要时丝线缝合残端即可止血。

（2）近端结肠周围处理不当：肠管两切缘尤其是近切缘肠管的肠脂垂上的血管处理不当，未正确结扎，这样造成吻合时吻合器切割脂肪垂供应血管从而使吻合口术后出血；加之进行吻合时吻合器闭合不严紧密，指示针未达到较紧密的位置时就过早的进行了吻合，致使术后黏膜下出血；还有一种情况是吻合器吻合钉巧钉在肠壁的黏膜下血管造成术后吻合口的出血；再者吻合口近端肠管的边缘动脉有可能伸入了吻合口内而被切割，这样也可能引起吻合口出血。

（3）吻合口附近浆膜下血肿形成：手工缝合时在第一层全层缝合完成任务后往往做浆肌层的第二层的缝合。此时浆膜下小血管受到缝合针的损伤形成血肿，较大的血肿会导致局部的出血，这种血管再手术当时可能无明显的出血，但随着术后患者血容量恢复和血液循环的改善，当时受刺激而痉挛未出血的小血管开始逐渐出血。对于手工吻合的情况下，常见的出血原因类似，也是缝合针吻合不严密，或是血管处理不当，造成残端活吻合口血管再术后逐渐开放造成出血。

2. 术后迟发性出血的常见原因　吻合口炎症，如吻合钉或是吻合口缝线周围的炎症破坏小血管造成出血。吻合器保肛术后，吻合钉暴露于距肛门口很近的肠腔，部分患者有明显的直肠刺激症状，便频增多达 10~20 次，损伤肠道黏膜，也会有少量的吻合口出血。比较而言采用手法吻合者，丝线对黏膜的刺激症状较金属吻合钉稍轻，患者便频历时短，出血较少。

（三）处理

直肠癌术后吻合口出血的治疗直肠癌术后吻合口出血大多经保守治疗可以控制，不需再次手术。但较大的出血应积极采取措施，纠正休克和低血容量，同时做好手术准备。采用积极的手术治疗，止血措施得当会使绝大多数直肠癌术后吻合口出血患者得到治疗。

（1）尽快明确出血的诊断：大多数急性直肠出血表现为吻合后肛门有鲜血流出，诊断并不困难。吻合后的手术台上肛门指诊一般不会引起任何并发症，手术者多能明确诊断。极少情况下在术中台上行结肠镜检以明确出血诊断。

（2）非手术治疗手段：无论何种治疗，首先采取的治疗是非手术的治疗手段，尽可能保证循环稳定。补充血容量，补充循环血的损失，同时适量应用止血药，如：促血小板凝集药物、促凝血剂、抗纤溶剂等。对于出血量大，血红蛋白下降较大的必要时可以输血，经保守治疗后小量的出血可以停止。

（3）关腹前发现的吻合口出血：对手术结束前吻合完成后出现的吻合口出血，可在确定出血部位后实施必要的缝合止血，大多数类似出血均可经过缝合止血。但对出血量较大，缝合不满意的情况下，可以将吻合口拆除重新吻合。

（4）止血：对于术后早期吻合口活动性出血和保守治疗无效的吻合口出血，主张应该在检查后及时给予局部处理，首先应该在扩肛后清除肠腔内的积存血块，行直肠镜检查，在观察到的吻合口渗血处或出血处以凝血酶纱布压迫止血。为了保证压迫止血的确实性，可将凝血酶纱布缠绕在橡胶管周围以增加对局部的压迫，通过直肠镜观察到出血后，通过镜管送入，尽量减少对吻合口及肠道造成新的损伤。国外文献有应用双腔球囊填塞及 Foley 导尿管压迫止血成功的报道。

如果通过直肠镜观察到了有明显的搏动性出血，那么经肛门缝合结扎吻合口出血点以止血会比较合适，这种情况对于吻合口较低的患者更容易操作一些，患者经肛镜行局部加固缝合后多可以制止出血。

再次手术止血：如果以上措施无效或是吻合口出血量大而且较急，不允许有其他处理时间，此时可能需要重新开腹手术止血。进腹后，在吻合口附近加固止血缝合数针后多可以制止出血。但也有报道因为吻合口过低而无法施行加固缝合，进腹后只能行 Hartmann 手术以止血的病例。

对于发生于术后较晚出血，多是因为术后吻合口炎症或是吻合口缝线或吻合钉刺激造成的少量出血，可予以适当的保守治疗方法：服用通便药减少对吻合口的刺激、抗炎处理、应用止血药物等，多可以停止出血。

六、性功能障碍

性功能中，勃起是由副交感神经完成的。因为通常手术中不会损伤到盆壁筋膜外的盆内脏神经，如能完好的保留盆腔神经丛，患者不会发生勃起功能障碍；射精功能是由腰部交感神经完成的，手术过程中没有损伤到腹主动脉前神经丛及其延续的骶前神经、下腹神经，并完好地保留了盆腔神经丛，患者也不会发生射精障碍。

（一）原因

直肠癌术后性功能障碍的原因：①神经损伤：术中牵拉、切断直肠及侧韧带过程中损伤盆神经丛，经会阴手术切除范围过大损伤阴部神经均可能导致勃起障碍。腹下神经受损可导致男性射精障碍，女性阴道润滑差或干涩，性唤起障碍及性交疼痛等。②盆底肌肉损伤：有学者认为，肛提肌及会阴肌群的切除可造成阴茎不能正常勃起。肛提肌和会阴肌群参与女性性功能和性反应，肌肉张力降低时即可出现阴道感觉丧失、无性高潮等障碍。③血管损伤及精神心理因素：手术损伤盆腔血管及血液循环，可影响性生活中盆腔充血和快感，降低患者对性的兴趣。许多患者尤其女性在直肠癌术后感觉自身形象降低，思想负担重也是术后性功能降低的重要原因之一。④年龄因素：有学者认为，患者直肠癌手术时的年龄是术后发生性功能障碍的最重要因素。术前放疗对术后男性性功能的损伤作用在术后 8 个月达到高峰，与单独直肠癌手术相比，术前放疗者其术后勃起功能、维持勃起、达到高潮、性活动积极性分别降低。

传统的低位直肠癌根治性切除术后性功能障碍发生率高达 25% ~75%，外科医师往往偏重于肿瘤根治性而忽视了性功能等生活质量问题。低位前切除或腹会阴切除伴发性功能主要原因是手术时解剖关系不清，在游离骶前筋膜时损伤腹主动脉分叉处的左右腹下神经，处理直肠侧韧带时损伤骨盆神经丛，而这种损伤往往与盲目钝性分离、钳夹结扎侧韧带和侧方切除程度有关。TME 手术原则是在直视下于腹主动脉分叉向下明确分辨腹下神经，锐性分离直肠及系膜，在处理侧方时向外推开盆自主神经，靠近直肠侧锐性切割，这样既能保证其切除的彻底性，又能保护腹下神经和直肠壶腹部盆神经丛。在 TEM 原则下行手术较传统方式性功能障碍发生率亦显著减少。综合文献报道，保留或保护自主神经的手术操作，术后阳痿的发生率可降 10% ~28%，91% 的女性术后可保持性兴奋能力。

（二）处理

治疗阳痿患者时，必须了解患者术前的性生活情况，确定这时患者渴望什么。一些患者，特别是老年人，可能不需要治疗。如果阳痿对患者来说是一个很重要的问题，可以考虑进行阴茎假体植入。但关键是要正确选择患者，权衡患者需要和期望与放置植入物的危险性。

直肠癌根治术后患者性功能障碍是较常见的并发症。随着对盆腔局部解剖的深入研究和临床的观察，在直肠癌根治术中实施全直肠系膜切除（TME）时，可以完全或部分保留盆腔自主神经，以降低患者术后排尿和性功能障碍的发生率，改善患者术后的生存质量。盆腔自主神经保护（PANP）的术式可以分为 4 个类型：Ⅰ型即完全保留盆腔自主神经；Ⅱ型即半保留神经；Ⅲ型即部分保留神经；Ⅳ型即完全切除神经。术中应该根据病变的具体情况实施不同的术式。

完全保留神经：牵起肠系膜下动、静脉的远侧断端，于腹膜下筋膜的表面向下游离乙状结肠达骶岬下。距肿瘤上缘 15～20cm 切断乙状结肠及其相应的系膜，再将乙状结肠远侧断端连同肠系膜下血管一并向上、向下牵引，剪断盆腔神经丛到乙状结肠、直肠的细小分支，看准骶前筋膜与 Waldeyer 筋膜的界限，锐性分离至尾骨尖处。再于 Denonvillier 筋膜的外侧分离直肠前壁达前列腺下缘。在盆腔神经丛与直肠之间电凝切断直肠中动脉及直肠侧韧带，结扎剪断骶直肠韧带。向内剥开盆腔神经丛及下腹神经，清扫直肠中动脉根部淋巴结；清扫盆神经丛至髂总动脉分支处的髂内淋巴结；清扫肛提肌、闭孔内肌、髂外血管、腰大肌及椎体之间的闭孔淋巴结。再向上向外牵开骶前神经及腹主动脉前神经丛，清扫髂总动脉之间的主动脉分叉处淋巴结；清扫髂总动脉外侧的髂总动脉淋巴结；清扫腹主动脉之前的腹主动脉淋巴结；清扫肠系膜下动脉根部周围的肠系膜下动脉根部淋巴结。

保留一侧或部分神经：先于十二指肠横段的下缘打开腹主动脉前的后腹膜向下剥离，切断腹主动脉前神经丛后，剥除腹主动脉的外壳，连同腹主动脉前神经丛延续的骶前神经、下腹神经及其淋巴结和脂肪结缔组织行整块切除。只保留盆腔神经丛，或者是切除一侧盆腔神经丛，只保留健侧神经。

非保留神经：切除了双侧的盆腔神经丛，或者是切断了交感神经通路上的腹主动脉前神经丛、骶前神经、下腹神经和副交感神经的盆腔内脏神经。

PANP 的手术方法：①不在直肠上动脉根部盲目结扎，在辨清腹主动脉分叉处分离显露下方骶丛后再距离裸露的直肠上动脉 1cm 处结扎断离。②严格在"间隙"中直视下钝性分离，无论在前后左右游离直肠及系膜、淋巴结清扫或会阴部操作时，均保证盆腔壁筋膜、骶前筋膜、Denonvielier 筋膜的完整。③一旦间隙不清或有肿瘤侵及上述固有筋膜，则分离贴着直肠固有筋膜行进。④直肠两侧沿韧带内侧若肿瘤有侵及或间隙不清则距直肠侧约 1.5cm 处行进。⑤PANP 组所有病例不管其位置、肿瘤浸润深度及淋巴结转移程度均完全保留盆腔自主性。⑥如果肿瘤侵及浆膜、侧韧带有淋巴结转移可行一侧保留或部分保留的 PANP。⑦注意勿破坏直肠脏层筋膜，保持其光滑面的完整性以防肿瘤残留造成复发。

刘宝善等报道了保留植物性神经的直肠癌根治 560 例，其中完全保留神经者 408 例，保留一侧或部分神经者 50 例，非保留神经者 102 例。完全保留神经者，93.5% 排尿功能正常，保留一侧或部分神经者 63.6% 为正常，非保留神经者仅 29.5% 为正常。完全神经保留者 100% 勃起功能良好、82.5% 射精功能良好、14.5% 有逆精现象。一侧或部分神经保留者，90% 勃起功能良好，52.5% 的射精功能良好，38.2% 有逆精现象。

汪建平在直肠癌根治术中盆腔自主神经保留对男性性功能的影响中报道了保留盆腔自主神经与不保留盆腔自主神经两者术后的比较，术后勃起功能障碍的发生率分别为 32.7% 和 63.5%，射精功能障碍的发生率分别为 44.2% 和 71.2%。

（三）预防

（1）主要是要熟悉解剖，在行直肠癌根治术时尽量避免紧靠直肠外侧处理侧韧带。

（2）游离时避免过度牵拉直肠，也可减少损伤。

（3）若术中解剖盆腔神经丛和腹下神经，并加以保护，可有效地预防性功能障碍。

七、肠梗阻

虽然随着近代医学技术的进步，对术后肠梗阻预防比较及时，但仍有 10% 的患者可发展为绞窄性肠梗阻。一般肠梗阻的病死率为 5%，绞窄性肠梗阻更高。因此，术后及时发现和及时正确治疗肠梗阻是临床研究的重要课题。

术后肠梗阻可以作为早期并发症存在，也可以出现在其他任何时间。梗阻可以发生在肠道的任何部位，从十二指肠到直肠。其产生的原因包括感染、局部缺血、吻合时的技术失误、纤维化、粘连形成和肿瘤复发等。概括而言可分为非肿瘤性肠梗阻和肿瘤性肠梗阻。文献报道，结肠癌术后肠梗阻的发生率约为 9%，非肿瘤原因引起的梗阻占 51.2%，肿瘤原因引起的梗阻占 48.8%。

（一）术后早期肠梗阻

术后早期肠梗阻约占术后肠梗阻的 2%，临床并不少见，如果对其认识不足，处理不当，就有可能引起肠瘘、重症感染等严重并发症。

1. 炎性肠梗阻　该类肠梗阻是发生在术后早期最常见的肠梗阻类型最常见的是由于吻合因素造成的，（尽管早期梗阻特别是小肠梗阻也可以由粘连引起），由腹部手术创伤及无菌性炎症反应致肠壁水肿、渗出、粘连而形成以机械性为主的肠梗阻。占术后肠梗阻的 80%~90%，但极少发生肠绞窄，应严密观察。保守治疗无效、可能发生绞窄者需及时中转手术治疗。这类患者多有一个较明显的特征，即患者术后可能有少量通气或通便。但一旦进食马上出现梗阻症状。腹痛症状不显著，腹胀可能为弥漫性。也可能只局限于腹部某一处，这主要取决于腹部手术和肠管受累的部位和范围。腹部触诊有柔韧感，触不到明显的肠袢或包块。听诊可见肠鸣音减弱、稀少或消失，听不到金属音或气过水音。随着梗阻的逐渐缓解，肠鸣音渐渐恢复。给予胃肠减压、解痉治疗后症状能缓解。

术后早期吻合口梗阻最容易继发炎症反应甚至因脓液累积产生压力，继而出现吻合口瘘。可能出现感染甚至脓毒症的表现，应当进一步确定。轻度的不全梗阻可以用抗生素和肠道休息的方法作为期待治疗，在保守治疗中应抓住以下几个环节：①温盐水洗胃和灌肠：刺激胃肠道蠕动，同时保护胃黏膜。②全胃肠外营养：长期禁食、胃肠减压势必造成患者营养不良、低蛋白血症，导致肠壁水肿，影响肠蠕动功能的恢复，增加体液从消化道丢失，加重肠腔的狭窄和梗阻。通过营养支持可改善患者的营养状况，改善肠道功能。③应用生长抑素：术后早期肠梗阻患者消化液分泌量可以很大，加剧了肠壁水肿和肠腔的扩张。加重水电解质紊乱。给予生长抑素能减少消化液的分泌量，有利于肠功能的恢复。④皮质激素的应用：肠梗阻必定伴有肠壁的炎症水肿反应。给予肾上腺皮质激素，可促进肠道炎症和水肿的消退。⑤胃肠动力药的应用：对腹部体征已有缓解，但动力较差的麻痹性肠梗阻的患者可应用新斯的明促进肠道蠕动，在胃肠道功能恢复后给予西沙必利帮助肠道排空。也可以在上述措施的基础上发挥中医特色，常能获得肯定的疗效。范小华等认为，炎性肠梗阻乃因手术和炎症等破坏了气机的正常运行，使升降功能失调，腑气通行不利，导致肠道壅塞不通。而复方大承气汤具有通里攻下，理气止痛，活血化瘀，软坚散结等功效，研究表明能够直接增加肠管平滑肌细胞的电兴奋性，促进肠管收缩，增强肠道的蠕动功能，同时还能显著增加肠壁血流量，改善低灌流、缺血缺氧状态，并有效地抑制肠道细菌在肠组织中的移位。用复方大承气汤保留灌肠以及吴茱萸加粗盐各 250g 炒热后布包热敷腹部可有效促进胃肠功能的恢复。比较严重的脓毒症或高度梗阻可能需要再手术或引流，同时判断吻合口的存活性。根据狭窄的程度和梗阻的情况，决定采取处理的方法。

2. 术后早期小肠梗阻　术后早期小肠梗阻可能因腹腔内脓肿，结肠吻合口周围炎症反应或粘连引起。根据患者有无感染的迹象可以作出鉴别。腹腔内脓肿必须用引流的方法治疗，在超声波或 CT 引导下插管引流或通过剖腹术进行引流。当没有明确的脓肿存在时，可用抗生素及肠道休息的方法为炎症过程的缓解提供充分的时间。在这种情况下进行小肠减压也是有帮助的。以往对急性粘连性小肠梗阻采取何种治疗有争论，原因是尚无防止粘连的方法，术后还会发生粘连，并可以使粘连面积越来越大，程度越来越重。因此，主张急性粘连性小肠梗阻先行非手术治疗，待有腹膜炎出现或绞窄症状不能缓解时才采取手术治疗，以至部分患者至手术时肠管已明显水肿、缺血，需行肠切除，这时腹腔内已有明显的炎症，术后易有肠瘘、腹膜炎、腹腔脓肿或感染中毒等并发症。因粘连引起的小肠梗阻，应当判断其扩张的程度及肠管的存活性。如果扩张程度很小而且无可疑失活的肠管，可用减压及支持疗法治疗。如果扩张显著或有肠管失活的征象，就应当手术治疗。持续的梗阻也必须手术治疗。一般认为出现下列情况应考虑有肠缺血、肠绞窄的可能，应尽早手术探查：①起病急，有持续性伴阵发性加剧的腹痛。②呕吐物或胃肠减压抽得内容物呈血性物。③病情进展快，出现发热和体温不升或血压下降。④出现明显腹膜刺激征且不断加重。⑤腹部 X 线片有孤立肿大的肠袢且固定。⑥腹腔内积液，腹穿液为血性或暗褐色液体。另外以下两种情况也应及早考虑手术探查：第一是梗阻长期不缓解，对亚急性粘连性小肠梗阻保守治疗时间达 3~4d 仍不见好转者；第二是反复发作急性粘连性小肠梗阻者。这两种情况表明肠管往往有明显狭窄，长期反复保守治疗会导致肠缺血或患者全身情况恶化。

如果新吻合口能放在离开炎症床的地方，而且也有成功吻合所需要的其他条件，那么再切除和再吻合也是可行的。最常见的谨慎的办法是用末端结肠造口，远端用 Hartmann 方法关闭或用黏膜瘘，以后再重新吻合。

3. 麻痹性肠梗阻　麻痹性肠梗阻常继发于任何腹部手术以后，都在术后早期，由于手术机械刺激或炎症反应引起的功能性肠梗阻，是以肠道不能推进内容物通过非梗阻性肠腔为特征的胃肠动力紊乱。是一组具有肠梗阻症状和体征，但无机械性肠道梗阻证据的临床综合征。患者有明显的腹胀，常累及全腹，常有反胃性呕吐，呕吐物无粪味，亦有腹膜炎体征。X 线显示整个胃肠道胀气扩张。腹部超声表现为肠管无蠕动，肠内容物呈静态或仅随体位漂动。麻痹性肠梗阻常累及全部肠管，多属继发性病变，去除病因后大多能缓解，腹膜炎、腹腔内脓肿、腹膜后感染是其最常见的原因，一般只需对症治疗。积极治疗原发病是首要工作。但有少数患者肠管过度扩张，肠壁淤血而坏死穿孔，或形成腹腔内高压而影响腹内脏器功能，如腹内压大于 3.32kPa（25mmHg，正常值为 7.5mmHg）时可导致多器官功能障碍综合征，这些患者则需手术治疗。

术后早期吻合部位梗阻也可以由于其他技术因素造成。水肿和纤维化在每个吻合口都是常见的，但是当肠管直径小且在吻合时向里折入较多组织时就可能导致梗阻，特别是在手法吻合时。但这种梗阻常是自限性的，肠壁水肿消失后，梗阻可以开放，然后通过粪团扩张使梗阻逐渐解除。

仔细的吻合口内镜检查不论对寻找梗阻原因还是制定治疗计划都是极有价值的。晚期出现的梗阻是一个不祥预兆，经常预示着吻合口部位肿瘤复发。如果初次手术时肿瘤切除彻底，那么这种并发症就很罕见。当后期出现吻合口狭窄时，应怀疑到吻合口复发的可能，采取适当的诊断方法，包括在内镜下进行活检。在没有远处转移时，可进行治愈性切除。但即使有远处转移，也应进行切除或建造旁路以防发展成完全梗阻。盆腔深部的吻合口复发只能用腹会阴切除的方法治疗，但即使是用这种根治的方法，生存率也是不乐观的。

（二）术后中、晚期肠梗阻

1. 机械性或血运性肠梗阻　尽管术后早期也可以出现机械性或血运性肠梗阻，但因为术后早期致密牢固的粘连尚未形成，索带牵拉、压迫等原因造成梗阻的可能性不大，所以，梗阻多与手术操作不当有关，如肠吻合不当导致吻合口狭窄或梗阻、引流管跨过肠管表面导致肠管直接受压、腹腔裂隙关闭不严而导致内疝，甚至在肠吻合时由于吻合口两端肠腔管径相差过大而在端－端吻合术后出现肠套叠等。手术者操作不慎是导致血运性肠梗阻的重要因素，如手术中将大部分或全部肠管托出腹腔外，而在还纳时忽视了肠管的位置问题，导致肠系膜扭转；腹部小切口手术（如用 McBurny 切口行阑尾切除）时由于不能清楚看到肠管在腹腔内的摆放位置而在探查或将肠管还纳腹腔时误将肠系膜扭转等。因此，不能因为患者在术后早期就不考虑机械性或血运性肠梗阻的可能，只要症状体征符合机械性肠梗阻的临床表现，仍应积极治疗，避免出现肠管绞窄。

大部分结肠吻合口瘘的可能原因是局部缺血，因为炎症过程继发漏出和梗阻。缺血性梗阻可以作为早期并发症发生。然而，如果吻合口－端或两端血供不足，那么小量的出血可能预示着更严重的缺血过程，因为黏膜脱落发生在肠壁肌层缺血之前。缺血可以引起水肿和感染。在任何一点如果缺血达到全层，就会发生瘘。治疗方法与其他吻合口瘘相同。

然而，更常见的是缺血发生在术后的中期或中晚期，即术后 30d 到 1 年期间。黏膜和黏膜下层由于血供不足而引起脱落，但肌层经常存活。由于严重的纤维化反应引起吻合口狭窄，最终导致一定程度的梗阻。这种并发症最常见于应用吻合器吻合后。由于狭窄的形成较慢，因此一般可以发现，并采取措施防止产生更严重的问题。由于吻合器最常用于低位直肠吻合，故狭窄最常见于腹膜下的直肠。治疗采用单纯人工扩张或后壁长轴切开就可以了。切除后重新吻合的方法尽管在理论上是不错的，但在技术上经常极为困难，因为有以前盆腔分离形成的瘢痕，所以这种方法只用于多次保守治疗失败时。

2. 粘连性肠梗阻　腹部手术后最常见的中、晚期肠梗阻是粘连性肠梗阻。由于结肠癌根治性手术创伤大、渗血多，肠管暴露时间长，易污染；术后腹腔内引流管的长时间置入，引流不畅；术后患者活动晚、活动少，多次腹腔内温热灌注化疗，术后放疗等均可引发粘连，造成肠梗阻；麻醉和止痛药物应用与粘连梗阻也有一定关系。

单纯性粘连性肠梗阻可先行非手术疗法，梗阻发作后如早期治疗，病情多可缓解。治疗期间应密切观察患者的症状和体征变化，如治疗期间症状逐渐加重，应进行手术探查。但在手术时机的选择上，看法尚不一致。以往常认为粘连性肠梗阻不宜手术，认为术后仍有粘连，仍可发生肠梗阻，其实是将粘连和梗阻混为一谈。目前可以认为，对于反复发作、影响正常生活和工作的肠梗阻，必定有器质性的问题存在，应进行手术治疗，不要等到肠管绞窄才决定手术。肠管间的粘连可能简单到只有一条索带，也可能是全腹腔广泛致密的粘连。因此，在手术前应进行必要的包括患者内稳态的调整和手术组技术和物质条件等各方面的准备。为了防止粘连性肠梗阻手术后复发，可采取肠排列的方法，使肠袢呈有序排列、黏着。Noble 法（将肠管与肠管，系膜系膜间缝合固定）已被淘汰，取而代之的是 White 法，即用 Miller - Abott 管自上部空肠造口放入肠管内，一直送至盲肠，待肠袢间粘连形成固定后再拔除，达到永久性排列固定的效果。但由于空肠造口与腹壁吊置处容易成角，并且导管引出肠腔处需缝隧道，从而形成局部狭窄等原因，可以切除阑尾，从阑尾残端向近端小肠插管排列。对阑尾已切除的患者，可切开盲肠插管。排列管放置 7~10d 即可拔除。拔管前先经排列管注入 50ml 液体石蜡，30min 以后可十分顺利地拔管，并避免肠套叠的发生。

粘连性肠梗阻重在预防，预防措施包括减少组织缺血、保护肠管，减轻损伤，手术结束时用大量生理盐水冲洗腹腔，去除异物、血块和其他污染物等。

非肿瘤性肠梗阻还与肠扭转和内疝有关。若结肠造口处结肠方位放置不当，可引发肠扭转。内疝引起肠梗阻多见于直肠癌 Miles 术后，腹壁造口处缝闭不良或术后患者过早半坐卧位或坐位，小肠在重力作用下使盆腔腹膜裂开形成腹内疝，也可与盆腔腹膜缝合处粘连成角而发生梗阻。此外，会阴部伤口一期缝合，骶前放置引流管术后持续行负压吸引引流，易吸引活动度较大的回肠突破盆腔腹膜而形成内疝，甚至可引起嵌顿导致小肠坏死穿孔。

八、切口裂开

切口裂开多见于腹部切口，发生率 0.3%~3.5%。正中切口和旁正中切口较横、斜切口多见。切口裂开为一严重并发症，死亡率约为 15%。

（一）原因

1. 全身因素　年老体弱、营养障碍、过度肥胖或消瘦，或伴有肾病、糖尿病、黄疸、贫血或脱水的患者；营养不良，低蛋白血症的患者，组织再生能力弱，愈合力低，容易发生切口裂开。

2. 手术操作　缝合过密、过疏或缝线太紧、太松，缝针太浅，致组织缺血、撕裂或组织间有空隙致腹腔内组织外突。缝合不严密，形成无效腔；缝合打结过紧，割裂组织；缝线过细发生断裂；切口皮肤对合不准，边缘内翻，影响愈合。

3. 术中操作　切口保护欠佳，污染严重致切口内残留有致病菌，形成毒素致切口愈合不良而裂开。

4. 腹内压增加　术后严重腹胀、呃逆、咳嗽、呕吐、喷嚏、急性胃扩张或患者躁动、挣扎，可使腹腔内压力突然增加而发生切口裂开。

5. 不合理地应用电刀　使组织变性坏死，尤其对肥胖患者，易致脂肪液化进而致切口裂开。

（二）处理

（1）术前应尽可能纠正贫血、低蛋白血症，妥善处理并存疾病，合理应用抗生素以防止切口感染。合理选择手术切口，术中注意无菌操作，防止切口污染。手术操作仔细，止血完善，防止形成切口血肿，组织缝合严密，避免结扎过紧。引流物一般不应放在切口内，应从腹壁另行戳口引出固定。及时处理能引起腹内压增高的各种因素。对有切口裂开隐患的患者，应加做张力缝合、术后 2 周拆除，术后用腹带妥善包扎。患者咳嗽时，应取平卧位，防止腹内压因膈肌突然下降而猛然增加，并用手在切口两侧按压保护。

（2）对完全裂开的切口，应以无菌敷料或无菌巾覆盖在脱出的肠管或网膜上，也可以无菌小碗扣在上面，外面以敷带包扎以减少污染。安慰患者，必要时注射哌替啶或吗啡，然后送手术室处理。经麻醉腹肌松弛后，用温生理盐水充分洗净脱出的内脏，还纳回腹腔。切口组织水肿、损伤不重者可重新分层缝合，并加做腹膜外全层张力缝合。对水肿、损伤严重者，可用粗丝线或金属线行腹壁全层间断缝合，再间断缝合皮肤。创缘组织常不必切除，有利于创口的愈合。对较大的不完全切口裂开，肠管嵌夹在切口中难以还纳者，因可发生肠管梗阻甚至绞窄坏死，也应分开皮肤、还纳内脏后，缝合腹壁。

（3）范围较小的不完全裂开或小的全层裂开，切口内无内脏嵌夹者，可用大蝶形胶布拉紧切口两侧，外面再以腹带绑紧，也能得到愈合。由切口感染引起的裂开，因肠管已和切口边缘粘连而不会脱出，可用油纱布松松地塞在创口内，外用蝶形胶布拉紧创缘，定时更换敷料，以待创口肉芽愈合，或在肉芽形成后，二期缝合创口。非手术疗法处理的切口裂开，日后切口疝的发生率可达32%，需再次手术修补切口疝。

（4）加强营养支持，应用抗菌药物，胃肠减压，并治疗消除导致腹内压增高的因素，以防止切口再次裂开。

（三）预防

（1）如术前补充营养，纠正电解质紊乱，戒烟。

（2）有污染的切口，术前预防性地应用抗生素防止切口感染。

（3）合理使用电刀，电切、电凝不可混用，杜绝电凝切开组织，功率不可过大。

（4）在完善的麻醉下手术，缝合切口，松紧、疏密、缝针深浅要适宜，腹壁严密止血，对肥胖有污染切口可视情况皮下置引流片。

（5）理想的镇痛，有效的胃肠减压，咳嗽时切口保护，腹带的有效固定，适当下床活动，促进肠蠕动，早日排气，保持大便通畅。

九、会阴部切口延迟愈合

（一）原因

（1）年老体弱、营养不良、过度肥胖或消瘦，或伴有糖尿病、低蛋白血症的患者，容易发生切口延迟愈合。

（2）会阴部创口不缝合者，术后需长时间换药，因腔隙大，愈合时间长，容易继发切口感染。

（3）更换敷料时填塞物不当，形成内腔大，外口小造成引流不畅。

（4）术中止血不完善导致创面出血。

（5）残留不吸收缝线线头，甚至腔内残留异物（棉球、纱布条之类），导致长期不愈合或形成慢性窦道。

（6）会阴部切口一期缝合者，如术后会阴部切口感染，切口裂开；或因术中止血不完善或结扎线滑脱、骶前间隙渗血，形成血肿，积液继发感染。

（7）骶前间隙负压引流管拔出过早，加之切口深在，引流不畅，形成慢性窦道。

（二）处理

（1）改善全身营养状况，对老年营养不良、贫血患者尤为重要。能进食者应高营养、高维生素饮食；不能进食者应用静脉营养支持（TPN），必要时给予新鲜血浆及白蛋白等。

（2）经腹会阴直肠切除皆用盆底腹膜与会阴部切口一期缝合，骶前间隙负压引流，术后会阴部切口延迟愈合者少见。

（3）伤口延迟愈合或有窦道，须扩大创口，清除坏死组织和异物。

（4）可用刺激性强烈的药纱布换药，促进肉芽组织生长。

（5）选用适宜的去腐生肌的外用中药治疗，如生肌散。

（三）预防

（1）改善全身营养状况，针对病因，完善术前肠道准备，合理应用抗生素。

（2）术中彻底完善止血，分离时避免损伤结直肠与癌病变残留。

（3）用庆大霉素与甲硝唑 2000ml 冲洗盆腔；减少感染机会。

（4）于骶前腔隙适当位置放置负压引流管，术后尽量早用负压吸引，防止形成积液。

（井　楠）

第二节　肛门手术后并发症的处理

任何手术都会产生不同的并发症，肛门部手术由于肛门、直肠及其周围组织的牵拉和损伤可致术后各种并发症。了解并发症的原因，及时采取中西医结合治疗是十分必要的。

一、术后疼痛

疼痛是肛肠病术后主要的反应之一。其疼痛的程度往往与手术部位和创伤的大小有关。大肠手术一般在术后 48h 内肠蠕动不规则，患者除感到切口疼痛外还可有腹内疼痛，有时为窜痛，属内脏神经痛。当蠕动的肠段影响到切口时，则疼痛可能加重。48～72h 后，肠蠕动恢复正常，开始排气，内脏神经痛可逐渐消失。故其术后疼痛常不剧烈。肛门直肠疾病由于解剖等一些因素的影响，往往在术后出现较剧烈的疼痛，而且持续时间较长。

（一）原因

1. 解剖因素　齿状线以下的肛管组织由脊神经支配，感觉十分敏锐，受到手术刺激后可产生剧烈疼痛，甚至可引起肛门括约肌痉挛，导致肛门局部血液循环受阻，引起局部缺血而使疼痛加重。

2. 排便刺激　由于手术切除了病变组织，形成创面，加之患者的恐惧心理和手术刺激，使肛管经常处于收缩状态，因而排便时的刺激可引发撕伤性的剧痛。此种疼痛又可加剧患者的恐惧心理，可使肛门括约肌在排便后长时间处于收缩状态，而致排便后的疼痛加剧。

3. 手术因素　肛门直肠手术时，损伤或创伤齿状线以下的肛管组织，如混合痔外剥内扎术，外痔切口低于齿状线，误将齿状线以下组织同内痔一并结扎，或内痔注射术，注射部位不正确等均可引起疼痛，术中钳夹、结扎括约肌，括约肌损伤后引起淤血、水肿，导致痉挛性疼痛。手术时对肛门皮肤损伤过重，牵拉组织过多也可引起疼痛。

4. 麻醉因素　麻醉不完全或麻醉作用消失后，肛门直肠的末梢神经受到刺激即可产生疼痛。

5. 其他反应或并发症影响　手术切口感染、肛门皮肤水肿、便秘、异物刺激等，可引起患者肛门直肠疼痛。此外，排尿障碍等并发症均可加重疼痛。肛门直肠术伤面愈合后形成瘢痕，瘢痕挛缩压迫神经末梢而引起疼痛。

总之，术后疼痛的因素除与肛门区感觉敏锐等上述因素有直接关系外，患者的精神状况、耐受程度、术中麻醉方式的适当与否、病变范围大小、损伤的轻重等均有一定影响。

（二）处理

手术后轻微的伤口疼痛一般不需治疗处理，若疼痛较为剧烈，应根据不同情况分别做出如下处理：

1. 手术后疼痛

（1）应用镇痛药物：术后可根据疼痛的轻重缓急酌情给予镇痛药物。一般可服索米痛片、布洛芬缓释胶囊、洛芬待因等；疼痛较重时可服盐酸曲马多或肌注哌替啶等，也可应用硫酸吗啡栓纳肛。夜晚因疼痛重影响睡眠时，除用止痛剂外还可配合应用镇静安眠药物，如可给予哌替啶 50mg、异丙嗪 25mg，肌内注射。

（2）针刺镇痛：镇痛迅速，无不良反应。针刺时应注意手法的运用，一般用强刺激法，至疼痛减轻或消失时再予留针 10～15min。取穴：承山穴、气衡穴、长强穴、八髎穴等。亦可应用耳针，在耳郭上找出反应点，用毫针刺激后再埋皮内针固定。平日可随时按压埋针处，以减轻疼痛。亦可以 0.5%～1.0% 普鲁卡因 10～20ml 行长强穴或承山穴封闭止痛。

2. 炎性疼痛　凡病变范围广泛，损伤较重或伴有炎性肿胀等现象者，采用中药镇痛效果较好，特别对术后肛缘肿胀所致疼痛效果尤佳。可用清热解毒、活血化瘀、消肿止痛之剂如止痛如神汤等内服或祛毒汤等煎汤熏洗、坐浴。亦可外敷九华膏、马应龙麝香痔疮膏、冲和膏等。对于感染所形成的脓肿，要及时切开排脓减压，开放引流；若是内痔脱出嵌顿，要及时复位；若是血栓形成，应在局麻下剥离摘除。每日可以用红外线、多源频谱仪进行肛门部理疗。如因肛门部伤口感染所致疼痛者，应在止痛的同时进行抗感染治疗。

3. 排便时疼痛　为了防止术后发生粪嵌塞或大便干结排出困难，术前术后均可酌情口服麻仁丸或果导片等，以减轻粪便冲击撕裂肛管伤口而引起疼痛。排便前，可用温水或中药坐浴，解除肛门括约肌痉挛，减轻粪便通过肛门时的阻力，排便后坐浴（用温水或 PP 粉坐浴），可清洁伤面以减少异物对创面的刺激。若大便干燥，排出困难，可用甘油灌肠剂灌肠，或用开塞露 2 支挤入肛内，以软化大便、减轻排便时的疼痛。

4. 瘢痕疼痛

（1）由于瘢痕压迫神经末梢，偶尔可引起局部轻微的针扎样疼痛，一般不需处理。

（2）频发的、明显的瘢痕疼痛，可外用瘢痕膏，局部注射透明质酸酶，或胎盘组织液，以促进瘢痕的软化吸收。

（3）中药熏洗：大黄 15g、芒硝 30g、制乳香 15g、没药 15g、桃仁 12g、红花 12g、当归 12g，水煎外洗，每日 15~20min，每日 1、2 次，以软坚散结、活血化瘀、通络止痛。

（4）局部可用红外线照射，超声波治疗或中短波进行透热治疗。

（5）瘢痕挛缩、肛门狭窄致排便困难时，应切除瘢痕，松解狭窄，使粪便排出通畅。

（三）预防

（1）术前做好患者的思想工作，使其消除顾虑，坚定信心，与医护人员密切配合。

（2）手术时麻醉要完全，术中针对病情及患者体质，选择适当的麻醉方法。

（3）严格无菌操作，手术操作细心，动作轻柔，避免任意过度牵拉或挤压非手术区域的健康组织，尽量减少刺激和损伤。注射硬化剂或坏死剂时，切勿注入肛门括约肌内和齿状线以下的痛区；痔核结扎术时，不应结扎齿状线以下的肛管组织。肛门直肠手术，损伤肛管组织较多，或肛管平素狭窄细小者，可在手术时酌情切断内括约肌和外括约肌皮下部，以防止肛门括约肌痉挛。

（4）局部应用长效止痛剂：此方法主要适用于肛门直肠疾病的术后止痛。如混合痔外剥内扎术、高位肛瘘切开挂线术等。可在手术结束前在局部切口周围注射适量复方亚甲蓝长效止痛注射液、高乌甲素、复方利多卡因注射液等长效止痛药物。用 5 号针头在肛门周围和切口边缘皮内均匀地点状注射，根据临床观察长效麻醉剂的注射应在创缘 0.5cm 之内，甚至创面基底部，注射较远，效果不佳。此法特点是一次用药后发挥作用时间长，避免了反复用药，且操作简便，不良反应小。

（5）注意创面处理：术后嘱患者多食香蕉等水果，或口服蜂蜜等润肠通便之品，避免大便干燥，以减轻排便对创口的刺激，以防止大便干结而引起排便疼痛。每次大便后及时坐浴熏洗，换药时动作轻柔，操作细心，药条放置合理，保持创口引流通畅。

二、尿潴留

尿潴留是指患者手术后由各种因素引起的排尿不畅或不能自行排尿，尿液存留于膀胱内。男性多于女性，发病率高达 52%。多发于术后当日，亦有持续几日。是临床较为常见并发症，临床可表现为：排尿不出或不畅，小腹胀满，或排尿频频，点点滴滴（慢性尿潴留）。

（一）原因

1. 解剖学因素　肛门神经、会阴神经及阴茎背神经共同起源于第 2~4 骶神经前股合成的阴部神经，肛门和尿道部肌肉在会阴部有广泛的联系。因此，肛门直肠局部的手术创伤就很容易发生排尿不畅，甚至尿液潴留于膀胱。

2. 麻醉影响　尿潴留的主要发病机制是膀胱肌收缩无力和尿道括约肌痉挛。而腰麻、骶管麻醉或硬膜外麻醉，除能阻滞阴部神经引起会阴部感觉丧失及肛门括约肌松弛外，还能同时阻滞盆内脏神经，引起膀胱平滑肌收缩无力和尿道括约肌痉挛，以致排尿不畅或不能自行排尿，这是术后早期尿潴留的主要发病原因。

3. 手术刺激　肛门直肠手术局部麻醉不全，肛门括约肌松弛欠佳，手术操作粗暴，过度的牵拉、挤压、捻挫或损伤邻近的健康组织，或在前方结扎过多的组织，或在前方注入大量的药液，使局部组织张力过大，压迫尿道，或为术后肛门疼痛、肛门括约肌痉挛收缩，反射性地引起膀胱颈部及尿道括约肌痉挛，从而发生尿潴留。

4. 填塞敷料压迫　肛门直肠手术后，由于压迫止血，肛门或直肠内常需要填塞一定的敷料或纱条，若填塞敷料或纱条过多，不仅可压迫尿道，直接影响排尿，而且，肛门在敷料或纱条等异物的刺激下，可反射性的引起膀胱颈部和尿道括约肌痉挛而产生尿潴留。

5. 前列腺增生　原有慢性前列腺增生患者，常因肛门直肠的手术刺激而发生急性充血，加重前列腺增生症状，发生尿潴留。

6. 精神环境因素　若患者术后精神极为紧张，或是由于环境的突然改变，不习惯于在床上或病房内排尿，肛门及尿道括约肌不能松弛而发生尿潴留。

7. 年老体弱　年老体弱、气血不足之人，由于膀胱平滑肌收缩无力，加之肛门术后，局部疼痛、肛门及尿道括约肌痉挛而发生术后尿潴留。

（二）处理

1. 一般处理　一般肛门直肠疾病局麻术后应鼓励患者适当饮水，及时排尿，若术后8h仍未排尿，小腹胀满，可给予局部热敷。若因对环境改变或体位变化而排尿困难者，可搀扶患者去厕所排尿，并让患者听流水声，以起到暗示和条件反射等诱导作用，从而达到排尿的目的。

2. 松解敷料法　若是肛门直肠内外填塞纱条敷料过多、过紧，可直接给予松动敷料或拉出纱条少许，即可缓解尿道压迫的情况以及肛门括约肌的痉挛情况，但要防止伤面渗血。

3. 针灸疗法　用针刺或隔姜灸中极穴、关元穴、气海穴、三阴交穴等穴，可帮助患者排尿。

4. 药物治疗　可用新斯的明0.5mg肌注，兴奋膀胱逼尿肌，以帮助排尿（适用于因麻醉药物作用而引起的尿潴留）；亦可口服特拉唑嗪1mg，拮抗α_1肾上腺素受体，改善慢性膀胱阻滞者的尿道功能和症状。中药可选用八正散、五苓散、金匮肾气丸等，或用单味鲜柳叶或干柳叶30～60g水煎服，或用大葱250g、盐200g，共捣成泥状，炒热贴敷小腹部均可。

5. 导尿术　上述治疗无效而叩诊患者膀胱充盈平脐时，或患者自觉症状明显，可行保留导尿术。保留导尿术操作步骤：①衣帽整洁，洗手，向患者讲解导尿的必要性，取得患者配合。②患者仰卧屈膝位，两腿略外展，助患者脱裤，将橡胶单、治疗单垫于臀下。③清洗消毒外阴或阴茎。④女性患者导尿时用左手分开并固定小阴唇，右手持导尿管插入尿道口4～6cm，见有尿后再插入1cm。男性患者导尿时用左手提起并固定阴茎，使阴茎与腹部呈60°，右手持导尿管插入20～22cm，见有尿后再插入2cm。⑤导尿完毕可拔出导尿管；需保留导尿者，向尿管内注入生理盐水10～15ml，再将尿管固定于床旁，并定时排放尿液。注意：如果患者膀胱极度充盈，则首次导尿排放尿量不应超过600ml，以防止发生膀胱血肿。

6. 穿刺法　若因导尿技术问题或尿道狭窄或有前列腺肥大，不能插入导尿管，而膀胱又充盈较甚，患者痛苦较明显时，应及时给予膀胱穿刺进行排尿或行膀胱穿刺造瘘术，但穿刺时一定要注意无菌操作，以免继发感染。

（三）预防

（1）手术前向患者讲明术中及术后可能会出现的一些反应，消除患者的紧张情绪和思想顾虑，取得患者的密切合作，让患者术前适应环境，锻炼改变体位排尿。

（2）选择有效麻醉方法，麻醉要完全，使患者肛门括约肌充分松弛。

（3）术中操作要熟练，动作要轻快、细致，尽量减少不必要的组织损伤。

（4）术中止血应彻底，减少肛门直肠内填塞的敷料、纱条，否则，纱条或敷料过多，可压迫尿道引起排尿困难。

（5）对手术创面较大者，为防止肛门疼痛引起尿道括约肌痉挛，必要时可于肛门局部注射长效止痛药，减轻术后疼痛。

（6）若使用布比卡因等维持时间较长的麻药，在麻醉作用消失以前，患者应限制饮水。

（7）对于原有前列腺肥大、膀胱结石、膀胱炎、尿道炎而表现为排尿不畅者，术前应给予适当治疗，待症状好转后再进行手术。

三、术后大出血

后大出血是指术后局部出血达 500ml 以上。包括渗血和动脉出血，是术后最严重的并发症。根据术后发生大出血的时间，分为原发性出血和继发性出血。前者是指出血发生在术后 24h 内，后者是出血发生在术后 24h 后，多发生在术后 7～12d 内。通常情况下在迅速失血量超过 800ml，占全身总血量的 20% 时，即出现失血性休克。其突出的临床表现为血压下降（小于 80/50mmHg）（1mmHg ≈ 0.133kPa）、脉搏加快（120 次/分钟）、脉压缩小、神志障碍、全身冷汗、尿量减少等。若一次出血量不超过 400ml 时，一般不引起全身症状。出血量超过 400～500ml，可出现全身症状，如头昏、心悸、乏力等。短期内出血量超过 1000ml 时可出现周围循环衰竭。因其病情急剧，应及时采取有效的措施。

（一）原因

1. 原发性出血

（1）术中止血不彻底，结扎线脱落或术中对搏动性出血点未做处理；或创面过大，渗血过多，如环状混合痔、严重的脓肿和肛瘘等由于术中损伤太大，创面渗血较多引起大出血。

（2）内痔结扎切除时，结扎不紧，或残端保留过少，结扎线滑脱导致出血。

（3）外痔剥离时切口超过齿状线以上，此处血管丰富处理不当导致出血。

（4）肾上腺素具有收缩血管的作用，术中使用肾上腺素，使血管收缩，术野清晰，而术后药物作用消失，血管扩张可出现大出血。

（5）术后当日过早离床活动或排尿、排便，丁字带过松引起大出血。

2. 继发性出血

（1）内痔结扎线术后 7～12d 脱落时，排便用力或剧烈活动致创面内血管断端处血栓脱落，引起大出血。

（2）内痔缝扎时，缝针过深、过高伤及血管、肌层和正常黏膜、脱落时引起出血。

（3）局部检查方法不当、换药粗暴，或指诊、肛门镜检查、扩肛时使用暴力，损伤正常组织，或过早强拉结扎线造成组织损伤等。

（4）局部感染、组织发生化脓感染、坏死，使局部组织和其下的血管损伤破裂，引起大出血。

（5）注射硬化剂时操作不当，药物浓度过高，剂量过大，注射过深或过浅，药物分布不匀，都能引起组织大面积坏死，诱发出血。

（6）高血压及动脉粥样硬化症使血管压力增高引起出血：门脉系统高压如肝硬化等，使门静脉系统回流障碍，压力升高导致出血。血液系统疾病如血友病、白血病、再生障碍性贫血等，因凝血机制障碍而出血。

（二）处理

若大量出血多不能自然止血，必须立即采用止血措施。

1）用云南白药撒敷到创面或用吸收性明胶海绵压迫止血。内服或肌注止血剂如肾上腺色腙（卡巴克洛）、维生素 K 等，都不易止血。

2）对术后创面出血或明确的止血点，必须在麻醉下缝扎止血，重新结扎出血点。

3）对术后出血点不明确或广泛出血时，可采用纱布压迫、气囊压迫止血。

纱布卷压迫止血：取中空硬胶管或粗肛管，长 10cm 左右，外裹凡士林纱布块多层，卷粗些，直径约 3cm，外层涂一层凡士林油或消炎膏，缓慢放入外科肛管，也可用两叶肛门镜扩肛下置入创面上。为防止纱布卷滑入直肠腔，可将纱布卷和胶管用丝线缝合一针，并固定缝在外敷纱布块上。借胶管观察是否继续出血而流出肛外纱布上，但肠腔积血不可能一次排净，仍有陈旧性暗红色血水和小凝血块排出无妨，如尚有新鲜血液流出，则应密切观察。

4）对于痔核脱落时期引起的继发性出血，组织脆弱，不易缝扎止血，可在出血创面上部痔动脉区及周围黏膜下注射 1：1 消痔灵 2～3ml 硬化止血，加上纱布卷压迫止血，在此基础上应用全身性止血药和抗感染治疗。

5）因感染导致出血者应及时给予大剂量抗生素以有效地控制炎症，同时应卧床休息，控制排便，利于创面的修复。

6）出血量较大、血压下降者，应及时补充血容量，保持水、电解质平衡。

7）若出现失血性休克，须紧急抢救，主要包括补充血容量和积极治疗原发病、制止出血两个方面，其措施如下：

（1）一般急救措施：①体位：嘱患者去枕平卧或双下肢抬高 20°，增加下肢静脉回心血量，就地抢救，不宜搬动。②吸氧：保持呼吸道通畅，鼻导管或面罩间断吸氧。③尽早建立静脉输液通路。

（2）补充血容量（扩容）：可根据血压和脉率的变化来估计失血量。首先，可经静脉快速滴注 5% 葡萄糖或糖盐水、生理盐水和林格液。并加入维生素 C 2.5～5.0g，氨甲苯酸 0.3～0.4g 和抗生素，45min 内输入 1000～2000ml。再补充胶体如 706 代血浆、低分子右旋糖酐，尽快补充有效循环血容量，改善组织血液灌注。

（3）血管活性药物：如休克在迅速补充血容量后仍不见好转时可考虑用血管活性药物。一般多巴胺剂量为 100～200mg 加间羟胺 20～40mg 于 5% 葡萄糖溶液 500ml 中静滴，每分钟 20～30 滴，收缩压维持在 90mmHg 即可。

（4）纠正酸中毒：血气分析结果，若 pH < 7.3，补充 5% 的碳酸氢钠 100～200ml。

（5）输血：不贫血的成人，1000ml 以内的失血可不输血，代之以失血量 3～4 倍的平衡液或相当于失血量代血浆溶液。若失血量多继续有大出血，上述治疗不能维持循环容量时，可输血（全血或浓缩红细胞）。

（6）止血：在补充血容量的同时如继续出血，难以保持血容量稳定，所以休克也不易纠正。应在保持血容量的同时，在麻醉下结扎出血点。

总之，对大出血伴有休克者应在局部止血的同时迅速抢救休克，一定要边止血边抗休克，越早越好。不能等待纠正休克后再去止血，徒劳无功。

（三）预防

（1）术前必须详细了解病史，进行全面的体格检查。有凝血功能障碍及有出血倾向者，应给予治疗，等凝血功能恢复，疾病得到控制后再进行手术。

（2）术中止血应彻底，特别是术中使用肾上腺素时尤应注意。术中对体积较大的痔核应缝合结扎，对搏动明显的痔上动脉也应缝扎。

（3）术后换药检查要轻柔，切忌使用暴力，同时应尽量减少检查次数。在痔核脱落期间，尽量减少剧烈活动，给一些润肠通便药物，防止大便干燥避免做肛镜检查等。

四、粪便嵌塞

便秘是肛门直肠术后常见的并发症，肛肠疾病术后，患者便意减弱，加之环境的改变、饮食的改变，术后可能出现便秘，如不及时处理，干硬的粪便就可能撑裂或擦破伤口而引起出血，或增加感染的机会，引起局部疼痛，影响伤口愈合。另外，粪便在直肠存留，可影响血液及淋巴回流，诱发或加重肛缘水肿，存留时间较长时还可发生粪便嵌塞，甚至引起宿便性溃疡。临床主要表现：大便干燥、排便困难、排便时间延长，甚至出现粪便嵌塞。积极治疗有利于伤口恢复和防止伤口感染和出血。

（一）病因

（1）麻醉反应、伤口疼痛、卧床及腹胀等原因致食欲缺乏，少渣流质饮食，食物中纤维素含量少，肠道蠕动减弱。

（2）术后肛门直肠神经末梢因受到损伤等刺激而引起疼痛，致使肛门括约肌痉挛，造成排便困难。

（3）恐惧排便，延长排便间歇时间，致粪便水分被吸收过多。

（4）手术中过多损伤齿状线附近组织，使排便反射破坏或降低。

（5）术后卧床时间过长，肠蠕动减慢。

（6）患者或因年老体弱，气血不足，或因手术损伤，气随血耗，排便无力，使粪便在肠内停留过久，肠燥便结，不易排出。

（7）使用阿片酊类抑制肠道蠕动的药物，或使用解热镇痛药汗出过多，肠内水分减少。

（8）术前行钡剂灌肠，钡剂没有完全排出而手术。

（9）既往有便秘病史。

（二）处理

（1）有便秘病史者，术后酌情应用麻仁滋脾丸、麻仁润肠丸、番泻叶等通便药物。

（2）中药辨证论治。

（3）经上述治疗大便仍不能排出者可用开塞露或液状石蜡 40～60ml，或 50% 甘油 40～60ml，或肥皂水 100ml 灌肠。

（4）若术后第 4d 仍无排便者，可以用温生理盐水 500～1000ml 灌肠。

（5）术后 3～4d 无排便者，应行直肠指诊检查，如发现有粪便嵌塞者，应及时将粪块捣碎，取出肛外，然后行灌肠处理。

（6）术后肛门下坠，便意频繁者应进行肛管直肠指诊检查，明确粪便嵌塞的程度。

（7）如大量质硬或黏滞粪便嵌塞，需戴手套后将大便捣碎掏出。然后应用开塞露或甘油灌肠剂灌肠，将残留粪便排出。

（8）对大便干燥者可口服润肠通便药物，或针对患者的不同情况辨证施治应用中药治疗，如热结肠燥者可用大承气汤，气虚便秘者可应用补中益气汤。防止再次发生粪便嵌塞。

（三）预防

（1）患者第一次排便前晚，服用润肠通便药物以助排便，如麻仁丸、液状石蜡等，必要时可外用开塞露助第一次大便的排出。

（2）多吃含纤维丰富的蔬菜水果。

（3）适当活动以增加肠蠕动，并指导患者养成良好的排便习惯。

（4）术前有便秘者，手术后当晚起服用润肠通便药物，如麻仁滋脾丸、麻仁润肠丸、槐角丸、番泻叶等药物，以防止粪便壅滞嵌塞于直肠。

（5）肛门疼痛明显者可于便前温水坐浴，疼痛缓解后再行排便。

五、肛缘水肿

肛缘水肿是指肛肠手术后切缘皮肤出现水肿、充血、隆起或肿胀疼痛的症状。一般分为充血性水肿（切口创缘局部循环障碍，血管渗透压增加，淋巴回流障碍，组织内渗压大而引起的水肿）和炎性水肿（切缘创面感染引起水肿），两者常同时存在，相互渗透形成肛缘水肿。

（一）原因

1. 术前准备不充分　肛肠病术前肛门部位炎症未完全消退，术前肛门及痔核周围已出现了明显水肿，多见于血栓性外痔、炎性外痔及嵌顿痔炎症未完全控制而仓促手术者，术后炎症加重，形成炎性水肿。

2. 手术操作不当，创缘循环障碍　由于手术使创缘局部原有的静脉、淋巴循环通路被破坏，或者创面压迫过紧，局部循环受阻，组织液滞留。

（1）外痔切口选择不当，皮瓣对合欠佳，特别是曲张静脉组织及血栓剥离不彻底。由肛门部血管破损导致皮下出血，术后也易形成水肿。由于残留的痔组织内静脉与淋巴网被破坏，静脉与淋巴回流障碍，引起水肿。这种情况多发生于被保留的皮桥处及内痔结扎而外痔不作处理时的外痔处。内痔注射位置过低等，致肛门部淋巴液、血液回流受阻而成水肿。

（2）切口引流差：常见于混合痔切除术后，齿状线上缝合结扎过多，而齿状线外又无充分引流创面，向外开放的 V 形创面太小，导致局部循环障碍。

（3）缝合张力较大：如皮肤切除过多，保留皮桥宽度小，缝合时切口张力势必较大，导致肛门部皮肤与皮下组织受牵拉压迫，影响淋巴与静脉回流，而形成水肿。

（4）内括约肌痉挛：术前内括约肌痉挛或肛管压力较大，术中不作处理，术后肛门疼痛，又可刺激神经末梢引起内括约肌痉挛，加重水肿的产生。

（5）皮桥移动度过大：为了将皮桥下痔核切除干净，术中潜行切除皮桥下痔组织，导致皮桥呈悬空状态，这种皮桥在排便等时易受到挤压、扭曲、擦伤并进而引起水肿。

（6）肛门结构较严重地破坏：有范围较大的肛周脓肿及肛瘘，手术导致肛管缺损较大，缺损处压力失衡，容易为周围组织尤其是痔组织挤向该缺损中，引起水肿。

（7）手术时间过长与术中牵拉过多：手术时间过长与局部组织受钳夹、牵拉过多，局部受损伤程度也相对加重，受感染的机会也相对增大，故术后易发生水肿。

3. 术后处理不当

（1）术后敷料压迫过紧，麻醉消失后肛门皮肤与皮桥不能回复到正常位置，导致肛管皮肤或皮桥嵌顿于肛门口，静脉与淋巴回流障碍，形成水肿。

（2）术后过早地蹲厕大便或大便干燥，大便困难，导致皮桥受挤压、牵拉引起肛门部淤血，或者临厕努挣致肛门部静脉回流受阻而成水肿。

（3）术后因惧怕疼痛，不能正常排便，粪便积滞压迫血管，使静脉、淋巴回流受阻造成水肿。

（4）术后伤口感染引起肛门部组织炎变：手术切口感染，多因肛门部手术消毒不严格，术中不遵守无菌操作原则，或术后处理不适当，致切口感染，引起炎症性水肿。

4. 解剖方面的原因　临床上有的患者肛管组织甚至整个盆底下移，肛管上皮向下外移位（肛门括约肌结构仍不变），齿状线已下移到肛门缘位置。这种患者不管术中如何处理，术后水肿发生率特别高，甚至难以避免。

5. 麻醉原因　在局麻中，局麻药物注射过浅，又过分集中，使药液潴留于皮下组织间隙而发生水肿。

（二）处理

1. 内治法　以清热解毒、利湿、活血化瘀为治疗原则。常用止痛如神汤和凉血地黄汤加减。常用药有黄柏、黄芩、苍术、虎杖、金银花、生地、丹皮、赤芍、枳壳、荆芥等。

2. 外治法

（1）熏洗坐浴：应用苦参汤或祛毒汤熏洗坐浴。

（2）药物湿敷：局部可用硫酸镁 30～60g，加开水 200～500ml 溶化后，湿敷患处，每日 2～3 次，每次 10min。

（3）油膏外敷：患处外敷黄连膏、MEBO 膏、马应龙痔疮膏等，并发感染者可外敷金黄膏。

（4）理疗法：采用低功率激光、红外线、微波等照射、频谱治疗等，对消除痔术后水肿亦有较好的效果。

3. 手术治疗　对经上述处理而水肿不消者，必要时可在局麻下行修剪切除术。伴有血栓形成时，应及时切开，摘除血栓，促进愈合。若有脓肿形成者，应及时切开排脓，防止感染扩散。

4. 其他　若属于敷料压迫过紧，影响局部血液、淋巴循环而致淤血性水肿，可适当松动敷料，减轻局部压力，促进血液、淋巴的回流。感染引起的炎性水肿，可选用适当抗生素。

（三）预防

1. 注意麻醉方法　注射局部麻醉药时，浸润要均匀，不要在一处皮下大量注入，避免注射过浅及药物过于集中，或选用骶麻、腰麻等其他麻醉方法。

2. 选用正确的手术方法

（1）要正确处理混合痔的外痔部分，切口呈放射状，皮瓣要对合整齐，外痔静脉丛要进行剥离。尽量彻底剥离干净痔组织，尤其是曲张静脉组织要彻底切除，对皮桥下的痔组织可将其潜行剥离切除。对小血栓多而散在者应尽量将小血栓剥离干净。

（2）做好皮肤与皮桥复位：手术结束时要将肛管皮肤与皮桥皮肤理平，推回到肛管内，尽量少在肛管内填压过多吸收性明胶海绵与纱布等。只要止血彻底，在肛管内放置一条油纱布即可。

（3）低张力缝合：保留足够的皮桥数量及宽度，如果缝合创面，要对创缘皮肤作适当分离，以减低张力。

（4）选择性松解内括约肌：对内括约肌痉挛或肛管压力较高的患者，术中要注意松解内括约肌头。

（5）固定好皮桥：对皮桥移动度较大的患者，可用针线固定1～2针。肛管皮桥或黏膜桥下移明显者，可向上缝吊1针。

（6）注意保持肛门形态完整：对肛瘘、脓肿范围较大者，手术时注意尽量减少组织的损伤以免留下较大缺损，并尽量将伴随的痔核等切除干净。

（7）内痔注射药物要注射在齿状线以上。

（8）手术中要注意无菌操作，并减少牵拉，缩短手术时间。

3. 及时正确的术后处理

（1）大小便困难者，应及时做好润肠、软化大便和通利小便等措施，否则蹲厕过久可发生水肿。

（2）术后适当使用抗生素，做好坐浴、清洗、换药工作。采用清热凉血利湿、解毒消肿的中药内服或外用，可减低术后水肿的发生。

（3）术后经注射或结扎的内痔一旦脱出，要及时还纳，防止嵌顿发生水肿。

六、术后发热

肛肠病以手术或其他疗法治疗后，患者体温升高，称术后发热。发热是一种防御性反应，但高热可引起并发症。如术后近期内发热，体温在37.5～38°，白细胞计数正常或略有升高，且时间多在1～3d内，常为手术损伤或药物影响所致，临床可称为吸收热。一般不需处理，可自行退热。个别患者术后当日或1～2d内，出现高热，体温38℃以上，一般并非感染，可能为外感，应查白细胞计数，以便区分。如术后感染所致发热，一般体温较高，可逐渐升至38℃以上，也可突然高热，发生时间多在术后3d以后，如不及时处理，其持续时间较长，且热势可逐渐增重，应引起重视。

（一）原因

1. 手术损伤、异物刺激　由于手术切割等可使术区部分组织细胞死亡，死亡的细胞术后渐被机体吸收，可出现发热；术中异物存留，如高位肛瘘挂线、内痔结扎等，局部因异物刺激，可致术后发热。另外，肛瘘等手术未彻底清除的残留坏死组织的吸收也可引起术后发热。

2. 药物反应　如内痔插枯痔钉、注射各种药物，直肠脱垂注射明矾或其他药液后，有时可引起发热。

3. 感染　轻度感染可无发热。感染重时，由于毒素的吸收，可致发热。

4. 并发其他疾病　如术后感冒、上呼吸道感染、尿路感染等。

（二）处理

1. 手术后吸收热　一般不需特殊处理，几日后发热可自行消退。如体温虽不超过38℃，但自觉症状较重，或体温超过38℃或并发外感时，可用解热镇痛药如安痛定（阿尼利定）、对乙酰氨基酚等。如突然高热可肌注安痛定，每次 2ml。中药解表剂对术后吸收热尤其并发外感时，效果较好。可服银翘散、桑菊饮等。

2. 感染发热　可用抗生素等抗菌药治疗，或服清热解毒和清热利湿剂。感染局部也要做必要清创处理。如持续发热，体温升高明显或体温波动较大，伴随出现伤口疼痛，肛门部坠胀感明显，应考虑伤口感染或脓腔处理不彻底，应仔细检查伤口并及时清创引流，积极控制感染灶。并可于处理感染灶后，给予抗生素控制感染，防止病情进一步加重。

消痔灵注射术后，如果肛门坠胀感明显，体温升高，注射部位黏膜色泽改变，或局部先出现硬结，进而转变为黏膜下波动感，应考虑局部黏膜坏死继发感染，可予甲硝唑保留灌肠，并控制全身感染，如不能控制症状，应考虑手术治疗，使黏膜下感染得到适当的引流，进而使症状得到控制。

（三）预防

（1）术前如有发热，应查明原因，积极治疗，待体温正常后再行手术。

（2）严格无菌操作，术后注意创腔引流。

（3）术前、术后应用抗生素预防感染。

七、继发感染

虽然肛肠科基本手术都是在污染区进行的，但术后感染发生并不常见。这主要是由于术后伤口多为开放伤口，引流情况较好，伤口不易积存容易导致感染的污物。同时，由于采用术后坐浴治疗，避免了大部分皮肤问题（蜂窝织炎、脓肿等）。肛门病术后感染大都是在对肛门、直肠和结肠疾病实施手术或治疗时引起的继发感染。原有的感染如肛周脓肿等不属此范围。

（一）原因

（1）手术或异物造成肛窦损伤而引起肛窦炎，并可沿肛腺管和肛腺体蔓延。

（2）创口处理不当，如留有无效腔或止血不彻底而形成皮下血肿等继发感染。

（3）创面部引流不畅，积液、积脓。

（4）损伤或结扎较大血管，影响局部血供。

（5）因消毒不严，细菌随药品和器械进入组织。

（6）年老体弱患者，因本身抵抗力差，也易感染。

（7）无菌观念不强，消毒不严。

（8）操作粗暴，组织损伤多，创面粗糙。

（9）术后护理不当，创面换药错误，创面污染。

（10）年老体弱或糖尿病患者，易引起伤口感染。

（11）局部伤口缝合，未及时拆线，或局部粪便污染导致缝合局部感染。

（12）伤口粪便污染未及时处理。

（二）处理

（1）局部出现红、肿、热、痛等感染征象时应及时处理，可外敷金黄散或黄连软膏，缝合的伤口可做间断拆线。

（2）脓肿已成者，应及时切开引流，防止感染扩散。

（3）有桥行愈合或引流不畅者，应及时敞开，填入纱条引流，防止假愈合。

（4）因感染继发大出血者，在止血的同时，应控制感染，促进创面修复。

（5）应用抗生素为防止感染扩散，对患者做全身性抗感染治疗。

（6）中药熏洗。

（7）筋膜以下的严重感染应及早扩创，多切口引流减压。对有窦道形成的应做利于引流的 8 字切口，同时清除肉芽组织。对少数的特异性感染应大胆扩创，清创彻底。

（三）预防

伤口感染的形成是一个由量变到质变的过程，即由轻度沾染→污染→感染三种不同程度。伤口感染的预防首先要防止伤口受污染，还应争取使轻度沾染者向清洁转变，加速伤口愈合。

（1）手术前准备需充分，尽量清除会阴部异物颗粒、油垢、细菌等。

（2）手术时，应严格遵守无菌操作规则，彻底消毒手术部位及周围皮肤。如做内痔注射时必须在每次进针前进行消毒。

（3）手术要细致，尽量减少患者组织损伤。皮瓣对合应整齐，缝合不留无效腔，一般不做分层缝合，引流口应通畅。

（4）对潜行切断（如肛裂侧切等）的术式，应注意止血，防止形成皮下或深层组织的血肿。

（5）患者每天便后及时坐浴熏洗；换药时，要注意患者创面清洁，肛瘘换药要保持引流通畅，使肉芽从基底部向上生长，防止皮瓣桥形愈合。

（6）对手术损伤较重、年老体弱、气血不足的患者，术后可内服中药黄连解毒汤、五味消毒饮、仙方活命饮等，以清热解毒，预防感染；服用补中益气汤、四物汤等方加减，以益气养血扶正，增强机体抗病力，必要时可给予全身支持。

（7）抗生素的预防用药：口服甲硝唑0.2g每日3次，或术前一天起肌注或静脉滴注抗生素每日2次至术后3d。

八、创口延迟愈合

常见肛肠手术切口愈合时间平均为15d，严重的混合痔一般不超过4周，术后大部分伤口在5～6周内愈合，几乎所有伤口都在3个月内愈合。肛瘘复杂，创口本身大而深，生长缓慢是正常的。肛门直肠血运丰富，且抗感染能力较强，一般创口愈合良好，但临床上仍会有一些因素会导致创口愈合延迟。

（一）原因

（1）患者体质虚弱，营养不良，或有其他慢性疾病，如糖尿病、血液病、结核病、过敏体质等。

（2）手术切除皮肤太多，中间保留皮肤不够，肛管扩张功能不良，影响伤口愈合。

（3）术中切除皮肤过少，伤口中间保留皮肤太多，伤口对合不好，形成结节。

（4）肉芽组织过生或水肿，影响愈合。

（5）术时不仔细，未找到内口或内口处理不当，瘘管残留。

（6）伤口深部留有空腔，引流不畅形成窦道。

（7）引流不畅，创缘内翻。

（8）异物遗留（如线头、布类、鱼刺、敷料、过多凡士林残留等）。

（9）换药不当，处理欠及时，造成伤口粘连、假道形成，甚至伤口感染。

（10）有溃疡性结肠炎或克罗恩病存在。

（二）处理

如果伤口生长缓慢，首先应仔细进行检查，找出原因。如为手术处理不当，可再次手术，切开肛瘘支管道，处理内口。如为肉芽组织水肿，可用高渗盐水湿敷或采用祛腐生肌中药外敷，无效时应予以剪除，出现桥形愈合应及时剪开，皮缘内翻应予修剪。如感染形成脓肿者，应及时切开引流。术后可配合使用理疗促进伤口局部循环，腐肉较多时，可使用红粉纱条祛腐生新。上皮组织生长缓慢的，可在局部使用珍珠粉等药物，促进上皮生长，加速组织修复。

（三）预防

预防术后伤口愈合缓慢，首先在术前应明确患者是否有其他慢性疾病，如果有，应适当控制后再行手术。手术时，应根据不同病情选择适当的切口，避免切除过多皮肤而致切口过大。肛瘘或脓肿手术时，还应仔细寻找原发口，明确瘘管的形态和走向，切忌人为造成"内口"。对内口和所有管道都要正确处理，使引流通畅。换药时应注意伤口情况，及时清除伤口内异物，发现问题及时处理，确保伤口从基底部向外生长。

九、肛管皮肤缺损

肛管皮肤缺损可以导致感觉性肛门失禁及直肠黏膜脱出，外翻的黏膜可分泌黏液，产生皮肤刺激和肛门瘙痒，外翻的黏膜还可以发生糜烂和出血等。

（一）原因

（1）肛管皮肤缺损不是一个单独疾病，而是痔瘘术后，特别是环痔切除术后，造成的一种手术后遗症。

（2）术中切除皮肤过多，或切口太低，切除了 Parks 韧带，由于肛管上皮缺损，可牵拉直肠黏膜翻于肛门外面。

（3）肛管直肠外伤。

（4）因治疗目的在肛管周围注射或涂抹的药物剂量过大，造成肛管皮肤损伤。

（5）肛周感染如皮肤坏疽、坏死性筋膜炎等造成肛管皮肤缺损。

（二）治疗

（1）较小的皮肤缺损可以通过坐浴、换药而自行修复。

（2）较大的皮肤缺损出现黏膜外翻、脱垂，或出现肛门狭窄、肛门失禁者，需手术治疗。采用肛门部皮肤移植术、肛管成形术，来修补肛管上皮的缺损，治愈黏膜外翻，对于缺损部的黏膜脱出，可用硬化剂消痔灵黏膜下注射。皮肤缺损区以 S 形皮片肛管成形术。

（三）预防

（1）痔手术时应注意保留皮桥，两处创面间保留的皮肤应在 2mm 以上。肛管皮肤切除不得超过 3/5。

（2）避免在肛管周围注射或涂抹浓度过高、剂量过大的药物，以免皮肤化学性损伤。

十、晕厥

晕厥是突然发生的大脑组织一过性供血不足所引起的短暂意识丧失。主要表现为意识丧失、面色苍白、重者抽搐、心率快、血压低等。在肛肠手术后，由于种种不良因素的刺激，某些患者发生晕厥。虽多为一过性的，常不需特殊处理即可恢复，但因其发生时可导致意外伤害，故急需积极防治。

（一）原因

1. 血管抑制性晕厥　常因手术刺激所引起的疼痛、恐惧、受惊、情绪紧张等因素诱发。通过反射而产生广泛的周围小血管扩张，血压显著下降，脑部在低血压的状态下出现缺血，而发生晕厥。

2. 排尿性晕厥　术后排尿或排尿结束时突发晕厥，多见于成人男性。

3. 体位性低血压　常见于术后卧床突然站立者，或高血压病患者使用氯普芬等降压药物后，或脑动脉硬化及慢性营养不良等患者。

4. 颈动脉窦综合征　常见于颈动脉窦过敏，用洋地黄后、颈动脉硬化、血栓形成或狭窄，突然转动颈部或衣领过紧，肛肠手术时均可诱发晕厥。

5. 心源性晕厥　心律失常、其他心脏病。

6. 脑源性晕厥　脑动脉硬化。

7. 其他晕厥　低血糖、急性失血、极度疲劳、贫血等。

（二）处理

晕厥发生突然，但常能迅速好转，一般采用以下措施：

（1）检测心率、血压、呼吸情况。必要时应查血糖。

（2）晕厥发作，立即平卧，头低脚高位，松解衣领。必要时给予吸氧。

（3）若为大出血，迅速补充血容量，立即止血。

（4）针刺人中穴、百会穴、涌泉穴等。

（5）饮热茶、姜糖、糖开水。

（6）恢复慢者，可用 50% 葡萄糖 40ml 静脉注射，麻黄碱 0.25mg、肾上腺素 0.3mg 皮下注射。

（三）预防

（1）术前详细询问病史，心脑病史、晕厥史，全面查体，进行必要的化验检查。

（2）对有可能发生者，予以提防，有专人护理。

（3）精神紧张者，做好心理疏导，术前用药。术中血污纱布、器械等应避开患者，尽可能减少刺激。

（4）麻醉应充分，尽量减少疼痛。

十一、肛门坠胀

肛管直肠疾病术后因机械或炎症等刺激而引起局部"里急后重""胀满不适"等表现，称为肛门坠胀。肛管、直肠疾病术后短期内多有此症状，属于正常现象，其时间因手术损伤大小及人体体质的不同而有长短，一般多在 2 周左右。若持续不能缓解，应查找产生的原因。

（一）原因

1. 机械刺激　内痔、直肠脱垂、高位肛瘘等手术结扎组织过多，或肛管直肠疾病术后换药因操作和填塞纱条、药物等异物的刺激，或术后局部组织的瘢痕挛缩，或粪便嵌塞等原因所致。

2. 炎症刺激　术后创面局部发生充血水肿，或引流不畅，或假性愈合继发感染等原因引起。

（二）处理

1. 药物治疗　对坠胀较明显者可辨证服用清热利湿、解毒消肿的止痛如神汤加减，并配合清热解毒、活血祛瘀的祛毒汤等熏洗坐浴；肛内应用痔疮膏、痔疮栓等以利于坠胀的缓解。

2. 物理疗法　激光、磁疗、热敷等均可促进局部血液循环，对缓解坠胀感有一定作用。

3. 手术治疗　对桥形愈合引流不畅继发感染者，应及时手术引流。对局部瘢痕挛缩引起，经各种保守治疗不缓解的疼痛，可行手术松解。

（三）预防

（1）术中操作应轻柔，结扎的组织尽量少，以避免术后局部组织的瘢痕过多。

（2）换药时纱条填塞应既保证引流通畅又不宜过多，不要用刺激性较大的药物敷布创面。

（3）术后注意保持大便通畅，便后坐浴以保持创面清洁，减少粪便残渣对创面的刺激。

（4）术后要注意休息，避免过多的活动。

（5）忌食辛辣刺激性食物，避免腹泻及便秘的发生。

十二、肛门直肠狭窄

肛门直肠狭窄是指各种手术造成的术后肛门肛管及直肠腔道变窄，失去弹性，导致排便困难，大便变细，甚至出现梗阻。根据狭窄发生的部位，分为肛管狭窄和直肠狭窄。

（一）原因

1. 肛管狭窄

（1）肛门及周围组织损伤过多，形成瘢痕性狭窄、如多次行肛门局部手术，术中未能适当保留皮桥，肛管皮肤损伤过多，环状混合痔环切除，黏膜与皮肤对合不良，术后瘢痕组织挛缩引起肛管狭窄等。

（2）术后肛管部严重感染，发生大面积坏死，纤维组织增生，愈合后形成瘢痕性狭窄。

2. 直肠狭窄

（1）内痔结扎和直肠黏膜结扎时损伤黏膜过多，未保留黏膜桥，且结扎处位于同一水平面，或结扎过深，伤及肌层，出现瘢痕性狭窄。PPH手术黏膜切除钉合不当。

（2）内痔或直肠黏膜脱垂注射硬化剂或坏死剂操作不当，注射过深或剂量过大，使直肠黏膜产生广泛性炎症，使组织硬化失去弹性，造成直肠狭窄。

（3）术后直肠黏膜发生大面积感染形成黏膜下脓肿或直肠黏膜大面积坏死，也是造成直肠狭窄的主要原因之一。

（二）处理

肛管和直肠狭窄程度较轻者，可采取保守治疗，即肛管和直肠扩张术，术后10~15d，每2~3d用手指扩肛一次，可防止因创面粘连引起狭窄，扩张时力量由轻到重，扩张的管径逐步扩大，避免暴力损伤组织，同时配合肛肠内腔治疗仪，术后10~15d，每日1次，连续7~10次或中药熏洗。常用熏洗方为活血散淤汤去大黄，能活血化瘀，软化瘢痕。注射硬化剂形成的狭窄，还可服用散结灵以软坚散结。

（三）预防

（1）术中应选择适当切口，尽量减少对正常组织的损伤，保留足够的皮肤和黏膜桥，预防狭窄的发生。

（2）内痔和黏膜结扎时不能过深，结扎位置不能处于同一水平面。

（3）术后应定时检查，对有粘连和狭窄趋向者，要及时行扩张治疗。同时，熟练掌握药物注射技术，了解各种注射剂的药理作用，注射不能过深，药量不能过大，且必须严格无菌操作，防止感染。

（4）术后出现感染应及时处理，包括全身和局部用药，防止局部大面积化脓性坏死，引起狭窄。

（5）嘱患者术后不可长时间服用泻药维持排便。

十三、肛门失禁

肛门失禁是指肛门对粪便、气体、黏液失去控制的一种严重并发症。临床根据失禁的程度分为完全失禁、不完全失禁和感觉性失禁。

（一）原因

（1）肛门及其周围组织损伤过重，瘢痕形成，肛门闭合功能不完导致失禁，如痔环切术、痔结扎术、脓肿和瘘管手术。

（2）肛门括约肌损伤过多损伤浅层及内括约肌可出现不完全失禁。切断肛管直肠环则导致完全失禁。如肛管癌切除、高位复杂性肛瘘切除等。

（3）肛直角破坏术中切断肛尾韧带，破坏肛直角、耻骨直肠肌，贮粪作用消失，发生失禁。

（4）排便反射器破坏大面积损伤黏膜，环痔脱核期，或注射硬化剂，坏死剂，排便反射器破坏，可致感觉性失禁。偶见于痔环切术、环痔分段结扎术、直肠癌切除保留肛门术。

（5）其他年老体弱、以往肛门功能不良或多次肛门手术者。

（二）处理

1. 不完全失禁的处理

（1）提肛运动：可随时随地进行，每次5min以上，通过提肛，可使残留的括约肌得到加强，以代偿被损伤括约肌的功能。

（2）药物治疗：使用益气养血的中药治疗，增强括约肌的收缩力，可口服补中益气丸。

（3）按摩疗法：可按摩两侧臀大肌、肛提肌及长强穴，提高肛门的制约作用。

（4）电针疗法：针刺人髎穴、肾俞穴、白环俞穴、承山穴等穴，配合电疗使肛门自主括约能力增强，缓解不完全失禁。

2. 完全性失禁　可行手术，但效果不理想。

（三）预防

术中尽量减少对组织的损伤，避免瘢痕形成引起失禁，同时减少对肛管上皮和黏膜的损伤，保留排便感受器，减少对肛门括约肌的损伤，禁止切断肛管直肠环。不能切断肛尾韧带，耻骨直肠肌以避免肛直角消失而发生肛门失禁。

十四、腺液外渗

腺液外渗是指术后由于肛管闭合不严引起肛腺液和肠黏膜内的肠腺分泌液渗出肛门外而言，不仅指肛腺液外渗。肛门有黄色黏稠的液性分泌物，肛门口及周围皮肤潮湿、瘙痒或有皮炎，肛管有瘢痕沟。

（一）原因

（1）肛瘘、肛裂和痔切除术后，在肛管残留沟状瘢痕闭合不严，致腺液外渗。

（2）混合痔特别是内痔，在肛管有静脉曲张性痔影响肛管闭合，腺液渗出肛外。

（3）直肠慢性炎症、肛窦炎、肛乳头肥大及炎症皆可刺激腺体分泌增多，使腺液外渗。

（二）处理

硝矾洗剂熏洗后外敷一效散，保持干净，肛内塞入痔疮栓。只有在消炎、收敛无效时手术切除肛窦或静脉丛，破坏肛腺管使之闭塞。若肛管瘢痕沟深，可做瘢痕切除修补手术。

（三）预防

手术时要防止损伤肛管、齿状线过多，残留较深的瘢痕沟。

（井 楠）

第三节 结肠造口术并发症的处理

结肠造口术是一种简单手术，但如临床医师不慎重处理，仍有许多术后并发症。国外文献报道，结肠造口术后并发症发生率高达21%～70%，造口并发症中有15%～20%的患者须再次手术。因此，我们必须认真正确地进行造口操作，尽量减少并发症的发生。

结肠造口术后的并发症有局部缺血坏死、狭窄、造口旁疝、黏膜或结肠全层脱垂、肠扭转、脓毒血症、结肠造口穿孔、出血等。脱垂、疝和狭窄更常发生在结肠造口，而表皮脱落是不常见的，因为排泄的物质与回肠造口不同。

一、造口出血

（一）原因

（1）创伤如造口袋与黏膜的摩擦造成造口部黏膜糜烂所致。

（2）扩张造口时操作粗暴，导致黏膜撕裂。

（3）肠壁血管结扎不牢。

（4）造口部位的肠管静脉曲张破裂出血。

（二）处理

（1）如出血量少，则保持局部清洁，更换粪袋，促进创口愈合。

（2）静脉曲张所致出血可使用硬化剂局部注射。

（3）肠管系膜处出血且出血部位较深者，则须压迫或结扎止血。

（4）如从肠腔内出血，就需要进行结肠镜检查，明确出血部位及性质后对症处理。

（三）预防

（1）使用柔软的物品，减少对造口黏膜的摩擦、刺激。

（2）造口时对造口肠管的止血要彻底。

（3）造口检查时操作应轻柔，以免损伤黏膜，或将黏膜与皮肤连接处撕裂。

二、造口脱垂

造口脱垂常发生于游离度较大的部位，如横结肠部发生率较高，附着于后腹壁的降结肠部位发生率低。既可见于末端结肠造口，也可见于袢式结肠造口。脱垂发生的程度不同，可从几厘米到30cm或更多。

（一）原因

（1）便秘、腹泻、咳喘、过度肥胖等造成持续性腹内压升高。

（2）造口在腹直肌外侧，存在一定程度的造口旁薄弱或缺损，缺乏组织的支持。

（3）造口处切口过长、过大。

（二）处理

（1）临时性造口可以用腹带维持直至准备关闭造口。

（2）仅是黏膜脱垂时可用硬化剂注射，使其与周围组织固定。

（3）若延迟结肠造口的关闭无限期，而且脱垂产生明显的症状时，可将脱垂的远端结肠送回腹内。将远端结肠缝合留在腹腔内，近侧与皮肤缝合形成末端结肠造口，用不吸收缝线缝合筋膜以减少缺损。

（4）末端结肠造口出现脱垂时，可用切除多余的脱垂部分收紧腹部开口。

（5）若将结肠造口重建是防止复发的更确定的方法。

（三）预防

（1）对于引起持续性腹压增高的原因进行早期对症治疗，有助于防止形成造口脱垂。

（2）将造口的结肠通过腹直肌，以加强周围组织支持，预防发生造口脱垂。

（3）用非吸收性缝线将腹膜、腹直肌鞘与结肠缝合固定。

（4）腹膜外结肠造口能减少继发脱垂的可能性。

三、造口回缩

（一）原因

（1）双腔造口回缩机会多；常因结肠游离不充分，结肠短，外置结肠有张力或过早去除支持肠管的玻璃棒而发生。

（2）腹壁太厚或术后高度腹胀，术后早期经造口插管灌洗或用手指进行扩张时用力过猛。

（3）腹腔内有炎症、瘢痕粘连、癌肿浸润等也是造口回缩的原因。

（4）伴有结肠梗阻的患者如外置肠段长度不够，当结肠排空后，肠壁收缩，更有发生造口回缩的危险。

（二）处理

（1）造口回缩的处理方法取决于回缩的程度：如部分回缩，肠端尚在腹膜外，一般不需要做紧急手术，但须加强对创面的护理，严密观察回缩进展情况。

（2）如肠造口断端已回缩到腹腔，产生腹膜炎征象，则应立即行剖腹术，一般扩大原造口切口，将其斜向上延长（如原造口在左下腹部），游离结肠后无张力地提出腹膜外。局部污染严重、肠管或系膜提出困难时，可另选造口位置。

（三）预防

（1）术前或术中认真评估造口时结肠预留的长度，提出的结肠应确保无张力。

（2）延长拔除袢式造口应用支持杆（玻璃棒）的时间。

（3）通过袢式造口结肠的系膜孔将两侧的腹膜或皮肤缝合。

（4）造口护理时切勿用力过猛。

四、造口坏死

结肠造口坏死是由于造口的血供不足而引起的。这种并发症在端式造口比袢式造口多见。坏死常局限于造口肠段的端缘，外置肠段全部坏死并延伸到腹腔内肠段而导致腹膜炎者较少见。为了及时发现和处理造口坏死，术后5d内应每日检查造口至少1次。正常黏膜颜色红润，有光泽，但可稍水肿并膨隆，触碰后可出现出血点；若出现坏死现象，则黏膜失去光泽，呈暗红色、青紫色或灰黑色，可带有恶臭分泌物，造口周围腹壁皮肤红肿疼痛。

（一）原因

（1）术中损伤了结肠边缘动脉。

（2）腹壁造口处开孔太小或缝合过紧而影响肠壁及其系膜的血运。

（3）造口肠段及其系膜拉出时发生扭曲或有张力。

（二）处理

（1）在治疗前必须判明坏死范围，如坏死位置表浅而局限，可在坏死区分界清楚后将坏死部分切除，局部放置引流，应用抗生素。

（2）坏死区延伸到腹膜内，已不能清楚地看到正常肠管时，应立即手术，以免结肠坏死回缩进腹腔内，引起肠内容物外溢而造成粪汁性腹膜炎。

（3）手术方式的选择：①如原为腹膜外结肠造口，切口可从造口处向外上方延长（如原造口在左下腹），暴露坏死肠管至正常组织，游离足够长度的正常肠管，提出腹膜外，切除坏死组织，行再次造口。②如原为腹膜内结肠造口，可经原切口探查腹腔，拆除结肠与腹侧壁之间的缝线，游离到血供良好的结肠，重新造口。③如造口肠管或系膜较短，提出困难，可向上在就近处造口，原切口修补后改做引流孔；如坏死段范围广泛，亦可改做横结肠造口，切忌勉强拉出，以免造成术后肠管回缩。

（三）预防

（1）分离和切断结肠时切勿损伤肠段系膜内的供应动脉。闭合结肠旁沟或将肠段与造口处腹膜固定缝合时，亦应避免缝扎系膜内的供应动脉。

（2）应注意到腹壁开孔的大小，一般以在造口肠段旁能插入一个手指为度。

（3）造口的肠段必须做充分的游离，保证有足够的长度。造口肠段拉出切口后应再次检查肠管有无扭曲现象。

五、造口穿孔

穿孔部位常在结肠缝合于腹壁部分，结肠附着固定与游离的结合处亦多见。

（一）原因

（1）早期发生原因与手术操作有关：如电灼时损伤结肠；结肠与侧腹壁固定造口时缝线穿透结肠全层或缝扎过紧；牵拉结肠用力过度。

（2）机械性损伤所致：如结肠灌洗或钡灌肠时管头刺破结肠。

（3）结肠造口进行钡灌肠造成的穿孔。

（二）处理

（1）穿孔发生于腹膜内，短期内即可引起腹痛，产生腹膜炎征象，一旦确诊应立即手术。根据穿孔大小、时间及污染情况决定手术方式。穿孔小、时间短者可做修补术或将肠管提出腹膜外固定并修补，放置引流；穿孔大、污染严重者可行横结肠或近端肛管造口以转流粪便。

（2）穿孔在腹膜外可引起腹壁层组织感染，必须及时广泛引流，可用灌肠来控制粪便外漏，勤换敷料，促进愈合。保守治疗无效或手术后期继发于肠道炎症疾病（如憩室炎、克罗恩病）引起穿孔成瘘管，需切除瘘管及病变部，重建造口。

（三）预防

（1）固定结肠时可利用肠系膜、肠脂垂进行缝合，或缝合仅穿过浆膜层进行固定缝合。

（2）仔细检查治疗的器械、物品是否存在缺陷，如有缺陷及时予以更换，以防损伤肠管引起穿孔。

六、造口狭窄

造口发生狭窄后结肠排空不畅，易导致排便过频，或粪便变细，也可出现低位不全梗阻的临床表现。

（一）原因

（1）结肠造口狭窄大部分都是由于局部缺血引起的。

（2）局部感染和皮肤开口太小。

（3）外露的结肠浆膜因受粪便等刺激引起浆膜炎，产生肉芽组织增生，继之发生瘢痕收缩，形成环状狭窄。

（二）处理

（1）狭窄程度较小的患者可用漏斗或导管灌洗。

（2）当狭窄环尚能通过全部小指或食指尖时，则每日以手指扩张造口 1、2 次，以能通过全部食指为度。充分扩张常常引起严重的疼痛，容易产生出血和更多的瘢痕组织。

（3）对保守治疗无效的有症状患者，或狭窄环已不能通过小指时，应将造口肠段外围的一圈瘢痕组织做环形切除，用细肠线将肠壁与皮肤边缘重新间断缝合，或采用放射状切口及 Z 形切口重新缝合切缘。

（4）造口肠端狭窄指诊时须注意肠管旁是否有肿块、疝等存在，若有则应根据具体情况进行手术治疗。

（三）预防

可将腹外斜肌腱膜或腹直肌前鞘做十字形切开或圆形切除一块，以防开孔过小。同时应注意造口端的血运。术后 1 周开始每天以食指或中指扩张造口 1、2 次，可嘱患者坚持 1~3 个月，以免发生狭窄。

七、造口旁疝

绝大部分患者都存在一定程度的造口旁薄弱或缺损，随着时间的延长，疝的发生率增加，但只有少数患者（可能 15% 左右）需要手术治疗。

（一）原因

（1）与造口位置选择、造口的技术及手术前后处理有关，如造口途径选择在腹直肌的外侧就比经腹直肌的发病率高。

（2）过度肥胖、持续腹内压升高等因素使造口肠管与周周组织分离，从而诱发造口旁疝的发生。

（3）造口术后局部感染、周围组织营养不良，出现萎缩等。

（二）处理

（1）早期或症状轻微的经用合适腹带或特制的造口袋后症状可缓解，并可预防其发展。

（2）疝的存在妨碍结肠造口灌洗或造口袋佩戴困难者需手术治疗。

（3）疝脱出巨大，或疝颈过小复位困难，或有造成嵌顿疝可能者，应手术治疗。

（4）疝手术应根据具体情况行疝修补，或将结肠造口更换位置。

（三）预防

（1）采用腹膜外结肠造口可减少造口旁疝的发生率：因造口肠段经腹膜外引出，消除了结肠旁沟间隙，排除小肠内疝的潜在危险，又因被覆的腹膜有一定的保护作用，可防止造口回缩、脱垂及旁疝的发生，且可减少梗阻、狭窄和造口水肿等并发症。

（2）仔细将穿过腹壁的结肠与腹膜、鞘膜等组织缝合，间距适中。

（3）永久性造口可将造口通过左侧腹直肌，以降低疝的发生率。

（4）采取有效的方法降低腹压增高的因素，以减少造口旁疝的发生。

八、造口周围皮肤病

（一）原因

造口周围皮炎是最易发生的并发症，轻则红肿，重则糜烂。原因可为排泄物漏出刺激皮肤引起接触性皮炎，造口器材引起的损伤性皮炎及念珠菌感染。患营养不良或糖尿病会增加感染机会。

（二）处理

（1）造口器材所致者则需要更换器材。

（2）接触性皮炎的治疗应使用皮肤保护软膏、油剂等药物（如氧化锌油膏等）治疗。

（3）顽固性糜烂、溃疡属真菌感染者，外用制霉菌素。

（4）如经各种治疗无效，可考虑手术改换造口位置。

（三）预防

（1）选择佩戴合适的、刺激性小的造口器材，避免损伤周围组织。

（2）造口周围皮肤需要经常清洁，减少排泄物对皮肤的刺激。

（3）造口处黏膜应高出皮肤 2~3cm，使粪便排出时尽可能少的接触皮肤而直接进入造口袋。

（4）加强营养，增强体质，积极控制血糖，减少皮肤感染的机会。

（潘中平）

第六章

便秘

第一节　慢性顽固性便秘

慢性便秘是由不同的病因所引起的十分常见而又复杂的临床症状，主要是指不经常排便或排便困难以及排出干结的粪便。便秘患者可能就诊于不同的学科，但顽固性便秘常就诊于消化内科和肛肠或胃肠外科。美国每年有 400 万以上的人因便秘就诊，发病率约 2%；每年有 200 万～300 万便秘患者用泻剂辅助排便，住院患者的出院诊断中有便秘一项者有 92 万人，约 900 人死于便秘或与便秘有关的疾病。北京、天津地区普通人群的便秘患病率相近，分别为 4.6% 和 4.43%。60 岁以上老年人的便秘患病率明显增高，天津地区对普通人群的调查显示，60 岁或 60 岁以上的便秘者达 50% 以上，脑力劳动者多于体力劳动者，分别为 5.7% 和 3.4%。

一、定义

便秘不是一种疾病，而是一种可见于多种疾病的症状群，不同的患者有不同的含义。近年来，对慢性便秘的定义提出了量化的指标。在不用通便剂的情况下，1 周自发性排空粪便（spontaneous complete defecation，SCD）不超过 2 次，且 1/4 以上的时间内至少具有硬便、排便困难或排便不畅三项之一，为时 3 个月以上，称为慢性便秘。便秘患者可伴有腹痛、腹胀等症状。顽固性便秘患者常依赖于药物才能排便，或对各种治疗无反应。重度或顽固性便秘患者常焦虑不安，不能坚持工作和正常生活，生活质量受到明显影响。临床上，因便秘诊治的患者数量和耗资巨大。不少患者由于疗效不佳，滥用泻药，反而加重了病情。

二、病因

正常排便要求结肠和肛门直肠有正常的功能。粪便在结肠内以正常的速度通过，到达直肠后刺激直肠引起肛门直肠反射，再依赖于正常的盆底肌群的协调运动，使粪便顺利排出。以上排便生理上任何环节的异常均可导致便秘，包括：①平滑肌功能异常，导致肠内容物通过减慢，直肠感觉阈值增加，低级或高级中枢神经功能异常，排便反射敏感性降低。②肛门和盆底肌群的功能不协调，使排便时肛门括约肌呈反向性收缩，导致肛门出口阻力增加，排便困难。

1990 年 11 月在全国便秘诊断、治疗标准研讨会上对便秘的原因进行了详细地探讨，将便秘的病因分为六类二十七条。

1. 不合理的饮食习惯和不良的排便习惯　①饮食摄入量不足（食物含纤维素少）。②过度吸收（粪便量少）。③平日运动量少。④人为抑制便意。⑤滥用泻剂。⑥环境改变。

2. 结肠、直肠功能性障碍及器质性病变　如下所述：

（1）结肠机械性梗阻：良性与恶性肿瘤、扭转、炎症（憩室炎、阿米巴病、结核、性病性肉芽肿）、缺血性结肠炎、吻合口狭窄、慢性套叠、子宫内膜异位症等。

（2）直肠、肛管出口处梗阻：①肛管，狭窄、痔、裂。②直肠，直肠前膨出、直肠黏膜内套叠、盆底痉挛综合征、会阴下降综合征。③结肠神经病变及结肠肌肉异常，先天性巨结肠、后天性巨结肠、传输性结肠运动缓慢、结肠易激综合征。

3. 结肠神经异常　①中枢性：各种脑部疾患、脊髓损伤、肿物压迫、多发性硬化症。②支配神经异常。

4. 精神障碍　①抑郁症。②精神病。③神经性厌食。

5. 医源性　①药物（可待因、吗啡、抗抑制剂、抗胆碱剂、铁剂）。②制动。

6. 内分泌异常及代谢性疾病　①甲状腺功能低下。②甲状旁腺功能亢进。③高钙血症。④低血钾症。⑤妊娠。⑥糖尿病。⑦垂体功能低下。⑧嗜铬细胞瘤。⑨原发性或继发性脱水。⑩铅中毒。⑪老年、营养障碍。

在国外，对便秘的分类方法较多，如有根据病因将其分为原发性和继发性的；有根据部位分为结肠型、直肠型的；也有根据病理分为功能性和器质性的。在这些便秘当中，与外科治疗关系密切的主要是结肠、直肠的器质性病变，如乙状结肠冗长、出口处梗阻等。

三、检查方法

为了制定合理的治疗方案，治疗前详细评估便秘的动力障碍类型非常必要。目前，用于调查便秘的方法有结肠通过时间测定、肛门直肠测压及排粪造影等（表6-1）。

表6-1　调查慢性便秘的有关检查方法

检查方法	检查目的
胃肠通过时间	测定通过时间和判断便秘类型
肛门直肠测压	测定肛门括约肌功能和神经反射
直肠壁感觉和顺应性测定	测定排便阈值和直肠壁的顺应性
排粪造影	检测排粪功能及肛门直肠角的变化
肛门外括约肌肌电图测定	了解是肌源性或是神经源性异常
阴部神经潜伏期测定	了解是否存在神经传导的异常
超声内镜	判断有无肛门括约肌受损及其程度和方位

1. 结肠运输时间测定　是采用不透 X 线标志物测算胃肠通过时间（gastrointestinal transit time，GITT）。包括全胃肠、结肠及不同节段结肠的通过时间。1992 年国内所制定的统一标准：口服 1 枚内装 20 粒不透 X 线标记物的胶囊 72h 后摄片，结肠标记物剩余数 72h≥4 粒，可诊断为结肠慢传输型便秘（STC）。实际上 STC 的诊断不仅要根据 72h 标记物剩余数的多少，还要看剩余标记物在各部结肠分布的情况，以助评估慢传输结肠病变的程度、部位和范围及是否有出口梗阻。结肠运输实验的结果易受到被检者的生活规律、情绪、饮食等多种因素的影响，所以不能仅凭检查的结果而轻易作出诊断。最近同位素扫描法被认为是肠道运输的金标准，常用 [111]In 标记颗粒检测从回盲部到直肠的运输过程，24~48h 可获得结果，但目前尚未普及应用。这是诊断结肠慢传输型便秘不可缺少的检查，但应与其他生理检查进行综合分析。

在多数情况下，结肠节段运输时间延长是出口处梗阻的结果，随着梗阻的解除这种异常可以恢复正常。只有在直肠排空功能正常或治疗后排空功能恢复正常后仍有便秘的情况下，结肠传输试验才能发现真正的原发性结肠慢传输型便秘。

2. 肛管直肠压力测定　患者取左侧卧位，先不做直肠指检，将球囊或探头置于肛管内，测量肛管静息压和最大缩窄压。然后将球囊送入直肠壶腹部测量直肠静息压，导管接拖动装置测括约肌功能长度。换双囊导管，大囊置于壶腹，小囊置于肛管，向大囊内快速充气50~100ml，肛管压力下降且时间大于 30s 为肛管直肠抑制反射阳性。所测得肛管括约肌的压力、直肠容量及其顺应性以及肛管直肠抑制反射（RAIR）是否存在，并可协助诊断有无直肠前突和黏膜内脱垂。若 RAIR 存在，则可除外巨结肠症；若 RAIR 不存在或有疑问，则可行肛管直肠切断术以协助诊断。

3. 排粪造影检查　经肛管注入 300～400ml 钡剂，让患者坐在特制的排粪桶上，X 线侧位透视下调整位置，使左右股骨重合并显示耻骨联合。以通过肠腔内钡剂的显影来观察直肠和盆底在动静态下的 X 征象，为功能性出口梗阻的诊断奠定了基础，特别是对直肠形态的改变判断已很准确。由于盆腔造影同步排粪造影可使盆腔同时显影，所以增强了对盆底病变的观察。四重造影进一步使直肠、盆腔、子宫、膀胱全盆脏器同时显影，使对肠疝、腹膜疝、子宫后倾、膀胱脱出等诊断更为准确。

4. 直肠感觉功能测定　包括直肠扩张试验和直肠黏膜电感觉试验，分别通过直肠内球囊注气或电感受测试直肠感觉阈值。方法是将球囊导管插入壶腹，每隔 30s 注气 10ml，当受试者刚开始有直肠扩张感觉时，记录注入的气体量，此即为直肠感觉阈值，以后每次注入 50ml，当受试者出现排便紧迫感时，即为排便容量阈。继续注气当出现无法忍受的排便感觉时或疼痛时为最大耐受容量。慢性便秘患者直肠感受功能常常下降，而结直肠炎患者直肠敏感增加。

四、治疗

便秘治疗宜采取综合措施和整体治疗，以改善或恢复肠道动力及排便的生理功能。

1. 一般治疗　注重改变生活方式，对那些饮水量很少、膳食中纤维太少以及活动少的便秘患者，应鼓励增加晨起一次性饮水量、每日的膳食纤维摄取量和活动量。增加饮水和膳食纤维能增加和保留粪便内的水分，使粪便变软，体积变大。膳食纤维能加快胃肠通过速度。同时，应消除某些诱因尤其是引起便秘的药物因素。避免滥用泻药，因为长期服用大剂量刺激性泻药，可以损伤肠壁神经丛细胞，加重便秘。

2. 药物治疗　药物治疗的目的是软化粪便，促进肠道动力，刺激排便。临床上可根据便秘的程度、类型和性质，选用合适的通便剂（表 6-2）。

表 6-2　便秘的药物治疗

药物分类	举例	作用
长性泻药	欧车前、麦胶等	强吸水性，增加容积，松软粪便，加强刺激
渗透性泻药	福松（聚乙二醇 2000）	增加容积，松软粪便，加强刺激
	杜秘克（乳果糖）	
盐类泻药	镁盐，如硫酸镁	高渗盐吸收大量水分，增加容积，松软粪便
润滑剂	液状石蜡、麻仁润肠丸	润滑和松软粪便
刺激性泻药	番泻叶、鼠李、酚酞、蓖麻油	刺激肠道动力和分泌
肠促动力药	西沙必利、普卡必利	作用于肠神经丛（ENS）的 $5-HT_4$ 受体，并刺激神经递质，刺激肠动力
软化剂	开塞露、灌肠	松软粪便，刺激排便
中药	通便灵、新清宁片	辨证施治
微生态制剂	培菲康、丽珠肠乐	纠正肠内异常菌群

3. 心理和生物反馈治疗　除药物以外，有些便秘患者需要接受心理或生物反馈治疗。严重便秘患者常有焦虑或伴有抑郁，有一半以上盆底痉挛综合征患者有应激史，包括手术、分娩等，焦虑可加重便秘，因而，这些患者需接受心理治疗。虽然抗抑郁、焦虑药有引起便秘的不良反应，但有些便秘患者由于症状严重，终日虑及如何排出粪便，精神异常焦虑，对该类患者抗焦虑治疗是必要的。

对一些盆底痉挛综合征的患者，如治疗不满意，可以选择生物反馈治疗，纠正患者在排便时肛门括约肌和盆底肌的不协调运动。该法是让患者在排便时腹肌用力，而盆底包括肛门外括约肌则放松，使之引起适宜的腹内压和肛门括约肌的压力梯度，从而达到排便的效果。

4. 外科治疗　便秘手术治疗的主要适应证是慢通过型便秘。对一般治疗和药物治疗无效、严重影响工作和生活的患者，可以考虑手术切除结肠。但在对慢通过型便秘手术治疗的评估中，应注意有无并发出口梗阻性便秘。对于出口梗阻性便秘的手术治疗指征，目前已逐渐取得一定的共识。由于出口梗阻性便秘常并发肛门直肠以及盆底的解剖结构异常，如直肠前膨出、直肠脱出等，因此对是否需要手术和怎样手术，应进行分析和判断，对手术后疗效做出术前预测。某些肛门痉挛的患者并发的直肠前膨出，在进行直肠前膨出纠正术后，仍可能存在排便困难，这在术前应充分估计到，要在患者全面理解、完全同意的基础上才能进行。

（潘中平）

第二节 习惯性便秘

习惯性便秘（habitual constipation，HC）是指原发性持续性便秘。如果只是排便间隔时间超过48h，无任何痛苦时，则不属于便秘。习惯性便秘在临床上把它视为一个独立的疾病。便秘是指比健康时便次减少，粪质干硬、排便困难及患者有不舒适的感觉而言。临床上经常遇到这类患者，虽然中老年人较多见，但每个年龄组均可见到，在治疗上均感到棘手。

一、病因

1. 原发性（功能性）便秘的原因 正常情况下，从横结肠开始的推进性集团蠕动每日发生3、4次，使粪便进入直肠，引起便意。这种蠕动是胃-结肠反射引起，故常发生在进食后。一般正常人多于每日早餐前后形成了排便1次的习惯。便秘常见原因有：①结肠功能紊乱：如肠易激综合征。②食物过少或过精，缺少纤维残渣对结肠运动的刺激。③妊娠：妊娠后期平滑肌动力减低，可能是由于黄体酮的作用所致。④生活规律的改变。⑤某些药物：如鸦片、吗啡、可待因、抗胆碱能和神经节阻滞药、镇静药、抗郁药、某些制酸剂（碳酸钙、氢氧化铝）等。此外，经常应用灌肠和服用泻药，可使肠道的敏感度减弱，以致引起或加重便秘。

2. 便秘一般分类 ①按病因性质分为原发性（功能性）便秘和继发性（器质性）便秘。②按解剖部位分为结肠性便秘和直肠性便秘。③按结、直肠平滑肌状态分为弛缓性便秘和痉挛性便秘。

二、临床表现

1. 一般表现 便秘患者由于粪块在乙状结肠和直肠内过度壅滞，常觉左下腹胀压感，且有里急后重、排便不畅等症状。痔疮常为便秘的继发症而出现。习惯用泻药或洗肠的患者，由于胃肠运动功能的紊乱，可有中上腹饱胀不适、嗳气、反胃、恶心、腹痛、腹鸣、排气多等表现。长期便秘部分患者可有食欲不振、口苦、精神萎靡、头晕、乏力、全身酸痛等症状。少数患者有骶骨部、臀部、大腿后侧隐痛与酸胀感觉，是由于粪块压迫第三、四、五骶神经根前支所致。

粪便形状常成为患者的特有的主诉。直肠便秘者排出的粪便多数粗大块状，而结肠便秘则多为小粒，类似羊粪状。硬便的机械性刺激引起直肠黏膜分泌黏液，常覆在硬粪的表面及缝隙间，有时呈黏液膜状排出。便秘患者有时于排便过程中，突然腹痛发作，开始排出硬便，继之有恶臭稀便排出称为"假性腹泻"。

2. 便秘者多无明显体征 痉挛性便秘者，可触及痉挛收缩的肠管；直肠便秘时，左下腹部可触及质硬肿块，是滞留的粪块，在排便后肿块消失。

3. 钡餐检查 对观察胃肠运动功能有参考价值。在张力减退性便秘者，可看到钡剂到达结肠后排空明显延迟，在左侧结肠内长期停滞，能显出扩张的直肠壶腹。痉挛性便秘者，可见钡剂在结肠内被分成许多小块，并可见由于逆蠕动已到达降结肠或乙状结肠的钡剂，有时又逆行到横结肠的征象。胃肠X线钡剂检查的更大意义在于排除肿瘤、结核、巨结肠症等器质性病变致梗阻而引起的便秘。

4. 直肠、乙状结肠镜及纤维结肠镜检查 可直接观察肠黏膜的状态、肿瘤、狭窄等，并可做组织活检，明确病变的性质。在习惯性便秘患者，由于粪便的滞留和刺激，结肠黏膜特别是直肠黏膜常有不同程度的炎性改变，表现为充血、水肿、血管走向模糊不清。在痉挛性便秘者，除炎症改变外，有时肠镜下可见肠管的痉挛性收缩，表现为肠壁向腔内聚拢，肠腔收缩变窄，推进肠镜困难，稍停片刻痉挛可缓解。

三、诊断与鉴别诊断

习惯性便秘的诊断须依靠病史，分析便秘的原因，配合指诊可做出便秘的诊断。必要时可进行胃肠道 X 线钡灌肠和（或）结肠镜检查，以排除器质性疾病，确定习惯性便秘的诊断。便秘患者的发病年龄有时可提供线索。如年幼开始就有顽固性便秘时，应想到过长结肠和先天性巨结肠症的可能；中年以上患者，排便习惯一向规律，逐渐发生顽固性便秘时，应注意除外结肠癌，选择必要的 X 线检查及结肠镜检查尤为重要。

四、治疗

根本的治疗在于去除病因。对于习惯性便秘者，应建立合理的饮食和生活习惯。纠正不良习惯、调整饮食内容，增加富含纤维素的蔬菜和水果，适当摄取粗糙而多渣的杂粮，如标准粉、薯类、玉米、大麦等。油脂类的食物、凉开水、蜂蜜均有助于便秘的预防和治疗。

合理安排工作和生活，做到劳逸结合。适当的文体活动，特别是腹肌的锻炼有利于胃肠功能的改善，对于长期脑力劳动，久坐办公室少活动者更为有益。

养成良好的排便运动习惯。建立每日按时排便运动产生条件反射。对神经衰弱的患者，可适当服用安慰剂调节自主神经中枢的功能。对有肛裂、肛周感染、子宫附件炎的患者，应及时给予治疗，消除其以反射方式影响排便，造成便秘。

经上述处理未能解除的顽固性便秘患者，主要应选择润滑性药物治疗，必要时可考虑酌情使用下列药物，如甘油或石蜡油，硫酸镁或氧化镁、山梨醇、半乳糖果糖苷、酚酞、番泻叶、大黄苏打片、通泰胶囊。另外还可以采用温盐水或肥皂水灌肠以及使用开塞露或甘油栓剂均有一定疗效。

（潘中平）

第三节　结肠慢传输型便秘

结肠慢传输型便秘又称结肠无力，其病因尚未完全明确。除肠壁神经丛的神经节细胞减少或缺如以外，可能与水分摄取、性别、年龄以及神经内分泌改变、体液变化等因素有一定关系。长期大量使用泻药也会造成结肠运输缓慢。本病以中老年女性发病率较高。1908 年 Arburthnot 首次提出经腹手术治疗慢性顽固性便秘，1911 年 Chapple 也报告 50 例慢性顽固性便秘的外科治疗。手术方式主要有次全结肠切除及回肠乙状结肠吻合（ISA），结肠转流及回肠乙状结肠吻合，结肠转流及回肠 – 直肠吻合（IRA）。早期报道成功率不高，且有一些严重的并发症，但却给慢性顽固性便秘的外科治疗打下了基础。

一、临床表现及诊断

在慢性顽固性便秘中结肠慢传输型便秘（STC）约占 45%，其绝大多数是由于结肠结构变异或结肠神经节病变（如缺如、萎缩甚至消失）引起结肠蠕动张力下降和推进速度减慢所形成的不完全或假性肠梗阻。结肠慢传输型便秘者常有腹部膨胀及不适，患者无自行排空大便史，用泻剂的效果比用灌肠，栓剂及手法助排便为好，结肠传输时间测定可发现结肠明显弥漫性延迟。排粪造影及肌电图可发现耻骨直肠肌有阵发性收缩。若单有结肠无力，可考虑行结肠切除术治疗便秘；若并发耻骨直肠肌阵发性收缩，则应首选反馈治疗以改善肛管括约肌功能。当训练完毕应重做生理学检查，若结肠传输时间测定仍有结肠无力，而耻骨直肠肌阵发性收缩已改善，则可行结肠切除术。

二、治疗

结肠慢传输型便秘患者的肠道功能丧失是一个渐进过程，为尽早减轻患者痛苦，避免病变加重和病情复杂化，对经正规系统保守和联合治疗 6 个月无效者，在排除出口处梗阻型便秘和手术禁忌证的前提下，积极慎重的外科手术治疗应作为慢传输型便秘的首选，Rex 认为下列几点是长期严重便秘患者行结肠切除术的指征：①有确切结肠无张力的证据。②无出口处梗阻。③肛管有足够的张力。④临床上无明显的焦虑、忧虑及精神异常。⑤无弥漫性肠道运动失调的临床证据，如肠激惹综合征。此外还须考虑以下 3 点：①对发病时间短的患者不要轻率行结肠次全切除术。②对须做结肠次全切除术者，不要轻易接受精神科的评价而下结论。③不要以单项检查来诊断出口梗阻型便秘。对轻型患者仍首先考虑保守治疗为主。

手术目的是使慢性便秘患者结肠解剖关系得以恢复以改善排便功能。自 1908 年 Arburthnot 首先提出经腹部手术治疗慢性顽固性便秘至今，国内外关于手术治疗慢传输型便秘的主要方式有以下几种：

1. 全结肠切除术　切除从回肠末端至直肠上段范围内的结肠、施行回肠直肠吻合，是国外治疗慢传输型便秘的经典手术，术后长期有效率约为 90%，该术式彻底，复发率低，已作为国内外公认的标准术式。据国内外总的综合资料分析，其治愈率为 50% ~100%。主要并发症包括腹泻，其发生率为 30% ~40%，尤其是短期腹泻，发生率约为 100%，主要是由于切除了回盲部，短期内腹泻发生率较高，需经 0.5 ~1.0 年不断治疗和训练方可望好转，但若术中发现盲肠功能差，不做切除，术后腹泻同样不可避免，甚至更加严重，故大多学者认为，术前或术中发现盲肠功能差，扩张明显者应选用此术式，可减少腹胀、腹痛和腹泻。另一常见并发症为小肠梗阻，发生率为 8% ~44%，小肠梗阻发生率如此之高，除了粘连性肠梗阻缘故外，可能由于肠肌层神经反射障碍，而影响肠道功能。也有学者认为，这种障碍也可能影响近端小肠。约 10% 的患者术后便秘复发，其中 41% ~100% 须再次手术。其他的并发症有吻合口漏和盆腔感染。因此，除从严掌握手术适应证外，还需在术中特别注意手术技术，以免发生粘连性梗阻和便秘复发。

2. 结直肠全切除、回肠储袋肛管吻合术　切除回肠末端至齿状线范围内全部大肠，取 30cm 回肠做 15cm J 型储袋，行储袋肛管吻合术。鉴于该术式创伤大，操作复杂，术后可能出现吻合口漏、储袋炎、储袋排空障碍、性功能及排尿功能障碍等多种并发症，不作为慢传输型便秘的常规手术方式，仅在结肠（次）全切除术后效果不佳，经测压、排粪造影等证实存在直肠无力时采用，有助于改善其生活质量。Kalbassi 报道 15 例，均行暂时性去功能回肠襻式造口，无吻合口漏，2 例因顽固性盆腔疼痛切除储袋，平均排便次数 5 ~8 次/d，患者生理功能、社会功能和疼痛记分明显改进。Aldulaymi 报道 1 例慢传输型便秘术前直肠排空正常，但最大耐受容积达 700ml，行结肠次全切除后仍然便秘而行回肠储袋肛管吻合治愈。Hosie 等也报告 13 例手术治疗的经验。8 例结肠无力行结肠次全切除及回肠 - 直肠吻合，5 例有巨直肠、便秘及肛门失禁。巨直肠施行手法回肠肛管吻合，其余的用吻合器吻合。随访 20 个月，排便白天 4 ~8 次，晚间 1 ~2 次。白天污染内裤 1 例，晚上污染内裤 6 例，11 例（85%）对手术效果满意。

3. 结肠次全切除术　有切除升结肠至直肠中上段、施行盲肠直肠吻合，以及切除盲肠至乙状结肠中下段、施行回肠乙状结肠吻合两种方法。前者又有顺蠕动和抗蠕动的盲肠直肠吻合两种，均保留盲肠、回盲瓣和末端回肠襻，有助于控制食糜进入结肠的速度，同时盲肠作为一生理性容器，保留了代谢未消化的淀粉和制造短链脂肪酸的结肠菌群，有助于形成正常的粪便，维持正常的水分、钠和维生素 B_{12} 吸收，减少术后腹泻发生，预防肾、胆结石等；但升结肠须从右侧翻转 180°，操作较复杂，增加肠梗阻发生率，切除直肠可能损伤腹下神经，顺蠕动吻合须还保留 5 ~10cm 升结肠，术后便秘复发率及腹痛发生率较高。后者保留全部盆腔结直肠，术后无性功能及排便功能障碍，也保留了末端回肠，操作简单；但术后一段时间内可出现腹泻。结肠次全切除术疗效不低于全结肠切除术而术后腹泻发生率却明显降低，损伤也较之减小，恢复较快，已作为国内外推荐术式。刘勇敢等报道用次全结肠切除盲肠直肠端端吻合术治疗 73 例，复发 1 例，并发肠梗阻 1 例，短期腹泻 19 例，与全结肠切除术相比，腹泻发生率降低了 26.6%；刘勇敢等又报道用次全结肠切除（旷置）盲肠直肠端侧吻合术治疗 12 例，手术均成功，术时平均 85min，出血 50 ~200ml，平均 72ml，术后无肠梗阻和切口感染，排便 1 ~3 次/d，而对照组做次全结肠切除盲肠直肠端端吻合术 34 例，手术成功 33 例（1 例因肠吻合口梗阻次日回肠造口），术时平均 174min，失血 200 ~750ml，切口感染 2 例，排便 1 ~5 次/d，两组术后随访 1 年均无症状复发，两组相比，治疗组具有疗效确切、手术时间短、出血少、损伤小及术后并发症低等优点；Vasilevsky 曾报道用次全结肠切除回肠乙状结肠端端吻合术（ISA）治疗 46 例，有效率 79%，术后排便 2～8 次/d，有 60% 伴有多种并发症，且有 5 例再次手术治疗，他认为严格选择该术式对治疗特发性便秘患者还是有意义的。1992 年 Pena 报告了 Vasilevsky 的 105 例行次全结肠切除术患者长期随访结果，术前排便次数为 4～6 次/周，随访 8 年（1～15 年）。共随访 84 例。结果：10% 排便明显改进，28% 仍用泻剂，16% 仍用灌肠。术后排便次数每天 3 次，27% 患者主诉腹泻，89% 患者感觉满意。

4. 结肠部分切除术　根据结肠传输试验和结肠压力测定，若动力障碍局限于某一肠段，可行选择性肠段切除，如乙状结肠切除或左半结肠切除等。由于对结直肠生理病理的认识尚不全面，如扩张的直肠是否影响近端肠道的传输等；以及各种功能检查本身的局限性，如放射线标记物法的节段性结肠传输时间计算方法简单地将结肠分为右半、左半及乙状结肠直肠部，并不能计算出某一具体结肠段的传输时间；而放射性核素法和腔内压力测定方法远未普及，故该手术有较大争议，多数学者认为其复发率高，不应作为慢传输型便秘的手术方式。Kamm 认为，特发性便秘除了全结肠切除外，其他手术治疗方式常有不可预测的结果。国内众多资料亦表明：结肠部分切除术效果不肯定而不主张采用，尤其是半侧结肠切除效果最差，除非患者拒绝其他术式。黄显凯等认为：对于便秘病史较短、钡灌肠片显示结肠梗阻段扩张、胃肠通过时间证明标志物滞留于某一肠段，做局部部分切除效果尚好；张连阳等认为结肠部分切除虽然疗效较差，但肠道结核病变和功能丧失是一个渐进过程，它可由起初的某一肠段病变逐渐发展到整个结肠，为避免长期滥用泻剂而引起泻剂性结肠和使病情加重或病变复杂化，对经长期保守治疗效果不满意者，在胃肠通过时间计时检查并测定传输指数（IT）值以及钡灌肠摄片判定明确为结肠属某一肠段病变的情况下，做部分结肠切除术仍有一定的积极和实际意义。此类手术保留了更多的结肠，术后不易发生腹泻和肛门失禁。随结直肠功能检测方法的进步，特别是放射性核素法传输试验和 24h 不卧床的结肠测压方法的应用，该手术的成功率可望提高。

结肠慢传输型便秘的手术治疗是有效的，但其手术方式目前尚未完全定型，国外应用较多的是全结肠切除及回－直肠吻合，也公认有较好的结果。其次为结肠次全切除及盲－直肠吻合。有关结肠部分切除，一般预后不佳，若钡灌肠只有一段结肠扩张，可切除该段结肠，后果良好。以上手术可治愈一些难治性便秘患者，但仍有一些后患及并发症，因此，对手术适应证的选择一定要严格。决定是否手术，及采用何种术式，一定要靠结肠运输时闻及盆腔动力学检查，并结合病史及体格检查进行综合分析，然后决定治疗方案。

5. 慢传输型便秘患者常常并发出口处梗阻型便秘　Kamm 认为慢传输型便秘并发出口梗阻者，行结肠切除效果不好，手术的成功率只有 50%。混合型便秘手术治疗的成功率不仅和慢传输病变的结肠是否切除完全有关，还和所并发的出口梗阻是否能予以纠正密切相关。因此对混合型便秘的手术治疗，除选择适当的结肠切除术式外，还对其所伴有能通过手术治疗的出口梗阻病变等采取同期或分期手术治疗的方案。①分期手术方案：对并发有直肠前突、直肠黏膜内套叠或脱垂及耻骨直肠肌肥厚的病变者，于结肠切除前期先行前突修补、黏膜结扎切除或耻骨肌切开等相应的纠正手术。一般于 3 个月后再Ⅱ期行结肠切除术。采取此方案主要是基于考虑到出口梗阻有时很难和左半结肠慢传输相鉴别，而先行纠正出口梗阻手术的优点是如术后便秘好转，即可避免结肠切除。倘若手术证实出口梗阻已解除，但仍有便秘存在，则再行结肠切除。②同期手术方案：对并发有盆底下降、盆底腹膜疝或子宫后倾者，于结肠切除同期采用盆底抬高、直肠悬吊、子宫固定的相应修复手术。对并发严重的直肠黏膜内套或内脱垂的患者，可考虑将有黏膜病变的直肠尽可能切除后行低位吻合。但混合型便秘比在单纯慢传输型便秘的诊断和治疗均为复杂和困难，术后便秘的改善率明显低于单纯慢传输型便秘的患者，所以混合型便秘的患者采用手术治疗更应慎重选择。

（潘中平）

第四节 出口处梗阻型便秘

出口处梗阻型便秘（OOC）又称盆底肌功能不良，是一组导致顽固性便秘的常见疾病，过去对这一组疾病认识不清，目前国内、外报道逐渐增多，而且越来越受到人们的重视。

一、分类

出口处梗阻型便秘按盆底和肛门括约肌解剖结构与生理功能的病理变化分为盆底肌失弛缓综合征（SPFS）和盆底肌松弛综合征（RPFS）两类，依其病变盆底肌失弛缓综合征包括内括约肌失弛缓症（ISAI）、耻骨直肠肌痉挛（PRMS）、耻骨直肠肌肥厚（PRMH），后二者又称为耻骨直肠肌综合征（PRS）；盆底肌松弛综合征包括直肠前突（RC）、直肠前壁黏膜脱垂（AMP）、直肠脱垂（IRP）、直肠内套叠（IRI）、肠疝（EC）、会阴下降（PD）、骶直分离（SRS）、内脏下垂（SP）。由于CFC常以混合型便秘（MC）形式出现和出口处梗阻型便秘本身两类病变可同时以并发病的形式发生，为获满意确切疗效，必须在排除慢传输型便秘前提下对治疗以出口处梗阻型便秘某一病变为主的同时处理并发病，因而往往涉及联合治疗。

二、临床表现及诊断

其主要表现为粪便在肛管、直肠处排出受阻，临床以排便困难为主要表现，其次有排便不尽感，有时须用手法协助排便。诊断要点：①有长期排便困难史，排便有时须用手法助排便，如用手指伸入直肠内挖大便；或在阴道内、会阴部加压协助排便。②体格检查有下列不同表现：如直肠指诊，肛管内压力较高、直肠黏膜向前膨出、直肠黏膜松弛、摒便可将直肠内手指排出、盆底肌不松弛。③排粪造影：直肠不能排空。④气囊逼出试验：气囊不能或延迟排出。⑤结肠运输时间测定：仅在乙状结肠、直肠处有延迟。

三、分类及治疗

出口处梗阻型便秘是一组盆底肌功能不良的疾病的总称，临床上常见的有直肠前突、直肠内脱垂、耻骨直肠肌综合征3种类型。严重出口处梗阻型便秘须手术治疗。现分述如下：

（一）直肠前突（rectocele，RC）

直肠前突多发生在直肠前壁向阴道内突出，类似疝突出，又称直肠前膨出。由于直肠前突多见于女性，当排粪时，直肠腔中高压的作用方向改变，压力朝向阴道，而不向肛门口（图6-1）。部分粪块陷入前突内不能排出，而当排粪用力停止后，粪块又可"弹回"直肠内，排粪不全或可迫使患者作更大用力，导致前突逐渐加深，形成恶性循环，致使便秘症状逐渐加重，患者不得不用手指插入阴道压迫阴道后壁将粪便挤出，有利于粪便排出。其原因多数与分娩引起的直肠阴道隔的损伤和长期用力排便有关；有人发现它与会阴下降的程度正相关，会阴下降愈重，直肠前突也愈重。这就可以解释未婚妇女中有时也可以出现直肠前突，其原因为盆底下降伴有的子宫下降所引起的阴道松弛所致，并无直肠阴道隔损伤。值得注意的是直肠前突常常伴有直肠内脱垂，因为二者与盆底同时有脱垂与松弛之故。

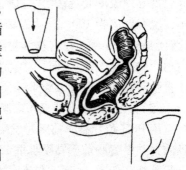

图6-1 直肠前突

1. 分类 直肠前突可分为高位、中位和低位三型。低位直肠前突多因分娩时会阴撕裂所致，常伴肛提肌、球海绵体肌撕裂。中位直肠前突是最常见的类型，其薄弱区呈圆形或卵圆形，多位于肛提肌上3~5cm处，也可延至近端7~8cm。这类直肠前突是由于直肠阴道隔松弛及随着年龄增大、经产、不良的排便习惯和腹腔压力增高出现渐进的直肠前壁松弛而造成。高位直肠前突由于阴道上 1/3 和子宫骶骨韧带的拉长造成，其缺损部位离肛缘约 8cm，且通常与生殖器官完全脱垂和阴道后疝有关。

根据排粪造影所显示的影像，直肠前突的深度分为轻、中、重三度。正常应 <5mm；5～15mm 为轻度；15～30mm 为中度；>30mm 为重度。

2. 临床表现及诊断　中老年妇女多见。主要症状为排便困难、费力、肛门阻塞感。Khubchandani 提出直肠前突所致的便秘可有以下特点：①不能排净大便。②排便时肛门处有持续压力下降感。③有肛门下坠感。④排便多需灌肠协助。⑤需在直肠周围加压才能排便。⑥须用手指插入阴道或直肠内才能排便。⑦将卫生纸卷或纸卷插入直肠诱导排便。⑧肛门处有陷凹或疝的感觉。

直肠指诊可确诊。膝胸位，于肛管上端的直肠前壁扪及易凹陷的薄弱区，嘱患者作用力排粪（摒便）动作时，该区向前下方突出或袋状更明显。排粪造影：是诊断直肠前突的可靠影像学依据。在造影照片上可见：①排便时直肠前下壁呈囊袋状向前突出，相应部位的直肠阴道隔被推移变形。②如果发现钡剂残留于前突的囊袋中，则是直肠前突导致排便困难的重要依据。③排粪造影还可显示直肠前突的深度和长度。排粪造影有钡液法和钡糊法，前者操作简便，后者较繁琐。但钡糊法与日常排粪较接近，且能显示钡剂滞留和嵌顿，其结果较真实、可信、可帮助决定是否应行手术治疗，是其优点。高位直肠前突应与阴道后疝相鉴别。阴道后疝是指阴道和直肠间的腹膜疝囊，其内容物包括小肠、肠系膜、网膜等。患者多有盆腔的沉重感和下坠感，特别是在站立时。这是由于疝囊内容物中肠系膜的重力牵引所致。诊断方法：当患者站立且有下坠感时，应用瓦尔萨尔瓦手法同时做直肠和阴道检查，若觉拇指和食指间有饱满感，表明有阴道后疝。若阴道后疝误诊为直肠前突而手术，则术中易损伤腹腔内容物，且直肠前突修补后很快复发。

3. 治疗　直肠前突若无坠胀及排便困难的症状，一般不必处理。只有引起严重症状时才予以治疗。首先应按松弛性便秘共同的非手术方法治疗。经非手术治疗无效可考虑手术治疗。对中度者酌情做联合治疗，对重度者手术修补效果最好；而国外许多学者则主张只要发现直肠前突，均须治疗，以免病情加重，同时认为在直肠前突未形成之前应注意治疗引起直肠前突之原因——便秘，一旦直肠前突形成则须治疗直肠前突之病因——直肠阴道隔薄弱，而不是直肠前突之结果——便秘。必须提出，单纯直肠前膨出较少见，绝大多数并发直肠内套叠、会阴下垂、肠疝等疾病，应同时给予处理，否则将影响治疗效果。

其手术指征为：①症状严重长达 1 年以上的单纯直肠前突。②排粪造影中直肠前突 >3～4cm，且有钡剂滞留在前突内一半以上。③若伴有直肠内脱垂或盆底疝及子宫脱垂后倒时，应结合同时处理。④无长期滥用含蒽醌的刺激性泻剂如大黄类等历史，无慢传输型便秘存在。

（1）套扎、注射、松解：作为一种联合疗法，其适用于直肠前突及并发盆底肌失弛缓综合征患者，鲁明良等用胶圈套扎法治疗直肠前突 48 例，有效率为 92.8%；曹树怀等用套扎注射法治疗直肠前突 50 例，总有效率为 100%，认为套扎疗法治愈率虽高，但远期疗效有待观察；喻德洪用硬化注射固定法治疗直肠前突 36 例，总有效率为 77.14%；李友谊用硬化注射加肛门内括约肌切断术治疗直肠前突并发内括约肌失弛缓症 34 例，总有效率为 100%；杨成荣等采取直肠前突修补缝扎加耻骨直肠肌切断术治疗直肠前突并发耻骨直肠肌综合征 56 例，总有效率为 100%。

（2）经肛门吻合器直肠黏膜环切术治疗：适用于直肠前突及其并发盆底肌松弛综合征者。梁秀芝报道用 PPH 治疗直肠前突并发痔脱出及直肠脱垂（IRI）100 例，总有效率达 79%；贺平等报道治疗直肠前突并发直肠前壁黏膜肌垂 15 例，有效率为 93.3%；董全进等报道治疗直肠前突并发经肛门吻合器直肠黏膜环切术 24 例，有效率达 79.16%，并随访 1～38 个月，显效率为 100%。PPH 的应用使得直肠前突和直肠脱垂、套叠的黏膜以及痔核的切除标准化，并使缝线与荷包缝合位置均得以量化，通过直肠壁 270° 范围的黏膜紧缩，使疝入阴道及脱垂的黏膜切除部分后向上悬吊或牵拉收紧固定，在保证局部血供的前提下恢复了肛管的通畅性，保留了正常的肛垫组织，符合生理解剖，并能一次治疗两种及其以上相适应的出口处梗阻型便秘的病变，手术操作安全方便、损伤小、时间短、恢复快，但有吻合口出血、肛门坠痛、腹胀和腹泻等弊端，又因钉仓容量限制，对范围较大的病变尚需同时两次或分期治疗。

（3）手术修补：对重度直肠前突者以手术修补为宜，手术修补的原则是修补缺损，消灭薄弱区。手术途径有3种：①经直肠：喻德洪做经直肠切开修补51例，总有效率为76.5%；张鹏用涤纶布修补18例，远期有效率达100%。②经阴道：丁义江等用切开缝合修补注射硬化剂治疗36例，显效率达94.4%；韩进霖等做荷包缝合治疗30例，总有效率为100%；杨向东等做横行折叠缝合45例，有效率达96.44%。③经会阴：李云峰等做经会阴切开缝合直肠阴道隔、肛提肌、内括约肌、会阴浅横肌治疗24例，有效率达100%。

从临床报道资料看，直肠前突3种修补术式的疗效差别无可比性，远期疗效尚不能确定，可比之处为：从直肠修补直肠前突操作简便，可在局部麻醉下完成手术，且可同时处理盆底肌松弛综合征中直肠腔内并发病，但存在术野小、操作难、易发生尿潴留、感染和直肠阴道瘘等弊病。而经阴道修补具有术野暴露好、易于操作、较少发生尿潴留和感染的优点，尤其是多次肛管手术后瘢痕性狭窄，扩肛困难的患者以及高位直肠前突以经阴道修补为宜。但也存在有阴道狭窄和疼痛的缺点；至于经会阴修补，其不损伤直肠和阴道腔壁，可避免感染和损伤引起的并发病症。

经直肠修补直肠前突有切开修补法和闭式缝合法两种，常见手术方式有三种，现述如下：

（1）Sehapayak手术：麻醉可采用腰麻、骶麻或局部麻醉。体位以患者俯卧位为宜，扩肛至4~6指。在齿线上方、直肠前正中做纵切口，长5~7cm，深达黏膜下层，显露肌层，沿黏膜下层向两侧游离黏膜瓣。根据前突宽度游离1~2cm，游离黏膜瓣时助手左食指插入阴道作引导，2-0号铬制肠线间断缝合两侧肛提肌边缘4~6针，以修补直肠下端的直肠阴道隔薄弱区。剪除多余的黏膜瓣，然后间断或连续缝合黏膜切口（图6-2）。Sehapayak报道应用该术式治疗直肠前突353例，随访204例，其中101例（49.5%）症状消除，72例（35%）症状明显改善，28例（14%）症状有所改善，3例（1.5%）无效，总有效率为98.5%。尿潴留为最常见的术后并发症，其发生率为44%，直肠阴道瘘1例，深部感染4例，轻度感染15例，感染率为56.6%。

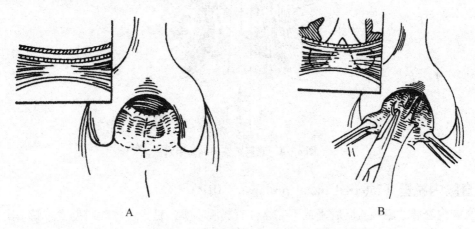

A　　　　　　　　　　B

图6-2　直肠前突Sehapayak手术

A. 切口；B. 缝合

（2）Khubchandani手术：前面步骤同Sehapayak手术，在齿线上方1.5~2.0cm行横切口，长2~3cm，在切口两端向上各做纵切口，每侧长约7cm。游离基底部较宽的黏膜肌层瓣（瓣内必须有肌层）。黏膜肌层瓣向上分离需超过直肠阴道隔的薄弱区。先间断横行（左右）缝合3~4针，纵行缝叠松弛的直肠阴道隔。再间断垂直（远近）缝合2~3针，上下折叠直肠阴道隔，缩短直肠前壁，降低缝合黏膜肌层瓣的张力，促进愈合。切除过多的黏膜，将黏膜肌层瓣边缘与齿线间断缝合，然后间断或连续缝合两侧纵切口（图6-3）。Khubchandani报道应用该术式治疗直肠前突59例，其中37例（62.7%）疗效优良，10例（16.9%）良好，8例（13.6%）好，4例（6.8%）差。3例发生肠管狭窄，未经手术治愈；3例并发直肠阴道瘘，术后6个月自愈；18例黏膜肌层瓣收缩，黏膜坏死及延期愈合，预防方法是黏膜瓣基底部要宽，并带有肌组织。本法适用于较大的直肠前突。

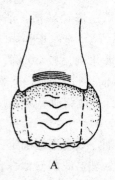
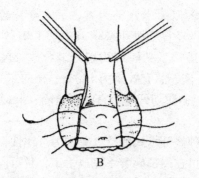
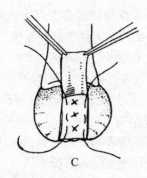

图6-3　直肠前突 Khubchandani 手术

A. U 形切口；B. 横行间断缝合；C. 纵行间断缝合

（3）Black 手术（闭式修补术）：按前突大小，用血管钳钳夹直肠黏膜，用2-0号铬制肠线从齿线处自下而上连续缝合直肠黏膜及其肌层，修补缺损。缝合时应注意连续缝合须呈下宽上窄，以免在上端形成黏膜瓣影响排便（图6-4）。Infantino（1995）报告直肠前突 21 例，有 13 例应用 Block 法修补，随访 2 年，有效率为 80.9％，他认为本法简单、有效。但有人认为本法仅适用于较小的（1~2cm）直肠前突。

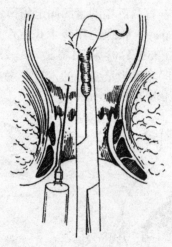

图6-4　直肠前突 Black 手术

（二）直肠内脱垂（internal rectal prolapse，IRP）

其又称直肠内套叠、隐性直肠脱垂或不完全性直肠脱垂等，是指直肠黏膜层或直肠全层套叠入远端直肠腔或肛管内而未脱出肛门的一种功能性疾病。该病多发生于直肠远端，部分患者可累及直肠中段，近来的研究显示其中有相当一部分病例存在骶直分离。

1. 临床表现及诊断　本病多见于女性，中老年或老年发病。尽管出口处梗阻型便秘患者中男性明显少于女性，但男性患者以直肠内套叠为主。患者主诉直肠内有阻塞感、排便不全、便次多，每次粪量少。诊断靠下列检查：①直肠指检可发现直肠下端黏膜松弛或肠腔内黏膜堆积。②乙状结肠镜检查虽不能发现内套叠，因插入肠镜时已将套叠复位，但在内套叠处常可见溃疡、糜烂、黏膜红斑或水肿，常易误诊为直肠炎症性疾病。③排便动态造影是有价值的检查方法，可明确本病诊断。典型的表现是直肠侧位片可见黏膜脱垂呈漏斗状影像，部分患者有骶骨直肠分离现象。

2. 治疗　肠内脱垂致顽固性出口梗阻性便秘经非手术治疗无效后，可借助外科手术治疗改善症状。手术的目的就是纠正造成梗阻的形态学异常，去除病因，阻断其与便秘间的恶性循环。直肠内脱垂的手术治疗方法有两种类型，分为经肛门手术和经腹手术。

1）经肛门直肠内脱垂手术

（1）直肠黏膜间断缝扎加高位硬化剂注射疗法：目前国内外报道的手术方法包括直肠黏膜间断缝扎加高位注射术、多排直肠黏膜结扎术、纵行直肠黏膜条状切除术、经肛门吻合器直肠黏膜环切术（PPH）。本手术的机制在于消除松弛的直肠黏膜，恢复肠壁解剖结构。2004 年至 2006 年中南大学湘雅二医院老年外科采用经肛门吻合器直肠黏膜环切术加高位消痔灵注射疗法治疗直肠黏膜内脱垂 12 例，术后近期取得较好的疗效，其机制是利用圆形吻合器切除齿线上部分松弛的直肠黏膜袖，使肛垫上移，达到恢复肛管解剖、维持正常排便功能的目的，同时黏膜下层可注射硬化剂，以加强固定效果。

（2）胶圈套扎术：在齿线上方黏膜脱垂处做 3 行胶圈套扎，每行 1～3 处，最多套扎 9 处，以去除部分松弛的黏膜。必要时可在套扎部位黏膜下层加注硬化剂。

（3）Delorme 手术：本手术除能完全环行切除直肠内脱垂的黏膜（4～10cm），还可同时修补直肠前突及切除内痔（图 6-5），只要病例选择恰当，又无结肠慢传输型便秘、乙状结肠疝、乙状结肠套、肛提肌综合征、肠易激综合征等。也不适用于并发腹泻及外脱垂者。Watts 等报道了 113 例 Delorme 手术，其中 101 例术后随访 >12 个月，其中 30 例复发，手术有效率为 70.3%。并认为 Delorme 手术是一种简单、安全、有效的手术方法，适用于任何年龄的患者。但是，该手术的复发率高。

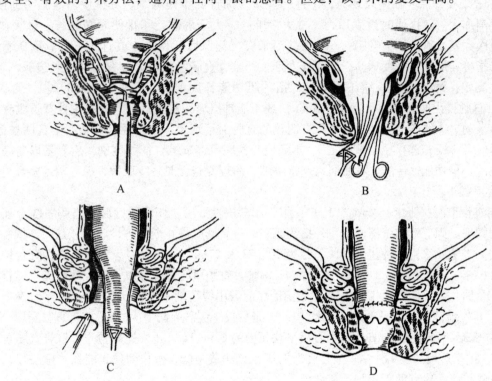

图 6-5　Delorme 手术
A. 切口；B. 分离；C. 分离完成；D. 缝合

2）经腹直肠内脱垂手术

（1）Ripstein 手术：Ripstein 手术是一种安全有效的手术方式，特别对于直肠脱垂或直肠壁全层内脱垂。Scultz 等报道 112 例 Ripstein 手术后随访结果，结果表明直肠出血、肛门疼痛、里急后重症状较术前明显好转。直肠内脱垂患者的直肠排空困难明显好于术前。综述国外 14 篇文献，报道了 2 338 例 Ripstein 手术，手术的复发率为 0～12%；另外手术并发症的发生率为 0.8%～29.3%。该手术并发症较多，特别是大便梗阻，因此，选用该方法时应慎重。采用修补材料行直肠固定时，固定直肠的一侧，或者年龄大的患者将修补材料固定于骶骨，在直肠后固定直肠。

（2）功能性直肠悬吊和盆底抬高术：该手术包括以下 4 个方面：①改良的 Orrs 直肠悬吊，用丝线 U 形单侧悬吊直肠，留有直肠活动的余地。②盆底抬高，将下降的 Douglas 陷窝缝合至膀胱颈及子宫骶韧带水平。③切除过多的乙状结肠。④缝合缩短子宫圆韧带，将子宫抬高固定与纠正后倒。该手术方法是在纠正直肠内脱垂的同时，不损伤直肠的神经，全面纠正盆腔形态学的异常改变，达到功能性治愈的目的。刘宝华等采用功能性直肠悬吊术治疗48例，手术有效率为72.6%。

（3）腹腔镜手术：目前经腹腔镜治疗直肠内脱垂包括结肠部分切除后直肠内固定术和单纯直肠内固定术。

目前，直肠内脱垂各种手术方式的疗效报道不一致，在选择手术方法时应首选经肛门手术方式，因为该手术创伤小，患者容易接受；其次是经腹治疗直肠内脱垂创伤大、相当多的患者疗效欠佳。目前经肛门吻合器直肠黏膜环切术（PPH）治疗直肠黏膜内脱垂方法较理想，因为该方法能切除较多的直肠黏膜，并发症少，手术方法容易掌握。

（三）耻骨直肠肌综合征（puborectalis）

这是一种以耻骨直肠肌痉挛性肥大，致使盆底出口处梗阻为特征的排便障碍性疾病。组织学改变为耻骨直肠肌肌纤维肥大。确切病因尚不清楚，可能与先天异常、局部炎症（如坐骨直肠间隙脓肿）、滥用泻药及盆底肌痉挛等因素有关。

1. 临床表现及诊断　临床表现为：①进行性缓慢加重的排便困难。②排便需灌肠协助或服泻剂，泻剂用量逐渐加大。③排便时过度用力，常大声呻吟，大汗淋漓。④排便时间过长，每次常需0.5～1.0h。⑤便次频繁、有排便不畅感。⑥排便前后常有肛门及骶后疼痛，或直肠下段有重压感。诊断依据：①直肠指检：肛管紧张度增高，肛管长度延长，耻骨直肠肌较肥大，有时呈锐利边缘，常有触痛。②肛管压力测定：静止压及收缩压均增高，括约肌功能长度增加，可达5～6cm。③气囊逼出试验：50ml气囊自直肠排出时间延长（常超过5min）或不能排出。④盆底肌肌电图：耻骨直肠肌有不同程度的异常肌电活动。⑤结肠传输功能检查：有明显的直肠滞留现象。⑥排便动态造影：各测量值尚正常，但静止、摒便及排便相都存在"搁架征"。本病应与盆底肌痉挛综合征相鉴别，后者是以盆底肌群痉挛性收缩为主的一种功能性疾病，盆底肌肉反常收缩，病理检查无肌纤维肥大，保守治疗多数可以治愈。

2. 治疗　如下所述：

（1）渐进性肛管扩张术：Maria（1997）报告用渐进性肛管扩张术治疗耻骨直肠肌综合征，能改善自主排便的频率。因肛管扩张器能阻止外括约肌和耻骨直肠肌静止期生理性收缩，从而降低耻骨直肠肌矛盾性收缩。方法：采用三种扩张器（直径为20、23及27mm），每日对患者行渐进性肛管扩张，由小到大，每次扩张10min，为期3个月。结果：13例耻骨直肠肌综合征经以上治疗效果满意，自然排便增加到0～6次/周，无1例出现排便失禁。12例治疗前需用缓泻剂平均4.6次/周，治疗后仅2例用缓泻剂1次/周。8例治疗前需灌肠平均2.3次/周，扩张后仅3例需灌肠1次/周。肛管直肠测压：治疗前为93mmHg，扩张后下降至57mmHg，6个月后平均压力为62mmHg。排粪造影检查：肛管直肠角测量，扩张前为95°，扩张后增加至114°，6个月后为110°。该法费用低，操作简便，能在家中治疗，并根据需要可多次重复扩张，也有助于生物反馈训练。

（2）A型肉毒素（BTX-A）：A型肉毒素为一复合物，含有神经毒素和血凝素，但仅神经毒素有临床治疗作用。毒素作用于神经肌肉连接处以及自主神经末梢，通过突触前抑制阻碍神经末梢释放乙酰胆碱，引起受胆碱能神经支配的骨骼肌麻痹，产生软瘫和麻痹现象，对抗和缓解肌肉痉挛，使各肌肉间的力量达到新的平衡，从而改善一系列与肌肉痉挛有关的临床症状。但其作用仅维持6～8周。Hallen等报道7例盆底肌痉挛综合征（Anismus），经A型肉毒素局部注射治疗后，4例临床效果明显，临床症状得到完全改善；2例症状有所改善，但出现短期便失禁，1例无效。Joe报道4例盆底肌痉挛综合征，经A型肉毒素治疗后2～4d内症状得以缓解，疗效良好，但2个月后有2例症状复发，无便失禁。A型肉毒素一般直接注射于耻骨直肠肌肉处，每块肌肉选择2～8个注射点，通常用6IU（1IU相当于0.04ng）。不良反应有暂时性便失禁，但多可恢复。本疗法仍须继续观察其大宗病例的长期效果。

（3）若耻骨直肠肌有病理性改变，如肥厚、炎性增生致肛管狭窄，则须采用耻骨直肠肌部分切除术，以解除肛管狭窄引起的梗阻。

手术方法：术前按直肠前膨出经直肠切开修补术要求进行准备。采用腰麻，患者取俯卧位，屈髋至

135°，从尾骨尖向下做正中切口至肛缘上方，长3～4cm，距肛缘1～2cm。切开至深筋膜，暴露尾骨尖，即为耻骨直肠肌上缘标志。术者左手食指伸入直肠，向上顶起耻骨直肠肌，弯血管钳沿肠壁与耻骨直肠肌之间的间隙小心分离，向两侧各分离出2～3cm，注意不要损伤直肠壁。用两把止血钳夹住游离好的耻骨直肠肌，在两钳间切除2～2.5cm宽的耻骨直肠肌肌束，两断端缝扎止血。切除后，在直肠内可扪及V形缺损，若仍能触到纤维束，则应予以切除。伤口冲洗后置橡皮片引流，缝合皮下组织及皮肤。

耻骨直肠肌综合征的手术方式及疗效见表6－3。

表6－3　耻骨直肠肌综合征的手术方式及疗效

作者	年份	疾病	术式	病例	有效
Wasserman	1964	耻骨直肠肌综合征	后方部分切除	4	3
Wallanee	1969	耻骨直肠肌综合征	后方部分切除	44	33
河野通孝	1987	耻骨直肠肌综合征	后方部分切除	7	3
Barnes	1985	慢性便秘	后方切断	9	2
Kamm	1988	顽固性便秘及巨直肠症	侧方切断单侧	12	1
			侧方切断双侧	6	3
喻德洪等	1990	耻骨直肠肌综合征	后方部分切除	18	15

（四）乙状结肠膨出

乙状结肠膨出是指在动态的排粪造影中见到冗长的乙状结肠阻碍肛管直肠排空。乙状结肠膨出占慢性便秘的5%。

1. 病因和分类　Litshagi及Kaser将肠膨出（小肠疝、阴道后疝、乙状结肠膨出）分为原发性及继发性两种。前者与多产、高龄、肥胖、便秘及腹压增高等因素有关；后者多因妇科术后，特别是经阴道子宫切除而致乙状结肠膨出。Nichols根据病因将肠膨出分为4类：先天性、推出性、牵拉性和医源性。推出性是由阴道穹隆外翻所致；牵拉性则是膀胱膨出、直肠前膨出下端外翻牵拉所致。Jorge根据排粪造影时乙状结肠襻最低位置与骨盆解剖标志间的关系将结肠膨出分为3度：Ⅰ度：乙状结肠襻未超过耻尾线；Ⅱ度：乙状结肠襻超过耻尾线但在坐尾线之上；Ⅲ度：乙状结肠襻低于坐尾线。

2. 临床表现及诊断　乙状结肠膨出的主要症状有便秘、排空不全、排便用力、腹胀、直肠膨胀感和腹痛等。诊断主要依据排粪造影的结果，排粪造影可准确、客观地评价乙状结肠膨出，在其诊断中起着主要作用。它可显示直肠子宫或直肠膀胱陷窝的深度，降入直肠子宫或直肠膀胱陷窝之乙状结肠或小肠的轮廓及其位置。

3. 治疗　经保守治疗无效，特别是Ⅲ期乙状结肠膨出可行手术治疗。如经腹将冗长乙状结肠切除，降结肠、直肠端端吻合，或用腹腔镜行冗长乙状结肠切除，乙状结肠吻合术。

（五）肛管内括约肌痉挛性收缩或肛管内括约肌失弛缓症

直肠或直肠乙状结肠的扩张可立刻引起肛管内括约肌（IAS）反射性松弛，此反射称为直肠括约肌松弛反射，或称为直肠抑制反射，对排便很重要。若肛管内括约肌呈痉挛性收缩不能松弛，将导致出口处梗阻型便秘。

1. 临床表现与诊断　主要为无痛性排便困难，便意淡漠或无便意，大便干燥，部分患者有会阴部酸胀不适感。肛门直肠指诊内括约肌弹性增强，可有触痛，肛管压力增高，甚至指尖进入肛管都很困难。直肠内有较多粪便蓄积。主要检查有：

（1）排粪造影：可观察到：①肛管不开放，直肠颈部呈对称性囊状扩张，在肛管直肠交界处呈萝卜根样改变。②静息相见直肠扩张明显，甚至出现巨直肠。③钡剂不能完全排空。

（2）肛肠压力测定：肛管的静息压主要靠内括约肌维持，故本病患者的静息压明显高于正常。此外，肛管内括约肌松弛反射幅度下降或不能引出，对诊断有肯定意义，表现在气囊扩张直肠时，肛管压力下降不明显或上升。

（3）直肠最大耐受量明显升高。

（4）盆底肌电图：内括约肌肌电图的放电频率和放电间隔，以及扩张直肠时有无电节律抑制，对诊断本病及鉴别其他出口梗阻性便秘有重要意义。

2. 治疗　如下所述：

（1）保守治疗：口服粗纤维食物，应用缓泻剂均可获得暂时效果，但不能治愈。在局部麻醉下肛管扩张有一定疗效。生物反馈疗法，可训练机体控制功能，有较好的疗效。

（2）手术治疗：对严格保守治疗无效者，可考虑肛管内括约肌和直肠平滑肌部分切除术。Shafik 报告 146 例原发性排便过少患者行肛管内括约肌切断术，术后 132 例（90.4%）症状得到改善，排便次数及直肠压力也恢复正常，随访 3~7 年并无复发。因此，肛管内括约肌切断术是治疗肛管内括约肌痉挛性收缩的一种有价值的方法。

肛管内括约肌痉挛性收缩是一种肛管直肠功能紊乱性疾病，临床不太少见，多与长期忽视便意有关。本病诊断不难，直肠指诊时，内括约肌弹性增强，肛管压力增高，甚至指尖进入肛管困难。而耻骨直肠肌综合征指诊时，内括约肌松弛，可进入肛管，但仅在耻骨直肠肌段有狭窄或肥厚。治疗应以保守治疗为主，局部麻醉下肛管扩张效果明显，保守治疗无效时可考虑手术治疗。

（马雪巍）

第七章

痔

第一节　概述

"痔"这个字早已见诸古文献中，据说距今已有 3000 年，在我国殷墟出土的甲骨文中就已查到"痔"字的原型。痔的外文字是"hemorrhoids"，也是早在公元前 500—前 300 年就已出现于古希腊语中。可是直到 20 世纪的今天，Thomson 和 Bayless 还在哀叹道："痔这一术语的概念现在变得越来越含糊不清了。"许多人常把众多的肛门症状述说为"痔疮"，甚至有些医生也不一定运用得十分准确。究其原因，这是有历史渊源的。

我国古文献中的"痔"并非专用于肛门，而是泛用于人体"九窍"。痔病不是专指现代的内、外痔，而是指肛门部所有疾病的总称，如直肠脱垂称脱肛痔，尖锐湿疣称珊瑚痔，幼年息肉脱出称樱桃痔，结肠息肉脱出称葡萄痔等。古代学者常将"痔"与"瘘"合用，如宋朝王伯学的《痔瘘论》、滑寿的《痔瘘篇》，并非专门论述痔病和肛瘘，而是肛肠病专著。这就不能不使人们对痔的认识更加混乱。

这里需要指出的是，上述我国古代文献中有关痔的观念，在当今来看，似乎已成历史，但是，事实并非如此，这些观念一直沿用至今，而且广泛地流传于民间，如民间俗称"十人九痔"，就是泛指肛门疾病，并非单指痔。中医"痔瘘科"并非专门诊治痔病和肛瘘，而是"肛肠病科"。我国现行中医外科教材《肛门直肠疾病》第一章概论中开章明义地指出：痔、肛裂、肛周脓肿、肛瘘、脱肛、直肠息肉及肛管癌等，在祖国医学文献中统称为痔疮或痔瘘（漏）。因而难怪公众至今仍倾向于把有关的全部肛门症状都称为"痔疮"。因此，目前要做到规范名称、统一认识，实非易事。

痔的学说很多，其中大多数应该说是有一定根据的，对促进痔科的发展做过一定贡献。但是不可否认，自 20 世纪 70 年代以来，国外对痔本质的研究取得了巨大的或突破性的进展，其显著的标志是，确认了"痔是人体正常解剖结构"，即所谓"肛垫学说"。到了 20 世纪 80 年代后期，国外学者对痔已基本上取得这样的共识，即"痔不是曲张静脉，确切地讲是血管垫，是胎生期就已存在的解剖学实体，不能认为是一种病；只有肛垫组织发生异常并合并症状时，才能称为病（痔病），才需要治疗；治疗的目的是解除症状，而非消灭痔体"。这一概念比较科学地指出了痔的本质和合理的治疗原则。目前已为越来越多的专家学者所认可和临床医生所接受。

长期以来，痔的传统概念主张：①静脉曲张是痔的本质。②痔是病理组织。③只有消除痔体才能根治。这种论点从 Morgani 时代起，在国外已广为流传，后来传入中国，成为我国外科（包括中医痔科）诊断和治疗痔病的理论基础和行动指南。殊不知，早在 18 世纪国外学者对这种概念已陆续提出质疑。由于静脉学说缺乏证据，经不起日益进步的科学检验，直到 20 世纪 80 年代，终于澄清了过去对痔的种种误解和讹传，静脉学说才遭到彻底摒弃，确立了全新的痔的现代概念即肛垫学说。

一、病因病理

关于痔的病因，说法很多，到目前为止尚无统一认识。痔虽然是一种局部病变，但它的形成却与全身有着十分密切的联系。例如，人类特有的长期直立姿势，日常某些饮食嗜好，过量食用辛辣等刺激性食物，直肠血管不规则地斜穿肠壁肌肉以及痔静脉无静脉瓣等因素，都可以促进痔的发生。

总之，痔发生的原因是多方面的，主要与下列因素有关：

1. 解剖学因素　早在 18 世纪，国外就有人重视这方面的研究。古今中外对这个问题的研究尚有分歧意见，但归纳起来，主要有 3 个学说。

（1）静脉曲张学说。痔的基本变化是不连续的静脉扩张，关于静脉扩张的原因有：①静脉内压力增高。人类的直立姿势，排便姿势，增加腹压（例如妇女妊娠期，腹腔肿物的压迫等）以及静脉斜穿肠壁肌肉而形成"纽扣孔"样的洞穴等因素都影响静脉回流，促使静脉内压力增高。②静脉壁受损伤后，管壁变薄弱的结果。其原因可能是排便时，直肠末段黏膜下静脉反复受此摩擦、压迫以至损伤所致。

在犬的直肠下段进行人工造痔实验中，分别采用上架（使之直立）与未上架（四足着地）两组对照，虽然饲养方法，培养痔核的条件都一致，仅有上架与不上架的区别，但结果不同。上架组（直立组）的痔组织病理改变与人类痔的病理改变相符合，而未上架组（四足着地）的病理改变与人类痔的病理改变完全不符。通过上述实验证明，直立姿势是人类患痔的关键因素。

（2）血管增生学说。认为痔的发生是由于黏膜下层类似勃起的组织发生演变所造成的。因为直肠末端黏膜下层有丰富的动静脉交通联合支，因此具有勃起的性质（称直肠海绵体），有助于肛门的闭合，而当直肠海绵体增生过度时即产生了痔。

（3）肛垫下移学说。直肠末段黏膜下层的结构确有 3 处特别发达增厚，状如衬垫，由丰富的动静脉丛所组成，正常排便时即可导致其充血。如支持它的结缔组织损伤，使之下移，则可形成痔。

2. 习惯性便秘因素　由于干硬粪便长时间的压迫刺激，使局部充血及血流发生障碍，导致痔静脉压力升高及静脉壁张力降低。

3. 职业因素　久蹲、久坐、久立等均可使盆腔内血流缓慢和腹腔内脏器充血，导致痔静脉过度充盈，静脉壁压力降低。

4. 饮食因素　低纤维饮食、过度饮酒及过量食用辛辣刺激性食物，以及饮食无规律等因素，都可使盆腔内脏器充血而导致痔的发生。

5. 腹腔内压力增高的因素　腹腔内较大肿瘤，妊娠后期，前列腺肿大，以及中医所说"饱食"等，均可使腹腔内压力增高，妨碍静脉血液回流。

6. 局部慢性刺激与感染因素　慢性结直肠炎、多发性肛窦炎、便秘、腹泻以及肛门部长期受冷热刺激等，都可以影响静脉回流，使静脉壁张力下降，导致痔的发生。

二、分类

临床上按痔的发生、部位及其病理分为内痔、外痔、混合痔三大类。

1. 内痔　指齿状线上方肛垫移位及病理性肥大。但由于内痔存在病程长短、病变程度的不同，又分为 4 度。

Ⅰ度：便时带血、滴血或喷射状出血，便后出血可自行停止，无痔脱出。

Ⅱ度：常有便血，排便时有痔脱出，便后可自行还纳。

Ⅲ度：偶有便血，排便或久站、咳嗽、劳累、负重时痔脱出，需用手还纳。

Ⅳ度：偶有便血，痔脱出不能还纳。

2. 外痔　指齿状线以下肛周皮肤和皮下结缔组织炎性增生，静脉扩张或血栓瘀滞而形成的肿块。临床又有炎性外痔、血栓性外痔、静脉曲张性外痔、结缔组织性外痔之分。

3. 混合痔　指内痔和相应部位的外痔融合成一整体。

此种分类法简明易懂，目前国内西医和中医最为常用。

（马雪巍）

第二节 临床表现

1. 内痔 内痔初期症状不明显，无痛苦，有时可有轻微的肛门不适感。临床表现往往随痔核的逐渐增大而明显或加重。常见的临床症状有以下几点：

（1）出血：出血是内痔最常见的症状，往往是患者就诊的主要原因。临床上出血程度有很大不同。轻者仅在排大便时发现大便表面附有少量血液，或仅有手纸上染有血迹；中等者可在排便时见有鲜血自肛门滴出；重者则在大便后或下蹲做排便动作时即有鲜血自肛门部喷出。

少量出血对患者健康无明显影响，反复大量出血，则可引起慢性失血性贫血。

（2）肛门肿物脱出：由于内痔长期存在及体积逐渐增大，在大便时受到粪便的挤压，逐渐与肠壁肌层分离，以至脱出肛外。最初仅在排便时脱出，便后可自行还纳。如果继续发展，则排便时内痔脱出后，必须经手托或长时间卧床休息方可还纳。更为严重的除排便脱出外，即使是下蹲、举重、行走及咳嗽时也可脱出。脱出的痔核，若不及时还纳，易受感染。常因炎症、水肿致使脱出痔核体积增大，以至还纳困难，造成嵌顿。

（3）黏液外溢、瘙痒：由于痔核的长期刺激，使末段直肠黏膜发生慢性炎症，肛腺及黏膜内杯状细胞分泌量增加，轻者仅在大便时有黏液流出；重者黏液随时流出肛外，尤其是内痔脱出时，分泌物更多。患者肛门周围潮湿不洁，局部皮肤长期受到此分泌物刺激而发生湿疹、瘙痒。

（4）疼痛：单纯内痔一般无疼痛，仅有肛门内坠胀感或感大便排出困难。只有当痔核发生肿胀或痔内有血栓形成时，才会出现肛门部疼痛。一旦痔核脱出不能还纳时，则疼痛加重。当痔核发生嵌顿、坏死时，可有剧烈疼痛。

（5）局部检查：肛门部外观常有黏液性分泌物，单纯内痔患者外观无皮肤隆起。初期内痔在指诊时，一般不易摸到痔核，但在肛门镜等窥镜下，可见齿状线以上有圆形发暗的痔核。晚期内痔由于体积较大，指诊时可在齿状线上方摸到较大柔软无痛性肿物，有时指套上可有血迹带出；因其反复脱出肛门外，致使黏膜变厚，窥镜下见痔核表面粗糙，可见出血点或溃疡面。内痔痔核常见位置有 3 处，即右前、右后及左正中位（截石位 3、7、11 点）。在此 3 处发生的内痔俗称母痔，其余部位发生的内痔称继发性内痔，俗称子痔。继发性内痔无明显规律，齿状线处任何部位都可以发生。

（6）分度：临床上，由于内痔的病程长短和病变程度各有区别，而将内痔具体分为 4 度，以便于治疗术式的选择。

Ⅰ度内痔：除偶尔大便带少量鲜血外，无其他症状。肛门镜可见齿状线上方有小的黏膜凸起，但黏膜组织正常，痔核表面呈朱红色。黏膜下静脉丛曲张，按之柔软。痔核体积小，不脱至肛外。

Ⅱ度内痔：有间歇性便后滴血的病史，痔核较大，排便时易脱出肛门外，便后可自行还纳。检查时，肛门镜下见黏膜增厚，质地变硬，呈紫红色，并有少量脓性分泌物附着。本期内痔在受刺激或摩擦时易出血。

Ⅲ度内痔：肛门松弛，痔核体积增大且极易脱出肛门外，脱出后不能自行还纳，常须手托还纳。由于经常发炎，故表面可有溃疡、糜烂、分泌物增多等现象，患者感到肛门潮湿不洁。检查时，可见痔核体积增大，呈紫红色，表面有溃疡、糜烂及脓苔样物附着，黏膜增厚，质地硬而脆，触之极易出血。有时因大便干燥而擦破溃疡基底部，引起大量出血，出血呈喷射样，患者常因反复出血而有继发性贫血的表现，临床上可见明显贫血貌。

Ⅳ度内痔：环形脱出，伴严重疼痛，多发生血栓、水肿或有组织坏死（嵌顿），不能复位。

2. 外痔 如下所述：

（1）结缔组织性外痔：此类外痔又称皮赘外痔或赘皮痔，呈黄褐色或黑色，大小形状不等，往往无明显不适感，或只有轻度异物感，或因存在皮赘而难于擦干净肛门而便后有内裤易污的表现。检查时可见肛缘存在散在的或呈环状的、鸡冠状或不规则形状的皮赘，表皮皱褶往往也增多、变深，并常常色素增生，触之柔软无疼痛。女性患者，结缔组织外痔常见于肛门前侧，尤其在经产妇更是如此。肛裂时伴发的结缔组织外痔多位于肛门前后正中。

（2）静脉曲张性外痔：静脉曲张性外痔是齿状线以下肛缘处曲张静脉团块。大多无明显自觉不适或伴有轻度的肛门坠胀不适。检查时可见肛门两侧或周围有柔软的或半圆形隆起，且表皮常较松弛，这种隆起可在排便时、久蹲后、久站后出现或变大，而在卧床休息后萎缩变小。无触压痛。

（3）血栓性外痔：血栓性外痔即肛周皮下血肿。好发于肛门两侧，一般只有1个，有时也有2个以上同时发生，甚或多个小血栓同时集合成块。常在用力排便后，在肛门缘皮下忽然起一圆形或近圆形肿块。肿块越大，疼痛越强，并常在排便或活动时加重，重者可妨碍行走，患者坐卧不安。肿块色紫红，稍硬，可移动，位置比较浅表，触痛明显。有时，肿块小者经2~3d后血栓吸收，疼痛减轻，可以自愈。肿块大者则难以吸收，如渗血广泛，皮肤紧张，可以溃烂，血栓排出。偶尔亦有感染化脓者。

（4）炎性外痔：炎性外痔是肛缘皮赘因感染和炎性增生所致。皮赘红肿隆起，痒热灼痛，排便时加重。检查时可见肛门部皮赘或皱襞红肿充血，甚至鲜红发亮，皮肤纹理变浅或消失，触痛较甚，有时伴有少量分泌物。

3. 混合痔　混合痔兼有内痔和外痔的症状和体征。

（马雪巍）

第三节　诊断与鉴别诊断

根据上述症状、体征和检查，诊断并不困难，有时仅根据症状一项即可做出明确诊断。有时因临床粗心大意，极易误诊，故应与下列疾病相鉴别。

1. 肛裂　肛裂可有急性肛门疼痛和便血，患者常自我诊断为"痔病"，易与皮赘性外痔、血栓性外痔或内痔血栓形成相混淆。其鉴别要点是：肛裂的疼痛多呈周期性，与血栓性外痔剧烈的局限性疼痛不同。内痔很少与急性肛门疼痛有关，除非并发血栓形成。内痔出血是有特征性的，常为鲜血、滴血，有时呈喷射状出血，而肛裂出血一般为在手纸上见到几点血迹。依靠触诊和视诊可在肛门前、后正中等部位查见肛管全层皮肤有纵形裂开或溃疡形成、肛管闭合较紧、肛乳头肥大等变化。

2. 低位直肠息肉　低位直肠息肉易误诊为痔。带蒂的直肠息肉，若脱出肛门外有时误诊为痔脱垂或脱出性痔。正常肛垫在排便期可有一定程度的脱出。有些脱出性痔由于排便时肿胀的肛垫被紧缩的括约肌圈套，可呈充血状态，可是一旦还纳肛内，充血即消失，一般不可能摸到。而息肉的特点是多见于儿童，息肉体隆起于直肠黏膜面，附着在肠壁上。单发息肉多带细长的蒂，或呈乳头状，紫红色，易出血，质较软，指诊可扪及；多发息肉则个体较小，呈颗粒状突起于直肠黏膜，易出血，散在分布。

3. 肛乳头肥大　较大的肛乳头肥大（肛乳头纤维瘤），虽肛内也有肿物隆起，或有脱出，擦破时也可见有便血，有时误诊为脱出性痔，但易被鉴别。因为肛乳头位于齿状线部，呈乳头状或三角形，上覆上皮，色灰白或黄白，质较硬，有触痛，无出血，可回纳。指检时可触到，而痔一旦返回肛管，即不可能摸到。

4. 直肠脱垂　有脱出症状须与内痔脱出相鉴别。直肠脱垂多见于儿童和老年人。脱出的直肠黏膜或直肠呈圆柱状，呈放射状有环状皱襞，色鲜红，表面光滑柔软，无分界线，无痛，无蒂，为正常黏膜色，有时表面有少量黏液，很少有出血，可回纳肛内。但嵌顿时亦表现为肛门不能回纳的肿物。单纯的直肠黏膜脱垂较少嵌顿，其在急性期与嵌顿环形痔较难鉴别，主要应根据病史；直肠完全脱垂并嵌顿在发生坏死前，脱垂黏膜呈环状，表面黏膜有"同心环"皱襞，由于全层脱出，触诊肿物较厚。脱出性痔不论单个或多个脱出时常与静脉丛同时脱出，质地较软，分界清楚，重度内痔常不见回纳，且有灼痛等症状可资区别。

5. 直肠远端黏膜内脱垂　此类脱垂有时易与Ⅱ度、Ⅲ度内痔相混淆，特别是直肠黏膜前脱垂，单纯从临床表现上很难与痔区别，二者均可引起便秘和排便不全感。对两种病应用容积性泻药均有效。但是压力测定表明，前部黏膜脱垂的患者肛管内压低，直肠感觉异常以及对低容量的直肠充胀反应异常敏感，腹压增大时常引起直肠内压增大超过括约肌的收缩压，痔病患者的肛内压异常升高，并显示超慢波，当直肠充胀时括约肌不松弛。显然，二者的测压特点是十分不同的。

6. 肛管直肠癌　肛管癌及低位直肠癌因有便血及齿状线上或齿状线下肿块隆起，常易被误诊为内痔。误诊的主要原因是仅凭症状诊断，未进行肛门指诊及肛门镜检查，因此，在痔诊断中一定要做以上两种检查。直肠癌在肛门指诊下可扪到高低不平的硬块，表面有溃疡，且多与周围组织粘连，而推之不能移动；肠腔常狭窄，指套上常染有血迹。直肠癌引起的直肠出血多为暗红色或果酱色；内痔出血多为鲜红色，多呈间歇性。特别要注意的是内痔或环状痔可与直肠癌同时并存，绝不能看到有内痔或环状痔，就满足于痔的诊断而进行痔的治疗，直到患者症状加重才进行直肠指诊或其他检查而明确诊断，这种误诊、误治的惨痛经验教训，在临床上并非少见，值得重视。对于那些已经确诊内痔的病例，如果发现直肠肛管内同时存在可疑的硬结、溃疡、黏膜下包块等都应提高警惕。

7. 直肠炎　痔与直肠炎二者均有便血症状，容易混淆，如果对炎性肠病的患者进行痔切除术或冷冻治疗，可能引起严重的问题。肛门镜检查：直肠炎在急性期或亚急性期其直肠黏膜呈紫红色或红色，充血明显，有弥漫性出血点，触之出血较多。但临床上往往见到内痔出血而忽略了直肠黏膜出血，特别是在直肠炎慢性期炎症并不十分明显，仅有黏膜粗糙，颜色呈苍白色，出血点不多时易被漏诊。但只要通过病史及详细检查，根据出血部位，直肠黏膜色泽，有的曾经做过内痔治疗无效，应考虑该病存在。血便多，嘱患者蹲位排便时检查可直接看到内痔是否有出血点，此法有助于排除内痔出血。高位的直肠炎单靠肛门镜检查不足以鉴别，有时需行乙状结肠镜检查。

8. 克罗恩病性皮赘外痔　克罗恩病时的皮赘外痔多为水肿和糜烂的皮肤皱褶，比一般皮赘大，厚而硬，并有特征性的蓝色。活体组织检查时可见有典型的肉芽肿。

9. 肛门直肠性传播性疾病　肛门性病病原体感染引发的皮疹表现与痔的临床症状、体征相仿，无明显差异，如不注意鉴别，极易造成误诊，如扁平湿疣误诊为炎性外痔，二期梅毒误诊为炎性混合痔者，临床上屡有报道。二期梅毒皮损形态多变，类型复杂；有的呈大小不等淡红色肿块，散布于肛周或直肠下段。肿块质硬光滑或无痛溃烂。有的肿块恰位于3、7、11点典型痔的位置，伴有黏液血便、肛门潮湿、瘙痒不适等。

造成误诊的原因与没有仔细询问病史、没有全面进行体检及没有进行必要的实验室检查有关。因此必须加强性病防治宣传培训，让医生掌握全科医生的知识，增强性病防治意识。除加强病史的询问外，特别对肛门分泌物、排泄物、皮肤病、不明原因的肿块、溃疡、脓肿、淋巴结肿大、瘘管等应进行必要的实验室检查（如梅毒血清试验，TPPA，USR，分泌物 PCR 检验）或进行活体组织病理检查，是避免性传播疾病误诊和延误治疗的关键。

10. 肛缘皮下脓肿　主要症状是肛门部肿痛，常位于后方或侧方皮下部，疼痛为持续性跳痛，易与外痔混淆。检查可见病变处明显红肿、有硬结和压痛，脓肿形成可有波动感，穿刺时可抽出脓液。

11. 肛缘脂肪瘤、粉瘤、纤维瘤　肛缘处良性肿瘤与外痔的鉴别要点是，脂肪瘤发病缓慢，无疼痛，肿块软，呈分叶状，无触痛。粉瘤无感染时无明显疼痛，发病慢，病程长，肿块边缘清楚，质地软，无触痛，当感染时其表现同脓肿。纤维瘤病程长，多无疼痛，边界清楚，表面光滑，质地较硬，可活动，无明显触痛。

（马雪巍）

第四节　痔非手术治疗

痔的临床表现复杂，病情较长，不同时期，不同类型，痔的治疗方法理应选择不同，不能盲目用其中一种方法，应该强调治疗的个体化。

一、中医治疗

中医学非常重视应用内治法治疗痔病。内治法大致可概括为八大法：即疏风法、利湿法、清热法、润燥法、凉血法、通下法、升举法等。方剂和药物很多，例如，以"泻火凉血"的代表方剂如《外科大成》的"凉血地黄汤"，仲景的"当归赤小豆汤"；以"清热、祛风、利湿"的代表方剂如《医宗金鉴》的"止痛如神汤"，《外科正宗》的"防风秦艽汤"；以"润燥、滋阴、清热化湿"的代表方剂如《外科准绳》的"脏连丸"，《医宗金鉴》的"苦参地黄丸"，《证治准绳》的"地榆丸"，《局方》的"槐角丸"等。这些积累了丰富经验的方剂对痔的治疗发挥了重大作用。这些方剂是在中医的辨证施治理论下拟订的，不仅注重局部治疗，还注重全身脏腑功能的调整以及对饮食结构和大便习惯的调整与治疗，有其独到之处。

（一）中药汤剂

根据《中华人民共和国中医药行业标准》将痔分为下列证型进行辨证施治。

1. 风伤肠络　大便带血、滴血或喷射状出血，血色鲜红或有肛门瘙痒。舌红、苔薄白或薄黄，脉数。

治法：疏风清热，凉血止血，消痔固脱。

方药：凉血地黄汤加减。细生地黄10g，当归10g，地榆10g，槐角10g，黄连10g，天花粉10g，升麻10g，枳壳10g，黄芩10g，荆芥10g，侧柏炭10g，生甘草6g。每日1剂，水煎服。或用槐角丸加减（减当归加葛根15g，秦艽10g，炒荆芥15g）或服用消痔合剂。

2. 湿热下注　便血色鲜红，量较多，肛内肿物外脱，可自行回缩，或脱出物分泌物较多，黏膜糜烂，或伴大便黏滞不爽，肛门灼热，潮湿不适。舌红，苔黄腻，脉滑数。

治法：清热利湿，凉血止血。

方药：①五神汤加减：茯苓10g，金银花10g，牛膝10g，车前子10g，地丁15g，黄芩10g，当归尾10g，赤芍10g，甘草10g。每日1剂，水煎服。②槐角丸或止痛如神汤合三仁汤加减：若痔核下脱明显，可加黄芩15g，升麻10g，柴胡10g，以益气升阳固脱。若肿痛明显可酌加蒲公英15g，土茯苓15g，黄芪35g。

3. 气滞血瘀　肛内肿物脱出，甚或嵌顿，肛管紧缩，坠胀疼痛，甚则肛缘有血栓，水肿，触痛明显。舌暗红，苔白或黄，脉弦细涩。

治法：活血化瘀，消痔散结。

方药：①活血散瘀汤加减：当归尾10g，赤芍10g，桃仁10g，大黄10g，川芎10g，牡丹皮10g，枳壳10g，瓜蒌10g，槟榔10g。每日1剂，水煎服。②桃红四物汤加郁金10g，槟榔10g或用活血散瘀汤加地榆15g，黄芪35g。

4. 脾虚气陷　肛门坠胀，肛内肿物外脱，需手法复位。便血色鲜或淡，可出现贫血，面色少华，头昏神疲，少气懒言，纳少便溏。舌淡胖，边有齿痕，舌苔薄白，脉弱。

治法：健脾益气，升阳举陷，消痔固脱。

方药：方用补中益气汤加减。黄芪30g，党参15g，白术9g，陈皮6g，炙甘草5g，当归6g，升麻10g，柴胡9g，赤石脂15g。每日1剂，水煎服。一般减当归加地榆15g，山药15g，葛根10g，仙鹤草15g。若食欲不佳可加焦三仙30g。或用参苓白术散加黄芩35g，地榆15g，枳壳10g；若年老体虚，伴气虚便秘可用补中益气汤合扶正润肠丸；如有脾胃虚寒，先便后血者，可用黄土汤加减，或四君子汤加地榆15g，黄芪10g，白及15g，仙鹤草15g，无花果15g；若心脾两虚、心悸气短便血者，用归脾汤加地榆15g，阿胶（烊化兑服）10g。

5. 阴虚肠燥　头昏咽干，五心烦热，盗汗，形体消瘦，大便秘结，便时肛门疼痛，痔核下脱，滴血。舌红，少苔或苔薄黄，脉细数无力等。

治法：养阴润燥。

方药：方用六味地黄丸加地骨皮15g，阿胶（烊化兑服）10g，地榆15g，槐角15g，黄精35g；或用扶正润肠丸合消痔合剂。

6. 大肠实热　渴喜饮，唇燥咽干，大便燥结，便时出血较多，滴血或射血，血色鲜红，痔核脱出，糜烂不能回缩，灼热疼痛。舌质红，苔黄，脉洪数。

治法：清热泻火，凉血止血。

方药：选方常用凉血地黄汤合槐角丸加减或服消痔合剂与复方穿心莲片。如腹胀明显、大便秘结，可用小承气汤加地榆15g，槐角15g，仙鹤草15g，生地黄10g，葛根15g；若尚有面红目赤、心烦、脉弦数者，可用龙胆泻肝汤加地榆15g，草决明15g。

（二）中成药

常用内服的中成药，一般具有清热凉血、祛风润燥、清热利湿的功效，如槐角丸、化痔丸、脏连丸、十全大补丸、麻仁丸等。

二、口服药物

痔的口服药物包括微循环调节药和非特异性药物两类。近年来，以肛垫学说为理论依据，针对痔的血管病理生理改变，一些微循环调节药在缓解或消除痔的症状方面取得了满意疗效。其中微循环调节药的代表药物有地奥司明和草木樨流浸液片等。非特异性药物的代表药物有对乙酰氨基酚等。

三、局部治疗

局部治疗适用于各类内痔及内痔嵌顿肿痛、出血等或伴有外痔发炎者或肛门手术后使用。

（一）熏洗坐浴法

目前在临床上常用于治疗痔的熏洗剂，依其主要作用大致可归纳为以下几类。①清热燥湿类：如起痔汤、祛毒汤、苦参汤等。②行气活血化瘀类：如活血散瘀汤等。③消肿止痛类：如洗痔枳壳汤。④燥湿收敛类：如白矾汤、五倍子汤等。⑤其他类：如熏痔汤、莲房枳壳汤、熏洗方。此外各地医院也大多有适合当地情况的、自己用于治疗痔病的熏洗方。但所有药物不外乎清热解毒、疏风胜湿、行气活血、消肿止痛、收敛生肌、杀虫止痒等。

熏洗法一般无明显禁忌证。但是对于急性传染病、重度心血管疾病、妇女妊娠及月经期间、饮食或饥饿以及过度疲劳时，内痔出血量大时，均不宜进行。缝合术后禁忌坐浴。炎性外痔，在发病24h以内应先局部冷敷，24h后再改为中药坐浴。

1. 操作步骤 如下所述：

（1）坐浴前应嘱患者排除大小便。

（2）将煎好的药物趁热倒入盆内，患者暴露臀部借其熏腾的药气熏患部。

（3）待药汤的温度到40℃时，将臀部坐于盆内泡洗。Dodi通过实验证实，在40℃热水中坐浴15min，肛管静息压可持续降低15~30min，而在5℃、10℃、23℃的水中，则肛管静息压力下降不明显。

（4）坐浴完毕，用干毛巾擦干患处。如有伤口，用无菌纱布擦干患处，然后敷药。

2. 注意事项 如下所述：

（1）冬季坐浴时，应注意保暖，夏季要避风。

（2）药汤温度要适宜。熏洗时间较久，药汤稍凉时，须再加热，持续温热熏洗，才能收到良好的效果。坐浴时不可太热，以免烫伤皮肤或黏膜，也不可太冷，以免产生不良刺激，坐浴温度要以40℃左右为宜。

（3）夏季要当日煎汤当日使用，药汤不要过夜，以免发霉变质，影响治疗效果和发生不良反应。

（4）煎药时，一般在药物中加水500ml左右，沸后煎20min，再将芳香之品加入，烧滚后即可取下使用。每日使用2次，每次熏洗20min左右。疗程长短，则视病情而定。

3. 常用方剂 熏洗常用药物为苦参汤、五倍子汤等。若肛门皮肤瘙痒可用苦参汤加百部30g，白鲜皮30g，紫荆皮15g，川椒15g或用祛痒洗散；局部热证明显用苦参汤加千里光30g，蒲公英30g，大黄60g，或用消炎洗散兑开水熏洗；水肿湿甚用苦参汤加苍术25g，泽泻25g，土茯苓30g，芒硝15g，白矾15g，或用五倍子汤合苦参汤；兼有风毒、皮疹者用苦参汤加羌活15g，防风30g，升麻15g，柴胡15g，紫荆皮15g，黄芪50g；若肿痛明显用五倍子汤合苦参汤熏洗。

中药熏洗坐浴操作简便，易于推广，不需住院。医护人员在较短时间内就可以熟悉常用药物和熏洗方剂，且疗效显著。上述药物对溶血性链球菌、金黄色葡萄球菌、铜绿假单胞菌、痢疾杆菌、伤寒杆菌、大肠杆菌以及多种皮肤真菌均有较强的抑制作用。五倍子的鞣酸尚能使皮肤、黏膜溃疡等部的组织蛋白凝固收敛，使血液凝固呈止血作用。川椒、薄荷有局部麻醉作用，止痛效果较好。甘草还有抗破伤风毒素和抗过敏作用，故当内痔脱垂或嵌顿、血栓性外痔初期、炎性外痔（发病24h后）、静脉曲张性外痔、结缔组织性外痔和术后水肿等发炎肿胀明显、疼痛剧烈者，在用中药熏洗后，常在24h内疼痛逐渐消失。应用时可根据病情辨证，选用不同方药，并应注意有关事项。

（二）外敷塞药法

1. 外敷法　是将药物直接涂敷于患处或肛内，多于熏洗后敷药。主要用于炎性外痔及血栓性外痔及各类痔手术之后，还可用于内痔出血及内外痔手术创面的止血。常用药物有马应龙麝香痔疮膏、消炎止痛膏、九华膏、金黄膏、生肌玉红膏、五倍子膏等。操作方法：将所用油膏装入油膏注射枪中，待患者便后将油膏从肛门注入肛管直肠腔内，或用药物自带接头将接头插入肛门内把药物挤入肛管内即可。

2. 塞药法　是将药物制成栓剂塞入肛门内而达到治疗效果的方法。栓剂适用于各度内痔，但对妊娠期妇女及哺乳期妇女则应慎用或禁用。使用方法：便后洗净肛门后，或在术后换药时，先在栓剂头端涂上少许甘油或油膏等，然后用手指或栓剂助推器放进肛内。常用的栓剂有：九华痔疮栓、麝香痔疮栓、消炎止痛栓、洗必泰痔疮栓等。

（闫成秋）

第五节　痔手术疗法

手术疗法术式众多，但归纳起来临床上大概分为4种：内痔手术方式，外痔手术方式，混合痔的手术方式，其他手术方式。

一、内痔手术方式

目前最常用的是胶圈套扎术、硬化剂注射术、吻合器直肠黏膜环切术（pieces per hour，PPH）、内痔手术切除法等。

（一）胶圈套扎法

内痔胶圈套扎法是由祖国医学文献记载的方法发展而来的。祖国医学古籍，如《外科正宗》《太平圣惠方》等就有用结扎方法治疗痔疮的记载。本方法主要利用橡胶皮圈较强的弹性，通过器械紧扎于内痔基底部，阻断其血液循环，人为地使内痔发生机械性绞窄，从而因缺血、坏死而脱落，以达到治疗的目的。

1. 适应证　适用于单纯的Ⅱ度、Ⅲ度内痔，尤其适用于已纤维化的较大而又孤立的内痔。

2. 禁忌证　①糖尿病患者。②血液病患者。③门脉高压症患者。④内痔伴有直肠炎、肛周感染等应待其治愈后再行套扎治疗。⑤服用抗凝药的患者，如阿司匹林、波利维等。

3. 术前准备　套扎前的准备：套扎前嘱患者排尽大便，便秘者可用温水500ml加液状石蜡50ml灌肠1次。

套扎器使用前应高压灭菌，但橡皮圈不宜高温消毒，以免变质不能使用，可将其浸泡于0.1%苯扎溴铵溶液或75%乙醇溶液中，经过25min即可使用。如无套扎器时，可将两把无齿直钳代替。

4. 操作方法　患者侧卧位，肛门内插入喇叭状肛门镜，将内痔核充分暴露，用0.1%苯扎溴铵棉球或碘仿棉球，充分消毒直肠下段及痔核表面黏膜。将套扎器通过肛门镜套在痔核上，轻扣扳手，将套扎器内产生负压，吸紧痔核，进一步扣动扳手，将橡皮胶圈推出，套住内痔的基底部。根据患者具体情况，每次最多可套扎3个痔核。

如无套扎器，可用两把直血管钳代替。方法是：将胶圈套在一把直钳根部，用该直钳夹住内痔核的基底部，用另一直钳穿入胶圈，扩张拉长胶圈，跨过痔核顶端，套扎于内痔的基底部，然后去除两把钳。

5. 术后处理　套扎后控制排便24h，避免剧烈活动，套扎治疗期间保持大便通畅。

6. 注意事项　如下所述：

（1）在套扎痔核脱落时，局部可遗留一创面，在此期间应避免局部机械检查，防止大便干燥，以免造成继发出血。

（2）女性直肠前壁痔套扎或贯穿缝扎时，一定要注意直肠阴道壁，过度牵拉套扎和缝扎，愈后易造成直肠阴道瘘。

7. 并发症　直肠轻度不适感与充盈感可能会存在数日，但症状多较缓和，一般可通过坐浴与止痛药缓解。另外我们发现还有以下并发症：

（1）迟发性出血：一般多见于胶圈套扎疗法后1～2周。

（2）剧烈疼痛：一般可通过坐浴与止痛药缓解，如不行应考虑其他治疗方法。

（3）外痔血栓形成：血栓形成后，可采用坐浴及大便松软剂治疗，必要时切除血栓。

（4）溃疡形成：胶圈脱落早，一般2～5d脱落，形成溃疡。有的溃疡较大，并发肛裂，可采用坐浴及大便松软剂治疗，必要时行肛门内括约肌切开术。

（5）胶圈脱落：多见于第1次或第2次排便。

（6）败血症：注意术前清洁洗肠，术后肌内注射破伤风抗毒素，应用抗生素。

（二）硬化剂注射法

作用原理：目前公认的是利用硬化剂在组织中产生无菌性炎症，促进痔组织及其周围组织纤维化，将脱垂的肛垫粘连固定于内括约肌的表面，从而达到止血和防止脱垂的目的。

1. 适应证　如下所述：

（1）Ⅰ度内痔，即有便血的非脱出性内痔，可以达到明显止血的目的，效果显著。

（2）Ⅱ度、Ⅲ度内痔可以防止或减轻内痔脱垂的症状。

（3）对年老体弱、严重高血压或并发有心、肝、肾等疾病患者可缓解或消除便血或脱出的症状。

2. 禁忌证　如下所述：

（1）任何外痔及有内痔并发炎症或血栓、嵌顿的。

（2）有炎症表现的内痔，如痔黏膜溃疡形成或坏疽、糜烂的内痔。

（3）肛门皮赘、肛瘘、肛裂、肿瘤等。

（4）溃疡性结肠炎、克罗恩病等。

3. 注射前准备　如下所述：

（1）注射前，向患者说明本疗法操作特点，解除患者的思想顾虑，安定患者情绪，同时嘱患者在治疗期间忌食辛辣等刺激性食物，取得患者合作。

（2）对于个别精神紧张的患者，可在注射前1d晚上服用镇静药物。

（3）应了解患者既往出血性疾病及重型高血压史，以防注射后发生渗血不止的现象。

（4）注射前嘱患者排净大便，便秘患者，可在注射前清洁灌肠，以防注射后过早排便，引起痔核脱出、感染、水肿、嵌顿、坏死及诱发大出血。

（5）对于急性肠炎的患者应先积极治疗肠炎，控制肠道炎症，减少排便次数。

（6）药物及器械准备：①消痔灵1支（每支10ml），消痔栓或消炎止痛膏适量。②液状石蜡棉球数个，0.1%苯扎溴铵棉球或碘仿棉球，生理盐水棉球，灭菌干棉球适量，敷料2块。③5ml或10ml注射器1具，6～7号长针头2个，肛门镜1具，弯盘2个，长镊子2把。

4. 用量及操作方法　如下所述：

（1）用量：成人每千克体重0.2～0.5ml，小儿用量酌减。

（2）操作方法：取5ml注射器，选用6～7号长针头，抽消痔灵及利多卡因按1：1备用。患者取侧卧位，肛门镜外涂液状石蜡置于肛门内，充分显露内痔。先用生理盐水棉球清洗痔核表面，再用

0.1%苯扎溴铵棉球或碘仿棉球对下段直肠及痔核表面黏膜反复进行消毒。注射时，从痔核最高点进针达中心部位，回抽无回血，即可注药，使药液均匀地分布在痔核内，要严防药液注入过深或过浅。然后再将针刺入痔核基底部及痔核稍上方，注入少量药液，以阻断痔动脉的血液供应。注射的药量，视痔核大小而定，每个痔核可注射1.5~2.0ml，1次注射2~3个痔核。退针后，注射部位如有渗血，可用干棉球轻轻按压止血。注射完毕，肛内放置消炎止痛膏棉球1个或消痔栓1枚。

5. 注射后处理　注射后嘱患者控制大便24h，以后每日大便后用消炎止痛膏换药1次；或将消痔栓交予患者，嘱其每日大便后自行塞入肛门1枚；连续换药3~4d。注射后第3~5d做肛门镜检查，了解注射后痔核萎缩情况，如果痔核萎缩不满意或有遗漏，同时再做第2次补充注射治疗。

6. 注射后的并发症及其处理　如下所述：

（1）下坠感：多在注射后2h内出现，这些都是药物刺激而出现的一种正常反应，一般不需处理，4~6h后即可自行消失。

（2）水肿：多是由于药液注射过浅，或是注射后患者活动过多，受到强烈摩擦而引起的，可用花椒、食盐水坐浴（花椒15g，食盐30g，加水3000ml煮沸，待水温降至适宜坐浴，每日2次），或用消水肿膏塞入肛门，每日1次，直至水肿消除为止。

对于因水肿而脱出的痔核，可将脱出的痔核复位，局部可涂以消水肿膏，每日1次。

（3）尿潴留：由于药物的局部刺激作用，影响到了支配膀胱括约肌的神经支配，反射性地引起膀胱括约肌发生痉挛，从而导致尿潴留；或者由于患者惧怕疼痛，不敢增加腹压逼尿，也可以出现尿潴留，尤其是在6点或12点部位的痔核注射后较容易发生。这种反应一般在3~6h可以自行缓解。如不缓解，可行下腹部热敷，并配合针刺三阴交穴，强刺激不留针处理后，都能解除。

（4）疼痛：多因注射部位太靠近齿状线而引起。疼痛较剧烈者，可酌情给予止痛药物来对症处理。

（5）出血：注射退针后，有时针眼处可有少量出血，多为针尖刺破小血管造成，用于棉球轻轻按压片刻即可止血。注射3d以后发生的出血，多因注射技术不熟练，或某一痔核注射过量药物，导致痔核坏死、脱落而造成。对于少量出血，一般经再次在出血点旁注射消痔灵及利多卡因按1：1的2.5ml后即可达到止血目的的。

（6）发热：注射后12h内出现的发热，可能为患者对某种药物过敏而引起的变态反应性发热，酌情口服脱敏药即可缓解。注射1d后出现的发热，多由于药液误注入前列腺引起急性前列腺炎，或注射后换药不及时而引起继发感染所致。治疗以抗炎为主，给予广谱抗生素，必要时可静脉滴注，配合加减三黄汤保留灌肠。

（三）吻合器直肠黏膜环切术（PPH）

1. 手术原理　PPH环形切除直肠下端2~3cm黏膜和黏膜下组织，恢复直肠下端正常解剖结构，即肛垫回位。同时，黏膜下组织的切除，阻断痔上动脉对痔区的血液供应，术后痔体萎缩，也被认为是PPH治疗痔的机制。因为PPH仅切除直肠下端黏膜和黏膜下组织，在感觉神经丰富的肛管和肛周不留切口，理论上减轻术后疼痛。因为吻合口位于肛管直肠环以上，括约肌损伤的机会相对减少。

2. 适应证　如下所述：

（1）直肠黏膜脱垂、直肠黏膜内套叠。

（2）Ⅲ度、Ⅳ度内痔，特别是脱出呈环状、伴有黏膜外翻和黏膜脱垂的患者。

（3）进展期的Ⅱ度内痔：Ⅱ度内痔以便后痔块自行回纳为特点。

3. 禁忌证　如下所述：

（1）直肠壁全层的脱垂被视为PPH绝对禁忌证。

（2）女性直肠阴道隔薄弱时不宜行PPH手术，因为术中荷包缝合或吻合器击发时易损伤阴道壁，导致直肠阴道瘘，属于相对禁忌证。

（3）有肛门直肠手术史的患者，术后瘢痕挛缩，吻合器置入困难或术后痔回缩受限，也应谨慎使用吻合器。

（4）脱出物为肛乳头，反复脱出致脱出物硬化纤维化、脱出物可疑其他病理改变等，肿物回纳后致患者术后肛门坠胀、异物感。

（5）溃疡性结肠炎、克罗恩病等。

（6）嵌顿痔：为痔的急症，以脱出物水肿、剧痛为特点。

4. 术前准备　一般术前1d采用硫酸镁或聚乙二醇电解质散行肠道准备，排除肠道内宿便，使患者手术日和术后第1d无成形便通过吻合口。手术日晨起清洁灌肠，清洁手术野。女性患者还需行阴道冲洗。

5. 麻醉的选择和体位　一般采用骶麻，其操作简便，安全，有效，很大程度上减少术后尿潴留的发生。一般采用截石位或剪刀位。

6. 手术步骤　如下所述：

1）探查：探查中应注意：①仔细检查直肠、肛管，排除不能行PPH的一切情况，如肿瘤、溃疡、肥大纤维化的肛乳头等。②判断内痔的位置、大小、脱出程度，外痔、单发、环状、皮赘的情况。③确定齿状线的位置，预计荷包缝合的高度。④对于难以回纳的外痔和皮赘，用纱布尽量回推，可以初步判断术后回纳的效果，对于回纳程度差、内痔脱出轻的患者可以放弃PPH手术。⑤探查结束后决定是否行PPH。

2）置入扩肛器和肛门镜：3把或4把无创伤钳向外牵拉肛缘，润滑扩肛器后旋转进入肛管。前后位正中各固定1针。也可以将固定线预先留置在肛缘，向外牵拉预留线后将肛门镜置入肛管，系紧预留线固定肛门镜，取出内芯（扩肛器）。肛门括约肌张力高或有肛管狭窄时，可先置入扩肛器，并持续1~2min，一般不需要手法扩肛。

3）荷包缝合：借助半弧形肛门镜，在3点位置进针，顺时针缝合一圈。荷包缝合是PPH手术的关键，以下问题值得关注。

（1）荷包缝合的位置：齿状线以上至少2cm。小于2cm吻合时易损伤齿状线，导致术后疼痛。在痔脱垂的情况下，齿状线可能发生移位，特别是不均匀脱垂时，齿状线也可能不在同一水平，加上扩肛器挤压，齿状线难以辨认。因此也有人建议在距离肛缘4~6cm处，或距离痔核顶点2cm以上行荷包缝合。

（2）荷包缝合的深度和距离：荷包缝合深及黏膜和黏膜下层。如果太浅，仅缝合黏膜层，影响痔的回纳效果，向下牵拉痔核进入钉仓时易导致黏膜撕脱，导致吻合不全。太深则易致括约肌损伤。荷包缝合应连续，不留间隔。在黏膜皱褶处或缝至10~12点位置时，对女性患者要特别注意不要缝穿直肠阴道隔全层而导致直肠阴道瘘，缝合后阴道指诊可以确定。

（3）单荷包和双荷包：根据国内外报道，以术者的经验决定。

4）置入吻合器、击发：旋松吻合器，在荷包缝合线之间将吻合器头端送入直肠。收紧荷包缝合线，将其系于吻合杆上，分别从侧空引出。向下牵拉荷包缝线，打开保险装置，旋紧吻合器至安全刻度，击发，保持击发状态20~30s，逆时针旋松并取出吻合器。检查吻合口是否完整和出血。手术结束后，肛管内留置保护黏膜的栓剂和薄片油纱，以利于术后观察和引流残余血液。术后检查切除标本，黏膜应呈均匀环状，并送病理检查。

7. 手术中注意事项　如下所述：

（1）吻合前用手指再次检查确保黏膜环完全进入钉仓。

（2）保持"适当"张力牵拉荷包缝合线，并保持吻合器纵轴与直肠方向一致，否则易损伤直肠壁肌层。

（3）在旋紧吻合器时，女性患者还需阴道内触诊，防止直肠阴道隔全层进入钉仓而导致直肠阴道瘘。

（4）击发后吻合口多有渗血，可压迫、灌注生物纤维蛋白胶或局部注射肾上腺素盐水，如有搏动性出血需用0号或1号丝线缝合止血。

（5）吻合不全或痔核回纳不充分时需要补缝或切除痔核。残留孤立皮赘也应切除。

8. 术后处理　术后预防性应用抗生素1~3d，麻醉恢复后即可下地活动，一般不用控制饮食，但需缓泻1周。患者排便后坐浴，不用换药。如无特殊情况，1周后行肛门指诊。术后处理应注意以下事项：

（1）PPH术后疼痛轻微，一般服用非甾体类药物镇痛可以有效地控制术后疼痛，少数情况（多数在出现并发症的时候）需要静脉或肌内注射哌替啶或吗啡。

（2）控制术中出血的主要方法是减少术中创伤、术后彻底止血、缝合出血点，留置薄片油纱的目的是为了观察术后出血和引流残余血，切勿采用大卷油纱或肛门排气管压迫止血，增加患者疼痛，因为吻合口在肛管直肠环以上，很难达压迫止血的目的。

（3）术后缓泻非常重要，可以减少因用力排便而导致的并发症，一般采用乳果糖类泻剂。

（4）术后麻醉恢复后即可下地活动，一般不控制饮食，但为了减少术后尿潴留的发生，需减少手术中和手术后输液量和输液速度，并限制患者过多饮水。

9. 并发症　吻合器痔切除是一种治疗Ⅲ度、Ⅳ度内痔和混合痔的新方法。虽然多数随机临床试验证实PPH治疗痔脱垂具有安全、有效的特点，并且与传统痔切除相比明显减轻术后疼痛，很快恢复正常生活和工作。但经近10年的临床应用，还是有多家报道出现一些临床并发症，如继发性出血、直肠狭窄、尿潴留、下腹痛，甚至严重的腹膜后感染、直肠穿孔等。

（1）吻合口出血：最常出现于术后12h以内，鲜血外渗容易诊断，有些患者因鲜血积存于直肠内而仅觉肛门坠胀。术后活动性出血经保守治疗不缓解者需在麻醉下结扎出血点、局部注射肾上腺素盐水或止血纱布压迫。术后渗血或少量排便带血往往不需要特殊处理。

（2）尿潴留：发生比例各家差异较大，与术后肛门疼痛和麻醉方式有关。

（3）肛门疼痛和下腹痛：PPH环状切除直肠下端黏膜，在感觉神经相对丰富的肛管没有切口，因此术后疼痛轻，多数患者术后感觉轻微疼痛。当吻合口接近齿状线或位于齿状线以下时，会感觉术后剧烈疼痛。但多数患者感觉下腹牵拉痛或坠胀感，其发生机制尚不明确，可能与牵拉和吻合口刺激有关。一般无须特殊处理，术后1周逐渐缓解。如有持续性的肛门疼痛、下腹疼痛伴有发热、便嵌塞等症状，应高度怀疑有肛周或腹膜后感染的可能，肛门指诊和腹部X线平片可以协助诊断。

（4）吻合口狭窄：Seow-Choen报道8.8%患者发生吻合口狭窄，与术后不遵医嘱服食纤维素食品有关。

（5）手术无效：PPH与外剥内扎手术不同的是手术依靠对痔上方直肠黏膜切除，将肛垫向上方牵拉，使肛垫复位。如果荷包缝合部位过高，尤其是重度痔脱垂患者，手术可能完全无效，使术者处于非常尴尬的境地。因此荷包缝合线位置应在齿状线以上3～4cm处为宜，对于脱垂大于3cm的患者可以通过双荷包缝合，切除更多的组织，提高悬吊作用。如果出现痔核回缩不全，应当追加外剥内扎手术，避免二次手术。

点评：PPH术式适应证为直肠黏膜内脱垂，环状内痔。它存在几点不足①费用太昂贵，不适合乡村等医疗单位推广使用。②环状内外混合痔，只能消除内痔，对外痔还得切除，不能一次完成。③在吻合钉未完整脱落前，多数患者有肛门下坠感加重，有的钉子脱落时易出血。④在直肠黏膜荷包缝合时，女性患者前壁不慎缝合过深，易造成直肠阴道瘘。

尽管PPH为重度环形脱垂性痔的治疗提供了一种简单、有效、痛苦小的手术方法，但其只是对原有痔治疗方法的一种补充，而不是替代。由于其本身的特点，应当加强手术适应证的合理选择和并发症的预防，使其达到应有的治疗效果。

（四）内痔缝扎切除术

1. 适应证　Ⅲ度、Ⅳ度内痔。

2. 手术步骤　肛周皮肤肛管常规消毒，用0.25%丁哌卡因（或1%普鲁卡因）于肛管做局部菱形或扇形浸润麻醉；或常规消毒骶尾部在两骶角连线中点垂直进针进入骶裂孔内，将0.25%丁哌卡因10ml注入下段骶管内做低位骶管麻醉，然后进行如下操作。

（1）内痔切除钳下缝合法：扩肛显露痔核，碘仿消毒，用小血管钳钳夹内痔顶部上提，再用中弯血管钳在齿状线上0.5cm处于内痔根部钳夹，用剪刀剪去中弯血管钳上部钳夹的痔核，然后用2-0肠线在钳下连续贯穿褥式缝合以关闭伤口，同法处理其他痔核。为预防术后出血，可在传统母痔（即3、

7、11点）上部即痔上动脉区用肠线缝扎一针深达黏膜肌层。

（2）内痔切除绕钳缝合法：扩肛显露痔核，碘仿消毒，用小血管钳钳夹内痔顶部上提，再用中弯血管钳在齿状线上0.5cm处于内痔根部钳夹，用剪刀剪去中弯血管钳上部钳夹之痔核，然后用2－0肠线围绕弯钳连续缝合黏膜，边退钳边抽紧缝线打结关闭伤口。

以上为单钳连续缝合法。另外尚有双钳连续缝合法、边切边缝法以及全程缝合法。双钳法是在单钳切去钳上痔组织后，再置一弯钳，然后进行连续缝合，肠线绕过双钳，缝至齿状线处，松去下钳，上钳提起缝线，边退钳，边逐个收紧缝线，切勿颠倒顺序，以免影响紧线，造成出血。

（五）内痔结扎术

1. 适应证　Ⅲ度、Ⅳ度内痔。

2. 手术步骤　如下所述：

（1）单纯结扎法：在麻醉下常规消毒肛周和肛管，显露痔核，于齿状线上痔核高突点用蚊式血管钳钳夹牵拉固定痔核，用碘仿消毒后，再用中弯血管钳于痔核底部齿状线上0.5cm处钳夹痔核高突部位，然后用7号丝线做单纯结扎。

（2）8字缝扎法：在麻醉下常规消毒肛周和肛管，显露痔核，于齿状线上1.5cm处，即内痔核上端用组织钳或蚊式血管钳钳夹黏膜上提使下脱痔核复位或向上移位，再用中弯血管钳于组织钳下部钳夹，一般选择截石位3、7、11点结扎或3、7、9、11点结扎。用圆针穿7号丝线于中弯血管钳钳夹处上中1/3交界处进针做8字缝扎。

（六）分段贯穿结扎术

1. 适应证　Ⅲ度、Ⅳ度内痔。

2. 手术步骤　扩张肛管，常规消毒后将痔核牵出肛管；以中弯钳自齿状线上约0.3cm夹住痔基底，取长约50cm的10号丝线，自线两端各穿一圆针，将痔核于钳下分段贯穿2针，结扎3段。

（七）内括约肌部分切断术

1. 适应证　内痔伴肛管静息压增高的患者。

2. 手术步骤　如下所述：

（1）直尖剪刀皮下切开法：消毒皮肤肛管黏膜后，左手食指伸入肛管做指示，与5点位或7点位切一个放射状切口或用直尖手术剪刀在距肛缘1.5cm处刺入皮下，然后分离进入内括约肌外侧。

在左手食指引导下，经内括约肌外侧分离至齿状线，张开剪刀喙部，用左手食指将内括约肌下缘推入剪刀喙并剪断，此时即刻有肛管松解感。

退出手术剪刀，左手食指在内括约肌切开处能摸到缺损并用力压迫，此项操作目的有三：①检查内括约肌切开情况，如果切开满意，应能扪及局部缺损。②凭借食指向外压力，使未断裂的内括约肌纤维断裂。③通过2~3min的压迫，以防切口渗血。

退出左手食指，缝合切口1针，肛管内填塞油纱条，无菌纱布加压包扎，以防渗血和水肿。

（2）手术尖刀皮下切开法：消毒后，左手食指伸入肛管作指示，用4号手术尖刀在9点位括约肌间沟刺入，刀在内括约肌内侧面潜行，进刀的多少根据切开内括约肌的宽度定。

转刀180°刀刃向内括约肌，并向外下方用力，切断内括约肌下缘。

拔出手术刀，在切断内括约肌处用食指尖稍用力向外压迫。退出食指，缝合切口1针，肛管内填塞油纱条，无菌纱布加压包扎，以防渗血和水肿。

（3）内括约肌直视切开法：消毒后，左手食指伸入肛门，扪清括约肌位置后，在7点位距肛缘1cm处放射状切口长约1cm。用中弯血管钳由切口经括约肌间沟在皮下与内括约肌间向上分离至齿状线。

退血管钳回括约肌间沟，在内括约肌外侧分离至齿状线，向上向内用力，将内括约肌挑出，直视下切断。

缝合切口1、2针，肛管内填塞油纱布，无菌纱布加压包扎。

二、外痔手术方式

根据病变的类型选择不同术式。

（一）血栓性外痔剥离摘除术

1. 适应证　如下所述：

（1）发病急，疼痛剧烈，48h 内不见缓解。

（2）保守治疗后仍有剧烈疼痛，肿块仍较硬较大，不易自行吸收消散者。

（3）肿块已经发生破溃、感染。

2. 手术步骤　如下所述：

（1）在痔核外侧皮内注射 0.5% ~ 1.0% 利多卡因注射液，先做皮丘。然后由皮丘将利多卡因注射液 2 ~ 5ml 均匀地注入痔周围的组织中。

（2）以血管钳夹起痔核表面皮肤，切开一个与肛管长轴平行的小切口。

（3）对孤立与周围组织无粘连的血栓，用拇指和食指将血栓向外全部挤出即可。

（4）对有粘连的血栓，提起创缘皮肤，用弯剪刀或蚊式血管钳沿皮肤和血栓之间分离，完整游离血栓。

（5）将血栓取出，切除多余皮肤，用纱布压迫止血。重新消毒创口，缝合切口 1、2 针。

术后每日或大便后用 1 : 5000 高锰酸钾温溶液坐浴，再以油膏纱条嵌塞，外盖纱布块，直至愈合。

3. 注意事项　如下所述：

（1）分离时勿钳夹栓体，以免包膜破裂。

（2）血栓剥离后余留皮瓣较大时，可切除一部分，以免留下皮赘。

（3）血栓挤出应彻底，不要遗留小血栓。

（4）如果疼痛严重，血栓累及范围不足肛周的一半，可在门诊或急诊室局麻下立即手术切除，不提倡单纯切开排出血栓，因为血栓复发率很高。

（二）结缔组织性外痔切除术

1. 适应证　如下所述：

（1）肛周皮赘较大，常有水肿发炎。

（2）多发肛周皮赘，影响局部清洁。

2. 手术步骤　如下所述：

（1）常规消毒肛周肛管，用 1% 普鲁卡因或 0.25% 丁哌卡因或长效止痛液做局部浸润麻醉。

（2）用中弯止血钳将欲切除的结缔组织外痔由根部钳夹一会，取下血管钳，再用剪刀顺钳痕剪除外痔，也可顺钳夹血管钳上方将外痔剪除。

（3）观察无出血，创面敷云南白药或生肌散，纱布包扎术毕。

3. 注意事项　如下所述：

（1）若伤口较宽或有明显出血可缝合固定 1、2 针。

（2）如果多个外痔切除，应注意保留痔间皮桥，以防肛管狭窄。

（三）结缔组织性外痔切除缝合术

1. 手术步骤　如下所述：

（1）肛周肛管常规消毒，局部浸润麻醉铺巾。

（2）对于结缔组织性外痔伴静脉曲张者，用血管钳钳夹外痔顶端做放射菱形切口切除皮赘，再用小血管钳将其下曲张静脉丛牵出用剪刀清除干净，然后用小三角针 1 号丝线全层缝合伤口 1 ~ 3 针，上生肌散，外盖纱布包扎即可。

（3）若为弧形增生的结缔组织性外痔，用血管钳将外痔顶端钳夹固定，由根部平行将其剪除，伤口修剪整齐，再用 1 号丝线三角针全层缝合，上生肌散纱布包扎术毕。

2. 注意事项　术中若有多个外痔切除要保留足够皮桥防止肛门狭窄。

（四）结缔组织性外痔锥形剥离切除术

1. 适应证　如下所述：

（1）界限明显的结缔组织性外痔。

（2）孤立较小的静脉曲张性外痔。

2. 手术步骤　如下所述。

（1）常规消毒手术野后，用血管钳提起要切除的痔核，在痔核上 1/3 与下 2/3 交界处做梭形切开，切口方向与肛缘平行。

（2）在切口皮下锐性分离至痔核的基底，在基底部切除痔组织。

（3）彻底止血后将切口对合。如果发现保留的皮片过长，可适当修整，直到切口能满意对合为止。然后用无菌纱布覆盖切口胶布固定，丁字带加压包扎。

（五）静脉曲张性外痔剥离切除术

1. 适应证　单个孤立状静脉曲张性外痔。

2. 手术步骤　如下所述：

（1）取侧卧位（病侧在下）常规消毒铺巾。

（2）在齿状线下做 V 形切口，切开皮肤后，用血管钳在两侧皮下做潜行分离，用钳提起曲张静脉团块，用组织剪在皱皮肌浅面剥离出团块并切除之。

（3）两侧皮瓣稍加修平，少许渗血，可盖上明胶海绵压迫止血，或电灼止血，覆盖敷料。

（六）静脉曲张性外痔潜行旁剥缝合术

1. 适应证　肛缘环状或半环状静脉曲张性外痔。

2. 手术步骤　如下所述：

（1）取俯卧折刀位，阔胶布牵开臀部，常规消毒铺巾，肛管局部浸润麻醉。

（2）沿曲张静脉外缘做弧形切口至皮下，沿切口向肛管方向潜行剥离曲张的静脉团块并全部剔除，电凝、钳夹后结扎止血。

（3）细丝线间断缝合皮肤皮下组织，如果在摘除曲张静脉丛后皮片过长，应适当修剪多余皮肤后缝合切口。同法处理其他部位的静脉曲张性外痔。

（4）术毕消毒缝合创面，无菌敷料加压包扎。

3. 注意事项　如下所述：

（1）剔除静脉团时注意勿损伤肛门括约肌。

（2）若同时伴有结缔组织增生，可在剥离切除曲张静脉丛时将多余结缔组织切除。注意设计皮瓣，防止过多损伤皮肤。

（七）炎性外痔切除术

1. 适应证　如下所述：

（1）已形成血栓肿痛明显的炎性外痔。

（2）肿痛明显的局限性外痔，炎症消退后会形成明显皮赘者。

2. 手术步骤　如下所述：

（1）常规消毒肛周肛管皮肤黏膜，根据炎性外痔的病变情况，决定手术切口的部位。一般情况下切口应选在肿胀明显或者已经形成血栓的部位。

（2）钳夹并提起外痔，在痔的基底用剪刀剪一放射状 V 形口，扩大切口，摘除全部血栓，剪除多余痔组织，彻底止血，活跃出血点可以结扎或电凝，渗血用于纱布压迫止血，用同样方法切除其他痔核。

（3）肛缘注射长效麻药，切口用油纱条无菌纱布覆盖，胶布固定，丁字带加压包扎。

3. 注意事项　如下所述：

（1）炎性外痔疼痛一般均较显著，术后因切除病灶而减轻，为避免疼痛可用长效止痛液做切口周围局部封闭。

（2）若肛周呈环状发炎水肿，可选择痔核高突点明显者进行切除，可缓解其他水肿，或同时做放射状切口减压。

三、混合痔手术方式

目前，临床上最常用的混合痔的术式是外剥内扎术、外剥内扎注射术、环形混合痔整形术、内外痔分离术等。

（一）外剥内扎术

1. 适应证　混合痣，尤其是较孤立的混合痔或外痔部分较大的混合痔。

2. 手术步骤　如下所述：

（1）麻醉后用组织钳夹住痔核部位皮肤向外牵拉，显露内痔。在痔核基底部两侧皮肤用小剪刀做V形切口，注意只剪开皮肤。不要剪破痔静脉丛。

（2）夹取皮肤，用包有纱布的手指钝性分离外痔静脉丛，沿外痔静脉丛和内括约肌之间向上分离，并将痔核两侧黏膜切开少许，充分显露痔核蒂部和内括约肌下缘。

（3）用弯血管钳夹住痔核蒂部。蒂上用7号粗丝线结扎一道，再贯穿缝合结扎一道，防止结扎不牢出血，最后剪除痔核。若痔核较大，也可用2-0号肠线连续缝合痔核蒂部，皮肤切口不必缝合，以利引流。

（4）用同法切除其他2个母痔，一般在切除的2个痔核之间，必须保留一条宽约1cm的正常黏膜和皮肤，以免发生肛门狭窄，创面敷以凡士林纱布。

3. 注意事项　如下所述：

（1）痔核基底部两侧皮肤不宜切除过多，以防肛门狭窄。

（2）将混合痔、外痔部分钝性剥离至内痔处，一般不会有出血。

（3）痔核蒂部应做双重结扎。

（4）两个创面之间应留有皮桥，以防肛门狭窄。

（二）外剥内扎注射术

1. 适应证　同外剥内扎术。

2. 手术步骤　如下所述：

（1）消毒、麻醉、铺巾、扩肛。

（2）显露痔核，用小血管钳分别于齿状线上0.5cm处钳夹内痔，碘仿消毒痔表面，参照硬化剂内痔注射，首先进行硬化剂内痔注射。注射完毕后，取下血管钳钳夹外痔顶部在其外缘（或下缘）做V形或棱形切口，切除外痔剥离静脉丛至齿状线下0.3cm处，将剥离切除外痔组织连同内痔上提用中弯血管钳于内痔下半突出部钳夹，然后用圆针7号丝线在中弯血管钳下中上1/3交界处做8字贯穿缝扎，修剪多余残端组织。同法处理其他混合痔。

（三）环状混合痔整形术

1. 适应证　适于Ⅲ度、Ⅳ度环状混合痔。

2. 手术步骤　如下所述：

（1）内外痔上方结扎止血：在充分暴露痔核后，在距其上方约1cm处（黏膜）做贯穿缝扎1针，在痔核基底部下方约1cm（皮肤）行贯穿缝扎1针（其目的是减少术中出血，并有利于手术野清晰），待手术完毕后，再将内外缝扎线拆除，以恢复局部血液供应，切不可遗忘。

（2）在肛门左右两侧内外痔交界处切开皮肤及黏膜，分别做3~5个W形切口，并利用切口潜行剥离外痔皮肤及黏膜（向上跨越齿状线上方0.5cm处）向上翻转，将已剥离的曲张静脉团及其结缔组织切除，结扎活动性出血点。

（3）利用外痔皮肤修剪成 W 形皮瓣，稍做游离并向上方推移，直肠黏膜游离后向下移行亦修剪成 W 形，再将内外 W 形皮瓣行上下对角缝合 1 针，缝合是在黏膜角尖端处深缝至肌层，单缝针至皮肤处宜在角尖端浅浅缝合即可（入针深出针浅），注意缝合时只做角对角缝合，各个边不另做缝合。缝合后切口缘呈波浪形（其目的是切缘不在同一水平线上，减轻术后瘢痕挛缩）。

（4）对角缝合完毕后，在后侧 5 点或 7 点肛缘皮肤线上方做约 0.5cm 横切口，用蚊式钳挑出外括约肌皮下层部分纤维切断（其目的是减轻术后括约肌痉挛致肛门狭窄）。

3. 本术式特点　如下所述：

（1）术前在内外痔的上下方行贯穿缝扎减少术中出血，令术野清晰。

（2）术中保留部分肛垫结构组织，使术后功能不受影响。

（3）利用外痔皮肤制成皮瓣呈 W 形，移行于创面覆盖，以缩短愈合时间。

（4）手术设计成环形大 W 形，使切口不在同一水平线，防止术后瘢痕挛缩造成的环形狭窄。

（5）术毕行外括约肌部分纤维切断以减轻术后水肿、疼痛，并防止术后肛门狭窄。

（6）术后肛门完整、平坦，保证肛门闭合功能正常。

4. 术后处理　术后应用有效抗生素预防感染。局部每日清洁换药保持干燥，参照整形植皮术后处理原则。术后 4～6d 视伤口情况拆线，拆线前禁止坐浴及使用膏油类药物外涂伤口。

（四）内、外痔分离术

1. 适应证　混合痔齿状线未消除者或同一方位内痔、外痔高突隆起而尚未相融合者。

2. 手术步骤　如下所述：

（1）外痔切除＋内痔单纯结扎术：适用于混合痔的外痔皮赘较小、内痔较大者。

（2）外痔剥离＋内痔单纯结扎术：适用于外痔是血栓或者是静脉曲张性外痔，内痔较大的混合痔。

（3）外痔潜行旁剥离缝合＋内痔单纯结扎术：适用于外痔是半环形或环形静脉曲张性外痔，内痔较大的混合痔。

（4）外痔切除缝合＋内痔单纯结扎术：适用于结缔组织外痔和内痔都比较大的混合痔。

（5）外痔锥形剥离切除＋内痔单纯结扎术：适用于外痔是孤立的圆形，外痔内痔较大的混合痔。

（6）外痔切除＋内痔注射术：适用于结缔组织性外痔与较小的内痔组成的混合痔。

（7）外痔切除＋内痔套扎术：适用于外痔较小、内痔较大的混合痔。

四、其他手术方式

（一）冷冻疗法

一般是应用 -196℃ 的液态氮或 -89℃ 的液态一氧化氮，通过特制的探头与内痔接触，通过快速冻结内痔组织及随后快速解冻来达到组织细胞坏死的目的。内痔坏死后，通过修复，纤维组织收缩，使内痔皱缩，达到治疗目的。

1. 适应证　如下所述：

（1）适用于Ⅰ度、Ⅱ度内痔或脱垂性混合痔、血栓外痔或结缔组织外痔。

（2）年老体弱或伴有心、肺、肝、肾功能不良而不宜手术者及其他方法治疗后复发者。

2. 禁忌证　如下所述：

（1）有急性肛窦炎或肛周炎者慎用。

（2）严重高血压者。

3. 并发症　如下所述：

（1）继发性出血：据文献统计痔冷冻后出血率为 1%～3%。一旦发生出血，应及时静脉滴注止血药物，创面应用止血粉或凡士林纱布填塞。所以重在预防，对高血压及便秘患者应先治疗，后再手术。

（2）肛门肿痛：多与操作不当有关，冷冻范围过大，易造成肛管皮肤损伤、愈后遗留肛管皮肤黏膜缺损，甚至造成狭窄。目前对冷冻疗法不提倡使用，因术后局部水肿、疼痛较重。

总之，冷冻疗法缺点较多，主要是术后疼痛较重，肛门渗液时间较长，创面愈合时间过长（6 周左右），易发生继发性出血。以及残留皮赘和复发痔需要再处理等。因此，现在该方法很少使用。

（二）红外线凝固疗法

治疗原理是：由特制的 14V（伏特）卤素钨丝灯发出的光通过镀铝反光器反射后成为红外光汇聚一点，再经过石英热导管将红外热能传递到治疗器的探头，在短时间内温度骤升到 200℃以上，在治疗时利用红外线光束的高热能作用于痔组织，使组织凝固变白，产生无菌性炎症，1 周后发展为黏膜的浅表溃疡，2 ~ 3 周后形成瘢痕，黏膜下纤维化，固定肛垫，减轻脱垂，术后痔萎缩，症状缓解，达到治愈内痔的目的。红外线凝固作用经过测定大约为直径深 3mm/s，精确地确定对组织的作用量，根据作用量测算，一般内痔大致需要照射 1.5 ~ 2.0s。

1. 适应证　如下所述：

（1）内痔出血及 I 度内痔。

（2）年老、孕妇和伴有其他疾病而不宜手术者。

2. 禁忌证　如下所述：

（1）陈旧性肛裂。

（2）血栓性外痔。

（3）嵌顿痔。

（4）有结肠、直肠炎症者。

总之，红外线凝固疗法虽然具有操作简单、止血快等特点。但对混合痔效果欠佳，治愈率低，治疗时患者有剧烈的热感和针刺感，现在此方法很少使用。

（三）激光疗法

激光是 20 世纪 60 年代出现的光电子技术，70 年代开始用于治疗痔疮。原理是利用激光束的能量集中，方向性好，聚焦点微小等特点，使组织凝固、炭化和汽化，而达到治疗目的。目前常用的激光器有氦 - 氖激光器、二氧化碳激光器、Nd ：YAG 激光器。

不同性质的激光对生物体的作用不同，在痔疮治疗中适应证不同，采用的方法也不同：①照射法：使用低功率的氦 - 氖激光器。激光照射局部组织可使血流加快，血液及淋巴循环改善，代谢增强，促进康复；激光的光化学作用及生物刺激作用能促使局部新生血管形成，加快创面愈合；氦 - 氖激光具有抑菌作用，增强局部抗感染能力，达到消炎、消肿、镇痛、促进创面愈合的目的。②烧灼法：一般使用高功率的二氧化碳激光器和 Nd ：YAG 激光器。激光作用组织，局部组织吸收光能后可产生 200 ~ 1000℃高温，同时由于激光的压强作用可使被作用组织发生凝固、炭化、汽化，从而消除病变，达到根治痔疮的目的。③切割法：临床上多用二氧化碳激光器。激光聚焦光斑非常细小，可小至 0.2mm，用此光斑沿预想的切割线移动，可迅速切开组织，称为"激光刀"。治疗时用激光刀对准血管钳夹提的痔根部，在钳上 0.2 ~ 0.3cm 处切割，可彻底切除痔组织。

1. 适应证　烧灼法与切割法激光治疗适用于各度内痔、外痔、混合痔。多发的或环行痔一般不宜一次切割，以分期分组切割为宜，待第 1 次手术切面愈合后，再行第 2 次手术。

2. 禁忌证　有严重主要脏器功能障碍、衰竭等病变不宜手术；痔核糜烂、感染、水肿炎症期或肛门湿疹不宜手术。

3. 手术步骤　如下所述：

（1）术前准备：局部备皮，术前清洁灌肠。

（2）麻醉：骶麻或局部浸润麻醉。

（3）操作方法：患者取患侧侧卧位，上腿屈膝、手术野以 0.1% 苯扎溴铵溶液或碘仿溶液充分消毒后，1% 利多卡因局部浸润麻醉，注药后略做扩肛，暴露痔核，用组织钳夹住拟切除的痔核，以弯血管钳夹其基底部，用无菌生理盐水纱布在钳下包绕痔核四周，保护邻近正常组织以防误伤，然后手术医生戴防护眼镜，将 CO_2 激光器功率调至 40 ~ 60W，对准钳上痔核进行切割，切除后的创面再减低功率至

20W 左右，进行炭化凝固止血，必要时缝扎止血，最后撤去纱布及血管钳，塞入凡士林纱条、敷上塔形纱布，术毕。

4. 并发症　如下所述：

（1）出血：烧灼凝固不充分、血管内栓塞不全或焦痂脱落过早，活动过多均可能出血。大便干燥，用力过猛，长时间下蹲用力排便等也易造成出血。少量的血性分泌物不需处理，活动性出血应及时重新止血。

（2）水肿：一般术后 3~7d 可消退。较重的可用中药熏洗坐浴，可得到缓解。

（3）疼痛：一般较重，不需处理。疼痛重的可应用止痛片或布桂嗪（强痛定）100mg 肌内注射。

（4）大小便困难：术后排便困难、尿潴留者很少见，无须导尿。一般可于术前术后口服润肠通便药。

总之，激光疗法有操作简单；切除速度快、出血少，并发症少；不需住院，术后不需特殊护理及用药，但术后水肿、疼痛重。如操作失误，术后有大出血及肛门狭窄的可能。因此必须掌握好激光功率、适应证，现在此方法很少使用。

（四）Utrold 疗法（直流电疗法）

Utrold 装置是 20 世纪 80 年代从美国引进的电子痔疮治疗仪。治疗原理是利用直流电阴阳极作用于痔组织时，电解作用在阳极下产生酸，阴极下产生碱；酸使组织凝固变性，碱使组织蛋白溶解破坏，造成局部化学损伤，继而纤维蛋白渗出，组织机化，出血停止，痔核缩小，达到治疗目的。

Utrold 治疗机是一个单极低电压装置，包括一个电源、一个可连的手柄、一次性无菌探头、一个基垫和一个绝缘的肛门镜。适合各期内痔和混合痔的内痔部分。

总之，据有关文献报道，Utrold 疗法对内痔治疗的临床疗效较好。但其不足之处是治疗时间长，操作者必须在一个固定姿势下操作，极易疲劳；对外痔无效，如混合痔的外痔部分。在内痔治疗发生炎症时，则需再次手术；远期效果较差，现在此方法很少使用。

（五）双极透热疗法

双极透热疗法（bipolardiathermy）是 1987 年 Griffith 首次报道，其原理如同红外线凝固疗法一样，通过电发生器使电流集中到探头，探头放在痔核上，直至痔组织凝固而达到治愈。双极透热疗法起先用于治疗消化性溃疡出血，以后又用于缓解食管癌及直肠癌的症状。电流在探头顶端两个邻近电极之间的组织通过。就单极凝固疗法、激光凝固疗法或红外线凝固疗法等其他疗法相对而言，双极透热疗法理论上的优点为：保持了一个较短而且局限的电流路径，因此，即使多次使用后其穿透深度仍较为有限。

总之，这种治疗方法的优点是安全、简便、清洁，对出血症状疗效较好，但对痔脱出等的效果不甚理想，且操作时间长，现在此方法很少使用。

（六）微波热凝疗法

"微波"是指波长在 1m 至 1mm，频率在 300MHz（1 兆赫等于 100 万赫）到 300GHz（1 吉赫等于 1000MHz）之间的电磁波。它在本质上与无线电广播用的中波（波长 545~182m，频率 550~1 650kHz）和短波（波长 130~136m，频率 2.3~22.0MHz）相同，只是它的波长更短，故称为微波。微波的频率极高，振荡周期很短，仅 10^{-9}~10^{-12} s，目前，临床上常用的微波是 2450MHz，波长 12.5cm。

当微波作用于人体时，体内电解质即随频率的变化而发生趋向运动，在振动与转动的过程中，彼此摩擦或与周围媒介相摩擦而产生热效应。使机体局部升温，加速血液循环，增进组织的新陈代谢，改善微循环，有利于血管和神经功能的恢复，达到消炎、消肿止痛的作用。大强度的微波功率可使蛋白质迅速凝固。

微波治疗内痔的原理是通过微波产生高频热量，促使局部血液循环，并可使痔血管丛细胞变性而纤维化，达到止血硬化的效果。

1. 适应证　Ⅰ度、Ⅱ度内痔、血栓性外痔、炎性内痔疗效最好。Ⅲ度内痔和环状内痔严重脱垂者、血管瘤性内痔效果较差。

2. 手术步骤　微波电凝治疗电极分为双极型和单极型电极两种。使用双极型电极时，要将内外电极同时接触病灶，微波热凝型电极又可分为接触式电极和刺入式电极，使用接触式电极时将电极压在病灶表面电灼，火化电灼容易使组织炭化。注意因为微波电凝作用有一定范围，考虑热凝效果有一定穿透力，电极刺入痔体底部，不要紧靠根部。

患者取膀胱截石位、左侧卧位均可。在肛门镜下暴露痔核，用苯扎溴铵或碘仿棉球消毒后，将辐射器平行于直肠壁插入痔核内黏膜下，插入密度间隔 5 ~ 10mm，基底中心部微波输出时间可稍长，25W功率 8 ~ 10s，30W 功率 5 ~ 8s，40W 功率辐射 3 ~ 5s，此时可见辐射器周围黏膜成苍白改变。处理完痔核基底部以后，改变辐射器插入方向，由痔核左右顶点方向分别插入辐射器，其余痔核均用同法治疗，但一般每次固化不超过 3 个痔核。结束手术后，用甲紫（胆紫液）涂于创面，缓缓退出肛镜。行外痔治疗时，需局麻或骶麻醉，用止血钳夹住痔核基底部，用针式辐射 30 ~ 50W 强度，沿止血钳上缘辐射，视痔核大小需5 ~ 9s。

3. 注意事项　如下所述：

（1）选择合适的磁控管电流强度，即 MA 量（W），应能使病变接触部位迅速汽化，白色凝固，而又不炭化。MA 量不宜太大或太小，过大则组织炭化粘连显著，既不利于操作，又易产生深溃疡，反致撕裂出血，过小则不起治疗作用。

（2）务必使病灶充分暴露，以利于微波灼除而不伤及正常黏膜。

（3）不能治疗电极空载，治疗间隙及时停止微波散放。

总之，微波治疗有方法简便、快速、安全、疗程短、疗效高，不需住院的优点。而且止血、止痒效果好，无瘢痕而且反应轻。但微波对早期内痔效果较好，对晚期内痔尤其重度痔及静脉曲张性外痔、环状混合痔的疗效较差，远期疗效不肯定，易复发。

（七）射频疗法

射频也属于高频电范畴，作用于组织时能产生 60 ~ 80℃高温，可使痔组织表面凝固坏死，血管内血栓形成，止血效果好。仅用于内痔治疗。

（八）磁场疗法

20 世纪 70 年代起，国内用磁治疗内痔，实验用磁栓，外形如手枪子弹，磁场强度为 300 ~ 500 高斯，重 2.55 ~ 5.00g。其治疗原理是在病灶周围形成磁场，加快病灶部血液循环，使组织恢复生理状态。治疗方法是将磁栓上涂上液状石蜡，插入肛内 2 ~ 3cm，每日 1 次，每次 1 粒，连用 7d。本法对 I度、II 度内痔有明显疗效，特别对伴有出血和炎症的内痔有显著疗效，无疼痛及不良反应。缺点是复发率高，对III度内痔疗效较差。

（九）ZZ 型肛肠综合治疗仪

其是利用高频电容场对生物体产生内源性热作用和直流电在生物体产生的电解以及利用直流电药物离子导入等原理，而研制成功的多功能治疗仪。针对痔疮的病理特点设计研制出专用的电容式痔治疗钳，钳的两内侧面为高频输出电极。使用该电极钳夹住痔基底部，可达到 200℃高温，作用 3 ~ 5d，可使血管闭合，组织干结凝固，但不发生组织炭化，凝固的痔组织在 3 ~ 5d 后脱落，达到治疗目的。

1. 适应证　适用于各度内痔、外痔、混合痔，对于较大的混合痔根据情况分次间断治疗，外痔部分每次不宜超过 3 个。此法治疗内外痔无须结扎，再发出血的可能性极小。

2. 手术步骤　患者左侧卧位，常规消毒铺巾，局部浸润麻醉，必要时可采用骶麻。将 ZZ 型肛肠综合治疗仪接通 220V 电源，打开开关预热。肛镜暴露痔核，1‰氯己定液消毒肛管直肠。用其电极钳沿直肠纵轴方向夹住内痔核基底部，注意保留齿状线处正常敏感区。在电极钳前端及下方置纱条以保护周围组织。踏下脚踏开关，仪器开始工作。3 ~ 5s 后，仪器自动报警断电。痔核组织基底部钳夹处干结凝固。松开电极钳，无须结扎和剪除。同样方法逐一钳夹其他痔核，痔核间要保留皮肤及黏膜约 0.5cm，一般治疗 3 ~ 4 个痔核。各钳夹顶点连线呈齿形，不在同一平面。混合痔的外痔部分用其电刀切除止血，切口呈放射状 V 形。术毕用洗必泰痔栓塞肛，凡士林纱条加马应龙痔疮膏填压创面，外盖无菌纱布压迫固定。

总之，临床报道用该治疗机治疗各类痔的有效率为 68% ~ 87%。方法简单，痛苦少，愈合快。由于该仪器是利用高频电容场产生的内源性热，热源是被作用物的本身，所以，具有热的可控性好、局限性强、定向性准、产热快，作用部位与邻近组织有明显温差界限等优点，不同于激光、红外线等外源性热。外源性热为传导热，作用部位与邻近组织无明显温差界限。这就使 ZZ 型肛肠综合治疗仪对治疗部位以外的组织产生较小的影响。高频电容场痔疮治疗技术是靠组织内带电离子和偶极子在两极间高速振荡产热，当带电离子耗竭至组织间液干结时，两极间的电阻值增加，仪器自动停止工作，因此，被治疗组织只能达到干结而不会出现炭化现象，更不会造成立即脱落而导致的大出血。干结组织数日后脱落，在内源型热作用下，3 ~ 5d 各种凝血因子在局部增多，再加上血管闭塞黏合等因素，极少发生治疗后的再次出血，不仅如此，且对较大血管的出血有很好的止血作用。但治疗痔核过大、过多者，有肛门皮肤缺损、肛门狭窄的可能。

（十）铜离子电化学法治疗

铜针的临床应用始于治疗海绵状、蔓状血管瘤。漫无边际的海绵状血管瘤、广泛的高低流速的脉管畸形虽属良性疾病，但危害极大，常导致肢体残疾、面容改变或器官损害，严重影响患者身体健康和精神状态。手术治疗创伤大、出血多，常危及患者生命，效果多不理想。1998 年，国内多家医院将铜针留置结合通电疗法（铜离子电化学疗法）用于痔的出血和脱出。临床应用的结果，铜离子电化学疗法有效地治疗痔出血和脱出，手术方法简单、创伤小，可在门诊完成操作和治疗，无严重并发症之虞，因此也被认为是治疗痔的一种新方法。

铜针留置及通电疗法（铜离子电化学疗法）治疗内痔的原理：痔的发生机制相对复杂。通常认为，痔是肛垫的移位而产生，肛垫黏膜下有丰富的静脉丛和动脉静脉吻合网。当腹内压增高、慢性便秘等持续性肛管静息压增高时，肛垫支撑组织变性、退化，甚至断裂，肛垫移位，脱出肛门外形成痔。痔属于血管性病变，铜针留置及通电疗法同样适用于痔的治疗，推测其机制如下：①纤维组织形成：包绕或限制黏膜下静脉丛（和动脉丛）。如果铜针直接置入在痔体内，纤维组织形成可以起到支持和保护层的作用，减少静脉丛在粪便排除时受到的创伤，减少出血。也可以作用于静脉丛，阻塞管腔并导致血栓形成。血管的闭塞从止血的角度讲，起到了止血的作用。如果铜针作用的部位更高，在痔上直肠黏膜，纤维化的形成将会限制并且完全阻塞痔上静脉的根部，同时痔蒂部位的痔上动脉及其分支也被阻断。因此痔体萎缩，在用力排便时痔不会过度的充血、肿大，减轻出血。②肛垫和直肠壁之间纤维组织的瘢痕挛缩使痔的支撑结构加强，使痔固定在黏膜下肌层，这样在排便时不至于脱出肛门外。

1. 适应证 有以下几种情况：

（1）出血为主要症状的Ⅰ度、Ⅱ度痔。

（2）部分出血的Ⅲ度痔。

（3）以脱出为症状的Ⅱ度、Ⅲ度痔。

2. 禁忌证 有以下几种情况：

（1）脱出难以回纳的Ⅳ度痔，如果患者不能耐受手术治疗也可以作为保守治疗的方法使用。

（2）以皮赘和外痔为主的混合痔。

（3）痔伴发肛乳头肥大、息肉、直肠炎等疾病的患者。

（4）有恶性肿瘤的患者。

3. 术前准备、体位和麻醉 铜离子电化学疗法方法简单、创伤小，可在门诊完成全部操作和治疗。术前明确诊断，除外无须或不能行铜离子电化学疗法的情况。常规术前检查包括血、尿常规和凝血功能检查。治疗前灌肠 1 次。根据医生习惯和喜好选择左侧卧位、截石位和剪刀位。因剪刀位暴露好，患者舒适，医生从上往下操作，利于助手协助和教学，因此受到更多医生青睐。离子电化学疗法方法全部操作在齿状线以上，痛觉不敏感，仅是在置入肛门镜时感觉疼痛不适，一般采用局部麻醉即可满足手术要求。

4. 手术步骤 ①常规消毒，铺无菌巾：碘仿或苯扎溴铵棉球消毒肠腔，直肠镜或乙状结肠经检查，确定痔核部位、大小，再次除外不能行铜离子电化学疗法的情况。②将铜针探头刺入齿状线上痔核，深8～15mm，按照治疗仪默认的参数治疗280s，取出铜针。同法处理其他痔核。以脱出为主要症状的患者，可以选取齿状线上痔核根部更高的位置置入铜针。③治疗后取出肛门镜，纳入黏膜保护剂或消炎栓。

5. 注意事项 ①治疗期间要注意观察患者痔核部位的变化情况。②每一个痔核可同时治疗3次，每次治疗最多4个痔核。③出血为主要症状的患者一般治疗1个痔核即可起到明显作用，而以脱出为主要症状的患者，需扩大治疗范围，治疗区域一般选择在截石位3、7、11点，脱出严重的可以适当地增加在1或9点的治疗。④出血的患者可以将铜针直接刺入痔核内部，脱出的患者则需要将治疗区域上移，在痔核根部或痔上区域。

6. 并发症 铜针留置法治疗血管瘤时，因为铜针为手工制作，而且在体内留置时间长，部分患者可见到体温升高、厌食及局部疼痛。铜离子电化学疗法经过不断改进，用于痔的治疗尚未见到上述并发症，也没有发现出血、水肿、局部感染、发热、剧烈疼痛病例。

总之，铜离子电化学疗法操作简单、对患者创伤小，符合现代微创医学观点，而且手术不切除痔，仅通过铜离子导入和通电治疗，使痔静脉丛血管闭塞、纤维硬化，在肛垫与支撑组织之间形成无菌性炎症和纤维化粘连，达到治疗痔出血和脱出的目的，符合痔的现代观念和解剖生理特性。李东冰等的临床试验证实，铜离子电化学疗法用于痔的出血和脱垂，主要症状缓解率高，未观察到明显的并发症发生。但试验中，虽然采用了对照方法，铜离子电化学疗法与自制栓剂对比，其可比性仍须进一步关注。临床试验中仅单独针对痔出血或者脱出做单一症状观察，痔的其他症状的缓解或加重情况尚不清楚。术后患者肛门功能（失禁和便秘）和远期效果有待长期随访证实。

（十一）枯痔法

枯痔法治疗内痔已有1000多年历史。目前改进的枯痔钉疗法和中西医结合的枯痔注射疗法都是在我国传统枯痔散疗法基础上发展起来的。枯痔散的主要药物是"砒"和"明矾"。而其他药物（轻粉、朱砂、乌梅肉、雄黄、蟾蜍等）只是作为"佐药"和"使药"来用的。传统的枯痔钉是由砒、矾、乳香、没药、朱砂、雄黄、糯米粉等药物配制而成。呈两端尖并有一定硬度的钉状物，直接插入痔核。由于并发症多而且严重，目前临床已不用。

痔是常见病。常有"十人九痔"一说。在痔、瘘病例中，痔约占68%的比例。目前对"痔"的治疗方法繁多，但缺乏针对的辨证施治原则，常不按分类进行选择最佳的治疗手段。往往在介绍一种疗法时，"谓之"一统百病，如某注射药物疗法除"痔"外，还治肛裂、肛瘘、内外混合痔等，实际上目前还没有一种疗法什么期的痔都能治好。不论哪一种治疗方法都有它的适应证，哪一种治疗方法都不是万能的，不分轻重、对任何人的痔的病理变化、性质、个体差异、年龄大小、病史长短，一律使用统一治疗方法是错误的。

选择治疗方法，依据痔的分期，病理改变、性质再选择保守或手术治疗，才是科学的方法。

1. 非手术疗法 适用于痔的早期、炎症期，予以局部消炎，外涂"活血化瘀"的水剂（喷雾）、软膏，配合中药坐浴，饮食调整（忌刺激性食物、饮酒，多吃清淡宜消化的食物，多喝白开水，保持粪便软化）采用上述方法，大多的Ⅰ期、Ⅱ期早期痔可以不注射或不手术，完全可以自行消退。

2. 注射疗法 对Ⅱ期、Ⅲ期内痔又伴有轻度脱出、痔核表面糜烂出血。年老体弱，患糖尿病、心脑血管疾病的患者，不适应手术者，可采用注射疗法：宜采用消痔灵1：2的浓度，注射痔核中心，每一痔核内注射0.5～1.0ml。目前国内使用的注射药液品种太多，从药理机制上分类，可分为两类作用的药液。一种是起促使组织脱水"硬化"的作用，还有一种是"坏死剂"，两种药液使用上比较安全易掌握的是前一种"硬化剂"。有学者不主张"低浓度大剂量注射"。大剂量在直肠黏膜下注入易造成3种后遗症：①直肠末端黏膜与直肠壁肌层粘连，直肠正常的排便功能下降，致"出口梗阻"。②大剂量注入正常直肠黏膜下，会形成环状硬化带。③一旦感染就会大面积的形成溃疡，甚至肠坏死。所以，低浓度小剂量的注入痔核体中心即可。

3. 外剥内扎疗法　此种手术适应证是环形混合痔。痔核脱出肛门外，不易自行还纳。痔核组织已形成纤维化，体积较大，不适应注射及保守疗法，可采用此种治疗效果较为理想的疗法，但应注意几点：①外剥结扎不应超过 3 个痔核，否则肛门术后易狭窄。②结扎痔体之间一定要留健康的皮肤黏膜，否则脱落后形成溃疡不宜愈合。③结扎的痔核外加以胶圈套扎，可加速坏死脱落，以防出血。④外痔剥离到结扎痔核的根部时，应在此处皮肤缝合 1～2 针，以防痔核脱落时坠入创面或摩擦创面致出血。⑤主张在外痔部位纵行切开皮肤后，在剥离切除曲张的静脉纤维团组织后，切口皮肤修剪整齐，一次性间断缝合；有人将此称为"外修内扎术"，避免留下过大的瘢痕。⑥结扎的痔残断端内注入"消痔灵"使痔膨胀，以促进残端硬化加速，防止术后出血。

4. 痔环切术　此种手术的适应证为内外混合环形痔。这种术式目前我国基本不提倡使用，因它的术后并发症较多。其 3 大后遗症：①不全性失禁（感觉性）。②环形瘢痕挛缩。③肛管皮肤黏膜缺损。

5. 外涂枯痔散　此种方法是古老的"疗法"，通过敷药使组织坏死腐蚀一圈肛门皮肤。全国肛肠学会早已禁止使用坏死、腐蚀、烧灼性治疗方法。目前有人推行所谓"不开刀、不住院、无痛苦"快速根治痔的疗法。在门诊施治，涂药后肛门内外痔全被腐蚀坏死，致肛门一周形成溃疡创面，愈合后创面瘢痕挛缩造成"狭窄"，还需行再次肛门整形。

6. PPH　此种方法是近 3 年由国外引进的新方法。国内开展的医院较少，有报道术后易造成直肠阴道瘘、直肠狭窄、长期直肠内异物刺激下坠感等并发症，而且手术费用昂贵。关于这种疗法，远期疗效如何，还待观察随访，总而言之应从"少花钱治好病"的国情出发。PPH 手术有人认为适合直肠黏膜脱垂的患者。

7. 铜离子、红外线照射等物理疗法　适合单纯性内痔，对外痔无效，对内痔Ⅰ度、Ⅱ度痔有一定的疗效，消炎作用强。对那些不适应手术的病例，可采用物理的保守治疗。

8. 电烧、激光、射频等疗法　对一些单纯性外痔治疗可以使用，但不要一次切除多个外痔，最好分期治疗。此类疗法对内痔不太合适，因直肠内遗留创面，不宜愈合且容易出血。

9. 环状混合痔整形术　本术式适于Ⅲ度、Ⅳ度环状混合痔。此为环状混合痔最佳手术方式。

（闫成秋）

第八章

结肠、直肠肛门狭窄

第一节 结肠狭窄

结肠由于先天性畸形、慢性炎症、肿瘤和损伤等造成肠腔狭窄，粪便通过受阻，临床上出现不完全性肠梗阻症状，称为结肠狭窄。根据结肠狭窄形态的不同和纵径长短，可分为环状狭窄、管状狭窄和部分狭窄。

一、病因

1. 先天性畸形 结肠先天性畸形较为少见，由于肠道胚胎发生缺陷，造成肠腔完全梗阻的为结肠闭锁，部分狭窄的叫结肠狭窄。

2. 肠炎性疾病 结肠炎性狭窄的病因有肠结核、肠阿米巴病、肠血吸虫病、大肠克罗恩病、溃疡性结肠炎、缺血性结肠炎、放射性肠炎、性病性淋巴肉芽肿等。

3. 结肠肿瘤 突入肠腔的良性、恶性肿瘤均可引起结肠狭窄梗阻。恶性肿瘤中以结肠癌为最多见，纤维肉瘤有时可长大阻塞肠腔。

4. 损伤 结肠损伤后处理不当，可发生结肠造口狭窄梗阻和手术后吻合口狭窄。结肠狭窄的临床表现因狭窄轻重不同和病因各异，引起的症状不一。除先天性严重结肠狭窄于新生儿早期即出现慢性低位肠梗阻症状和体征外，一般病程较长而难以早期发现。结肠炎性疾病发生结肠狭窄后，临床表现为慢性、不完全性低位肠梗阻，发病初期常有上腹部不适和腹胀症状，也可能有腹泻症状；随着肠腔狭窄程度的加重，肠梗阻的表现也逐渐明显。患者有阵发性逐渐加重的腹痛，腹痛时常伴有肠鸣；有时因膨胀肠襻可见腹部隆起包块，随腹痛缓解而消失，随即自肛门排气或排出稀便。腹部有时可扪及肿块，直肠指检有时能触及狭窄部位。结肠癌有时并发结肠狭窄后常出现典型的慢性低位肠梗阻症状如腹痛、腹胀和便秘等，并可摸到稍可移动或固定的腹部肿物。

二、诊断

根据病史、症状、体检、化验以及纤维结肠镜检查、活组织病理检查和 X 线钡剂灌肠等有关检查，一般即可做出结肠狭窄的诊断。

1. 病史及症状 结肠先天性狭窄因狭窄程度不同，所引起的症状不一。如狭窄不甚严重，婴儿可以生长，只有慢性肠梗阻和营养、发育不良症状；严重梗阻则出生后因胎粪阻塞可出现肠梗阻现象。慢性炎症引起的结肠狭窄多有腹泻、粪便带脓血、黏液等长期发展史。肿瘤形成的结肠狭窄早期多无明显症状，逐渐增大引起狭窄后则多已属中、晚期病变，可出现不完全梗阻症状和体重减轻等。放射后、手术后结肠狭窄和损伤所致狭窄均有明确的放疗、手术和外伤史。性病性淋巴肉芽肿的患者有性病接触史，一般以女性为多。

2. 检查 除全身查体外，最重要的是进行腹部检查和直肠指诊。严重结肠狭窄常有慢性肠梗阻的腹部体征。结肠造口狭窄可通过指诊确定诊断。

3. 内镜检查和 X 线检查　乙状结肠镜或纤维结肠镜检查以及 X 线钡剂灌肠检查对确定结肠狭窄的部位、程度和病因有决定性意义。

4. 其他检查　必要时应采取活组织进行病理检查，化验粪便，做性病性淋巴肉芽肿试验等有关检查。

三、鉴别诊断

对有明显病史的结肠狭窄如放疗、手术、外伤、炎症等所致狭窄，结合临床表现不难鉴别。但早期结肠癌、淋巴肉芽肿及慢性炎症等所致的结肠狭窄，常因无明显症状而使鉴别诊断较为困难。

1. 增殖性肠结核　临床表现为慢性不完全性低位肠梗阻，发病初期常有上腹不适和腹泻症状。随着肠腔狭窄程度的加重，肠梗阻的征象逐渐明显，发作时可出现阵发性腹痛、肠鸣和右下腹隆起包块；后者为膨胀的肠襻，常随腹痛缓解而消失，随即自肛门排气或排出稀便。检查时全身情况除较消瘦外无重病容，腹部稍胀，腹痛时可见肠蠕动波和听到高亢肠蠕动音，约有 65% 患者右下腹相当于盲肠、升结肠部位，可扪出微有压痛、不易移动的块状或条索状肿物。钡餐检查或钡剂灌肠 X 线检查可见回盲部有不规则的充盈缺损和肠腔狭窄。增殖性回盲部或肠结核须注意与结肠癌相鉴别，因其临床表现常相似，甚至可以同时存在。一般而论，结肠癌患者大多在 40 岁以上，病程较短，病变范围较局限，肠道出血或大便隐血阳性症状较明显。

2. 肠阿米巴肉芽肿　由于慢性阿米巴肠炎病变长期不愈，产生大量纤维组织，肠壁和附近肠系膜有炎性水肿和浸润，形成一个肿块，可使结肠肠腔发生狭窄和肠壁发生运动障碍，因而引起肠梗阻。这一病因临床上仅为偶见，最多见的病变部位在盲肠，其次为乙状结肠和直肠，可能为多发性。患者有阿米巴痢疾病史，主要症状为局限性腹痛和间歇性腹泻，慢性肠梗阻的症状出现较晚，全身情况一般尚好。腹部检查常可扪到较硬肿物疑为癌肿，钡剂灌肠检查发现结肠病变更增加了癌肿诊断的可能性，常常因此而进行手术治疗切除有病变的肠段，经病理检查发现肠壁病变组织内有多数阿米巴滋养体才确定为阿米巴肉芽肿。由于本病的内科治疗效果很好，并不需要外科治疗，因而正确的诊断极为重要。对患有慢性腹泻的患者应仔细检查大便，如发现溶组织内阿米巴滋养体或包囊，X 线钡剂灌肠有多发性病变累及较长一段结肠，在加压时肠腔充盈变宽，钡剂排除后又变窄，则结肠狭窄病变为炎性的可能性大，即可试用抗阿米巴药物作治疗。若有显著疗效，随之大便内阿米巴消失，诊断即可确定为阿米巴肉芽肿；否则不能除外慢性阿米巴肠炎与结肠癌同时存在，需要施行手术治疗。

3. 肠血吸虫病结肠狭窄　长时期重度血吸虫感染可以引起结肠壁高度增厚（肉芽肿），肠腔狭窄，因而产生不同程度的结肠梗阻，腹部有时可扪及肿块。最常见的梗阻部位为乙状结肠和直肠，也可以发生于盲肠和横结肠。X 线钡剂灌肠所见为较长一段肠腔狭窄、肠壁僵硬、边缘不齐，并有圆形充盈缺损（息肉）。粪便检查虫卵为阳性约占 80%，最后诊断需根据病变部位组织切片检查而定。如仅有轻度梗阻，经锑剂治疗后可能解除症状；如梗阻明显则以手术切除病变肠段为宜。

4. 局限性结肠炎　又称肉芽肿性结肠炎或大肠克罗恩（Crohn）病，是局限于一处或多处肠管的慢性非特异性肉芽肿性炎变，多见于回肠末端回盲瓣处，但盲肠、升结肠与直肠也可同时或单独受累，肠腔由于结肠壁显著增厚、僵直而变为高度狭窄，在病变晚期这种狭窄也可为瘢痕性。患者常有较长时期的病史，初期症状为腹痛和腹泻，大便为半稀状、无脓血；一部分患者表现为缓慢进行性过程，有长期症状缓解期，最后在病程晚期出现肠狭窄梗阻症状。X 线钡剂检查或钡剂灌肠检查对诊断有一定帮助，在慢性肠腔狭窄期可显示出一条细而不规则的狭窄肠道。局限性结肠炎与溃疡性结肠炎的鉴别一般困难不大，溃疡性结肠炎病变主要位于左侧结肠，排便次数较多，粪便内常有脓血，结肠镜检查和钡剂灌肠检查可发现左侧结肠的黏膜溃疡和急性炎变。

5. 慢性溃疡性结肠炎　最常累及的部位是乙状结肠和直肠，严重患者因病变肠壁增厚并缩短以及瘢痕收缩可造成肠腔狭窄。除根据下腹轻度绞痛、腹泻和黏液便等临床表现外，结肠内镜和钡剂灌肠检查可以确定诊断。X 线检查典型所见为结肠袋消失、黏膜皱襞紊乱、肠管边缘呈锯齿状，有息肉样变、肠腔狭窄和肠管缩短。对有明显结肠梗阻的患者需行手术治疗，彻底切除病变所累及的肠段。

6. 缺血性结肠炎　好发于老年人，45岁以下者少见，多数患者并发心血管疾病、糖尿病或类风湿关节炎。缺血性结肠炎的临床表现与血管堵塞的范围和时间有关。临床尚有3种类型：①第一型为可恢复性的缺血性结肠炎，只暂时影响了动脉供应，不久就有侧支循环建立，故只有部分黏膜坏死，2～3d后就能再生。②第二型为狭窄性缺血性结肠炎，动脉供应大部分受到影响，黏膜出现缺血性梗死及溃疡，有继发性细菌感染，纤维化愈合后常引起结肠狭窄。③第三型为坏死型缺血性结肠炎，动脉供应完全丧失，结肠发生全程梗阻、坏死，可致穿孔造成腹膜炎甚至死亡，故又称不可恢复性缺血性结肠炎。缺血性结肠炎并不单纯是结肠炎性疾病，但须与慢性溃疡性结肠炎和局限性结肠炎（大肠克罗恩病）等肠道炎性疾病相鉴别。

7. 放射性肠炎　各人对放射治疗敏感不同，与放射剂量大小无大关系。放射性肠炎多数是由于小肠和大肠对放疗感受性增高所致，为腹腔、盆腔或腹膜后等恶性肿瘤经放射治疗所引起的并发症。据报道，在5周内照射量超过5000rad时，约有8%的患者发生放射性肠炎。初期肠黏膜充血、水肿、炎性细胞浸润，肠壁增厚，有黏液性渗出物；然后发生闭塞性动脉炎和静脉内膜炎引起肠壁缺血，黏膜及黏膜下层坏死，黏膜糜烂形成溃疡；末期结缔组织和平滑肌变性，最后导致纤维化或深溃疡瘢痕收缩，引起肠管狭窄，甚至造成梗阻。临床症状可出现在疗效的早期、疗程结束后不久或治疗后数月至数年。晚期肠炎常发生于放疗数月后，可有排便次数增多、便血或黏液便、腹痛及里急后重等症状；若结肠和直肠发生狭窄时即出现部分肠梗阻征象，腹痛加重，大便变形或便秘，钡剂灌肠X线检查可显示肠壁僵直和狭窄。少数病例由于溃疡边缘隆起，其X线征象酷似癌肿；主要区别点是狭窄病变肠段与上下肠段的接界是逐渐移行，无截然分界。经肠镜做活组织病理检查可与恶性肿瘤和溃疡性结肠炎相鉴别，但取活检时要注意防止穿孔。

除一般治疗、保留灌肠局部用药和中医中药治疗外，近年来国内对重症患者试用。巨球蛋白治疗放射肠炎有良好疗效。对有结肠狭窄梗阻的晚期病变，常需采用外科手术治疗，但因组织受放射线损伤不易愈合，疗效往往不甚满意。对于远端结肠狭窄，可选择横结肠近肝区处做永久性结肠造口或暂时性粪便改道，其效果比单纯切除病变好。

8. 结肠癌　结肠癌绝大多数是腺癌，其中髓样癌或软癌瘤体较大，向肠腔内生长，可使肠腔变小狭窄；硬癌虽瘤体不大，但纤维组织很多，浸润肠壁发生环状狭窄易引起结肠梗阻。左半结肠癌多为环状硬癌，因此肠梗阻是主要症状，有时急性肠梗阻是首先出现的症状。有时因部分结肠梗阻，发生腹部隐痛或绞痛、腹胀、便秘与腹泻交替出现，粪便内有血及黏液。乙状结肠镜检查和X线钡剂灌肠检查可发现癌肿部位及肠腔狭窄等改变。有明显结肠梗阻的患者，钡剂灌肠后应立即用盐水灌肠洗去钡剂，以免积存于梗阻部位以上肠腔内而加重梗阻。通过乙状结肠镜采取活组织做病理切片检查，是确定结肠癌诊断的重要措施。在鉴别诊断中除结肠慢性炎症外，尚有结肠以外的疾患应加注意。结肠癌唯一有效的治疗为广泛手术切除，在不能根治切除的情况下，如结肠狭窄梗阻较重，需做姑息手术解除梗阻。

四、治疗

结肠狭窄的治疗应针对病因，并须根据狭窄程度不同而采用非手术疗法或手术疗法。

1. 非手术疗法　如下所述：

（1）病因治疗：如肠阿米巴肉芽肿引起的结肠狭窄梗阻可试用卡巴肿、吐根碱等抗阿米巴药物治疗，一般效果甚好，不需要外科手术治疗。肠血吸虫病引起的轻度结肠狭窄梗阻，经锑剂治疗后即可能解除症状。

（2）服用润肠通便药物：有便秘症状可口服液状石蜡、果导或酚酞等药物通便。亦可服中药润肠汤（当归、生地黄、火麻仁、桃仁、甘草，水煎服）或五仁丸（桃仁、杏仁、松子仁、柏子仁、郁李仁、陈皮）。

2. 手术疗法　如下所述：

（1）结肠部分切除术：对病变范围较局限的结肠狭窄，可完全切除有狭窄病变的结肠后行断端吻合术。

（2）左半或右半结肠切除术：对病变范围较广泛的结肠炎性疾病，需做左半或右半结肠切除术。对结肠癌更应做广泛手术切除，包括系膜及局部淋巴结，切除范围按癌肿部位、血运和淋巴的分布而决定。右侧结肠癌多可做一期结肠切除吻合术，如梗阻严重，手术前可先用长管减压以减轻腹胀。左侧结肠癌是否应一期或分期手术，决定予结肠狭窄梗阻的程度和术前肠道准备的情况。

（3）姑息手术：对不能根治切除的结肠癌，如结肠狭窄梗阻较重，可做回肠与横结肠端侧吻合或横结肠造口术以解除梗阻。

（闫成秋）

第二节　直肠肛门狭窄

直肠肛门狭窄，是指直肠、肛管、肛门的腔道变窄。直肠肛门狭窄除先天畸形外。若其致病因素尚未得到控制时，肛门部可经常有脓血性分泌物外溢。

一、病因

凡使直肠肛门结缔组织增生肥厚，形成瘢痕，致使肛门直肠失去弹性和管腔狭窄的因素，均可导致直肠肛门狭窄，另外，直肠肿物占据或压迫肠腔（如直肠癌、肛管癌、直肠巨大息肉）等，及邻近器官的肿物压迫直肠腔道（如前列腺肿瘤、子宫及卵巢肿瘤、骶尾部肿瘤）等，也都能引起直肠肛门狭窄。常见的病因有以下几种：

1. 先天性畸形　在胚胎发育过程中，直肠与肛管之间的肛膜未破裂或不全破裂，发生后即可出现肛门狭窄。

2. 炎症　直肠肛门的各种慢性炎症和溃疡，可使直肠壁及肛门形成瘢痕，进而挛缩造成直肠肛门狭窄，如肛门直肠周围脓肿、肛门直肠瘘、直肠溃疡、各种直肠炎，直肠结核等。

3. 损伤　肛门直肠手术处理不当，如内痔或混合痔环切手术，切除黏膜和肛管皮肤过多，直肠吻合术后形成环行瘢痕，直肠阴道手术以及内痔注射不当引起直肠黏膜大片坏死以及肛门直肠外伤，腐蚀性药物损害、冷冻伤、烧伤等均可使其形成瘢痕，进而挛缩以致狭窄。

祖国医学认为，此病多为先天不足或大肠热结，气机不畅，以及外伤误致有关。

二、病理

直肠狭窄部分一般多在齿状线上 2.5～5.0cm 处。不论是慢性炎症或是损伤，也不论这种慢性炎症或损伤是来自直肠本身或是直肠外的邻近组织，其结果都能使直肠壁各层组织充血、水肿、淋巴回流发生障碍，结缔组织增生而形成瘢痕，或肠壁变厚失去弹性，以至僵硬而造成狭窄。

肛门狭窄，除先天性畸形外，病理改变与直肠狭窄大致相同，在直肠狭窄的上部，因受粪便向下移动的压力作用，使直肠壁扩张呈球状膨大，膨大部的黏膜长期受此积蓄粪便的刺激，摩擦而出现炎症溃疡，其表面附有黏液及少量出血。狭窄段黏膜呈灰白色，肥厚，僵硬。

三、分类

直肠狭窄，根据狭窄的形态不同，可分为 3 类。

1. 线状狭窄　狭窄部位呈线状或半环状不构成环。
2. 环状狭窄　狭窄部位病变累及肠管 1 周，呈环状，其宽度在 2cm 以下。
3. 管状狭窄　同环状狭窄，但其宽度超过 2cm。

四、临床表现

主要症状为大便不畅、便条变细、便秘或肛门部不适、疼痛。由于狭窄的程度不同，症状也有轻重之别。

轻度狭窄时，患者排便不畅，便条变扁，排便后仍有便意。重度狭窄者，由于排便极度困难，有时因粪便在直肠狭窄上部时间过长，而发酵产气，故有肠内胀气现象。长期便秘可使症状加重。患者不可服用剧烈泻药，否则，将会使肠蠕动加强，引起产生梗阻现象。本病晚期，狭窄上部的炎症、溃疡加重，有黏液、脓血样变，上皮脱落。患者可有骶尾部不适、食欲缺乏、体质消耗明显等症状。

肛门指诊可发现直肠、肛门有不同程度的狭窄，狭窄严重者手指不能通过。

肛管狭窄时，肛门和肛管部可能没有瘢痕。直肠狭窄时，可在狭窄部位摸到狭窄环，或变硬缩窄无弹性的肠壁。

指诊时应该注意，不要使手指强行通过狭窄区，以免造成出血或人为的撕裂伤。内镜检查时，可见狭窄部黏膜呈灰白色，并肥厚变硬。若用可以通过狭窄的内镜检查，可查明狭窄区的长度和狭窄部及上部的炎症、溃疡、出血等情况，对于不能通过手指和内镜的患者，用稀钡灌肠，或碘油做 X 线造影检查，可查到狭窄的形态与程度。

五、诊断

根据病史、肛门指诊及内镜检查，即可做出诊断，但病因学诊断需做粪便检查及细菌培养，对于恶性肿瘤所造成的狭窄，病程进展极快，有奇臭的脓血样便。指诊时可触及肿物表面凹凸不平，溃疡极易出血，为了慎重起见应取活组织，做病理学检查，以明确诊断。

对于肛管狭窄，应与肛裂引起的括约肌痉挛相鉴别。

六、治疗

1. 非手术疗法　如下所述：

（1）药物治疗：目的在于消炎、通便、排除积存的粪便及保护已形成的溃疡面。给予槐角丸，每次 1 丸，每日 2、3 次；麻仁滋脾丸，每次 1 丸，每日 2～3 次，或液状石蜡 20～30ml，每日 1～2 次。

用蒸馏水 500ml 或 1：2000 高锰酸钾溶液灌肠，每日 2 次，清除肠道内积存粪便，清洁肠腔。

（2）扩肛法：适用于轻度肛门及直肠下段环状狭窄。不需要麻醉，每日用手指或电动直肠按摩器扩肛，每日 2 次。操作时用力要适当，避免因暴力造成撕裂伤，本法也可辅助应用泼尼松龙瘢痕内注射，以促进瘢痕软化。

2. 手术疗法　适用于经非手术治疗无效有肠梗阻表现，直肠高位环状狭窄或管状狭窄者，对于恶性肿瘤造成的直肠肛门狭窄，应做肿瘤根治术。

（1）肛门狭窄的纵切横缝法

术前准备：术前 1d 给予流质饮食，术日早晨给予清洁灌肠。麻醉：腰麻或骶管麻醉。

操作方法：于术后正中线切开肛管皮肤及肛缘皮肤 1cm，游离切口两侧皮肤各 0.5cm，切断内括约肌及外括约肌皮下部，将游离的皮肤做横形缝合。如果缝合切口张力过大，可在切口外侧做弧形减张切口，无菌敷料包扎，丁字带固定。

术后处理：术后保持创面清洁干燥，酌情给予抗生素预防感染，5～7d 拆线。拆线后用活血化瘀中药坐浴，并用电子直肠按摩器扩肛 1～2 周。

（2）Y－V 皮瓣移植法

术前准备及麻醉：同纵切横缝法。

操作方法：在截石位 9 点处切开肛管皮肤至肛缘，由切口外端向外做 V 字形切口，使整个切口呈 Y 字形。潜引分离切口中央皮瓣至皮瓣中心处，然后将皮瓣拉入切口使皮瓣顶端与切口内端对合，间断全层缝合，使之呈 Y 字形。如果切口缝合后张力过大。可在其外侧皮肤做弧形减张切口，无菌纱布包扎，丁字带悬吊固定。

术后处理：保持切口清洁干燥，酌情给予抗生素预防感染，5～7d 拆线。拆线后用电子直肠按摩器，按摩扩肛 2 周。

（3）肠内环行狭窄后方切开术

适应证：此术式适用于腹膜反折以下，手指能摸的环行狭窄，或较短的管状狭窄。

术前准备：给予低渣饮食。用甲硝唑、新霉素等肠道准备。术前4d起，每晚将粗导尿管，通过狭窄肠段，用盐水做结肠灌洗，排除积存粪便，保持术前肠道清洁。

麻醉：骶管或硬膜外麻醉。

体位：截石位或左侧卧位。

操作方法：充分扩张肛管后。用组织钳向四周拉开肛门缘，显露狭窄部的下缘，在后正中线纵行切开，切口深达肠壁肌层，然后用扩张器置于狭窄部，直到狭窄部扩张为止，必要时在环状狭窄的后半环，做2~3个纵切口。压迫止血，结扎明显的出血点。肛门内放置外缠凡士林纱布的橡胶管，将其固定好，以起到持续扩张狭窄部位及压迫止血的作用，并供排气，保持肠道通畅，应当注意，勿使橡皮管脱落或缩入直肠内。

术后处理：术后之日给予少渣饮食。给予抗生素预防感染。术后48h拔除橡胶管。以后每天扩肛1次，直至狭窄消失为止。

（4）切开缝合法

适应证：本法适用于直肠下部的环行狭窄，术前准备，麻醉及体位同"直肠内环行狭窄后方切开术"。

操作方法：扩张肛门，暴露狭窄段，于狭窄后部做一纵切口。以不切透直肠壁为度。如瘢痕较厚时，可做"人"字形切口。切除部分瘢痕组织，游离一部分直肠黏膜，将游离的上部直肠黏膜牵拉下来。覆盖于切口上，用小圆针丝线固定黏膜数针。直肠内放置外缠凡士林纱布的橡胶管固定。

术后处理：术后给予流质饮食，给予抗生素预防感染1周。48h后去除橡胶管，局部清洁换药每日1次，5~7d拆线。术后定期用电动直肠按摩器按摩扩肛。

（5）直肠外部切开术

适应证：本法适用于腹膜反折以下的环行狭窄或管状狭窄者。

术前准备、麻醉：同"直肠内环行狭窄后方切开术"。

体位：以俯卧位或左侧卧位为宜。

操作方法：在肛门后正中线上，由尾骨至肛缘2.5cm处做一切口，有时需切除尾骨及骶骨下段，切开直肠后组织，露出直肠，剥离直肠两侧组织，将直肠拉出切口外，用金属扩张器由肛门插入直肠通过狭窄处。从外部纵行切开狭窄处，切口两端达狭窄肠段上、下两端的正常肠壁组织。取出金属扩张器，将橡胶管外缠凡士林纱布后，经肛门插入直肠至狭窄段的上方。向左右两侧牵开切口，使肠壁纵行切口变成横行切口，用圆针丝线间断缝合、黏膜层、浆肌层，最后将筋膜缝于切口之外。切口内放置橡皮引流条，间断缝合皮肤，无菌敷料包扎。

术后处理：给予低渣或流质饮食，并口服阿片酊3d，控制大便5d，给予抗生素预防感染。24h后拔出橡皮引流条。直肠内橡胶管，手术后第5d取出。

（6）直肠经腹腔拉出切除术

适应证：本法适用于高位直肠狭窄，及无并发症的直肠下段管状狭窄（多数为畸形），或低位环行狭窄，经后方切开术无效者，均可采用保留肛管和肛提肌的直肠经腹腔拉出切除术进行治疗。

术前准备、操作方法、术后处理：基本上与直肠癌经腹腔切除术相同，但因狭窄是良性病变，以切除狭窄瘢痕为目的，故操作中对狭窄部以外的组织要尽量减少损伤。如需切断直肠侧韧带时，应尽量靠近直肠，不要损伤盆腔神经丛，以免术后引起长期尿潴留及阳痿等病症。如管状狭窄并有完全性结肠梗阻，内痔，肛管周围等并发症时，应先行横结肠造口术，待并发症消除后，再关闭造瘘。

（7）直肠肛管经腹会阴联合切除术

适应证：本法用于肛管和括约肌都已发生瘢痕挛缩或已证实有恶变者。

（闫成秋）

第九章

结、直肠肛门损伤

第一节 结肠损伤

结肠损伤（injury of colon）是腹部钝性损伤及穿透性损伤所致的较常见的空腔脏器损伤，也可因医源性损伤如钡剂灌肠、结肠镜检查、电切除肠息肉所引起的结肠穿孔等。其临床特点为：有外伤史、腹痛、腹胀、恶心、呕吐、腹部压痛、反跳痛及肌紧张，可有全身中毒症状。结肠损伤发病率仅次于小肠，居腹腔脏器伤的第 2 位，占全腹部损伤的 30%，其中，开放式结肠损伤发生率为 95% 左右，闭合性损伤发生率为 5% 左右。据统计，结肠损伤以横结肠和降结肠、乙状结肠损伤最多见。单纯结肠损伤的病死率为 4%～10%，而在合并其他脏器损伤时，其并发症和病死率均增加 4 倍。本病属中医"腹痛"的范畴。

第一次世界大战以前，结肠损伤的病死率几乎是 100%。第一次世界大战中，大多采用缝合关闭结肠损伤，病死率高达 60%～77%。在第二次世界大战及朝鲜战争中，损伤肠襻外置及近端结肠造瘘的常规应用大大降低了病死率，但仍约 37%。近年来随着外科手术技术的进步，抗生素及抗休克措施的进展，以及对结肠损伤诊治技术的提高，结肠损伤的病死率已降至 10% 以下。

一、病因

结肠损伤的病因大致分为以下几类：

1. 火器伤　多为枪弹和炸伤，以枪弹居多而弹片伤较少，并发身体其他部位的损伤也很多见，是结肠损伤的主要原因。

2. 利器伤　常有锐器的直接刺、切和割伤，各种交通事故，以及摔伤、打击伤、挤压和撞击伤等。

3. 医源性损伤　比较少见，常见原因有如下：

（1）腹部手术损伤结肠血液循环或直接损伤结肠，或手术中腹腔引流不当，如引流物过硬或时间过久。此外，行脾切除或其他与胃肠道无关的手术而发生肠穿孔。

（2）在乙状结肠镜、结肠镜等检查时，息肉电凝切除和灌肠时，偶可发生结肠损伤。另外，钡剂灌肠所致医源性结肠损伤也有报道。

（3）其他：如用腐蚀药物灌肠（高浓度石炭酸等）、肛门插入异物而致破裂、内脏手术或移植损伤等均有报道。

结肠损伤的伤情与致伤条件、损伤物的性质、受伤时患者的体位及确诊的时间有关。结肠内容物不具有强烈的化学刺激性，低位结肠内容物较干，因此结肠破裂后早期反应轻，腹膜刺激征不明显，尤其是腹膜后损伤，临床表现不明显，致早期诊断困难。结肠系膜或伴较大血管损伤可发生大出血，甚至休克，此时以失血性表现为主。结肠损伤常伴腹内其他脏器损伤，如肾、小肠、胰腺及肝脏等，由于消化液的刺激可影响结肠裂口的愈合。结肠破裂晚期由于粪便污染所致的严重感染，可发生严重的腹膜炎，使患者发生全身中毒表现，甚至败血症及感染性休克等，常可因此而危及生命。

二、诊断

（一）病史

无论是穿透性损伤，还是非穿透性损伤，均有外伤史。

（二）临床表现

结肠损伤后的症状与体征与以下因素有关：①有否开放性伤口。②损伤的部位。③就诊的时间早晚。④并发伤的伤情。

1. 症状　如下所述：

（1）腹痛：严重程度视损伤的性质不同和并发伤的情况而定。由钝性腹部外伤所致的结肠损伤，可有25%左右在早期无明显腹痛症状；若结肠破裂，则有进行性加重的持续性腹痛。

（2）腹胀、恶心、呕吐。

（3）可有便血史。

（4）严重者有全身性感染中毒性休克。

2. 体征　穿透性损伤可见明显的伤口，非穿透性损伤虽没有明显伤口，但有腹式呼吸减弱，全腹弥漫性腹痛，伴有反跳痛和腹肌紧张等体征。有时可以出现肝浊音界缩小或消失，随腹膜刺激征的症状逐步加重，常出现明显的腹胀和肠鸣音减弱或消失及移动性浊音。肛门指诊有血迹。

（三）辅助检查

（1）X线检查：结肠损伤后，腹部X线检查可发现部分患者中有膈下游离气体，火器性盲肠伤引起者还能显示腹腔内金属异物残留，对诊断有参考价值。因此，对疑有结肠损伤而又诊断不明确的患者，首先应行X线检查，以观察是否有膈下游离气体和腹腔内金属异物的存在。

（2）诊断性腹腔穿刺：当腹腔内存在200ml以上的积液时，能经穿刺吸出腹腔液做检查，阳性率较高。但应注意，腹腔穿刺表现阴性结果时，也不可轻易排除结肠损伤的可能。

（3）直肠指诊：远端结肠损伤在进行直肠指诊中通常指套有血迹，即使未有血染也不能排除结肠损伤存在的可能性。

（4）导尿：借此可以排除泌尿性损伤，具有十分重要的鉴别诊断价值。

（5）腹腔灌洗术：对腹部钝性伤疑有结肠损伤时，采用腹腔灌洗术灵敏度可高达95%以上。

（6）腹腔镜检查：不仅可了解损伤部位，还可观察损伤程度。

（7）剖腹探查术：对伤情较复杂严重而诊断难以确定的患者，若经细致观察分析后仍不能确诊结肠损伤的患者，应及早进行剖腹探查术以免误诊或漏诊。同时，对腹部伤在剖腹探查时不要忽略结肠的系统探查，方能提高结肠损伤的早期诊断处理率。

三、鉴别诊断

1. 小肠损伤　症状、体征与结肠损伤均相似。腹腔诊断性穿刺和灌洗液中可抽到食物纤维、胆汁；CT照片显示小肠壁缺损、肠周围积液和小肠壁血肿可作为诊断小肠损伤的金标准。

2. 十二指肠损伤　早期疼痛较轻，全身情况相当稳定，体格检查阳性体征少。钡餐检查造影剂从肠腔外溢出征象和见到十二指肠黏膜呈"弹簧样"，X线征象可诊为十二指肠损伤。

3. 直肠损伤　有损伤的病因，同时出现下腹剧痛，并可弥漫至上腹部，而且有腹肌紧张、压痛、反跳痛，叩诊有肝浊音区缩小或消失，并在较晚出现低血压、高热、寒战、腹胀。行腹腔穿刺，可有肠内容物、血液抽出。

四、手术疗法

凡疑有结肠损伤，均应及时给予手术探查和治疗。手术时间越早，越年轻，全身情况越好，腹腔污染及腹膜炎越轻者效果越好，否则则差。损伤后2～4h施行手术，效果最佳，手术每延迟4h，死亡率将提高 15%。现手术方法有如下几种：

（一）一期修复术

1. 适应证　手术前患者血压大于 80/60mmHg（10.7/8.0kPa）；肠穿孔较小，外溢肠内容物很少，腹腔粪便污染局限于结肠破裂周围；创伤至手术时间小于 8h；失血量小于1000ml；结肠损伤肠壁血运良好，不需要切除，肠壁能一期关闭腹部创伤。

2. 禁忌证　结肠中度、重度损伤。

3. 操作要点　连续硬膜外阻滞或全身麻醉。术时取平卧位，用碘酒、乙醇消毒皮肤，铺无菌手术单，在上腹至耻骨的正中做切口，游离损伤段结肠，分离结肠系膜，吻合结肠断端，充分冲洗腹腔，并吸尽腹腔内冲洗液，关腹。注意引流置于吻合或修补处之附近，不可与吻合口直接接触。术后胃肠持续减压至肛门自动排气。

（二）损伤肠段外置术

1. 适应证　游离段肠襻局部清创后做无张力缝合并提出腹腔外；缝合后疑有不安全应外置造瘘的某些病例，如血浆蛋白过低、老年人或感染严重；短距离两处以上损伤；损伤部结肠之远端不存在第 2 处损伤；术后无法进行优良的治疗和无法留治观察者。

2. 禁忌证　轻度结肠损伤。

3. 操作要点　连续硬膜外阻滞或全身麻醉。术时取仰卧位。按一期修复术的方法将损伤肠段修复。通过戳创伤口将修复的损伤肠段引到腹壁外，腹壁创口不可太小，以防止狭窄，一般 5～7cm 为妥。在系膜上无血管区戳 1～2 个小孔，两个小孔间距离为 4～5cm，置一根或两根两端套有橡皮管之玻璃棒以支撑结肠不使回缩。注意外置肠襻应保持湿润，以防止发生浆膜炎而导致裂漏。观察 7～10d，如修补缝合部已愈合，则还纳腹腔，否则可在床边直接改为外置造瘘术。

（三）肠管外置术

1. 适应证　患者全身情况太差，如严重休克；腹腔污染严重；损伤肠管挫灭伤严重，对其生机力判断有困难。

2. 禁忌证　轻度结肠损伤。

3. 操作要点　连续硬膜外阻滞或全身麻醉。术时取仰卧位。将损伤肠管拖出置于腹壁外，待患者情况好转后，再次手术处理及放回损伤的肠管。

（四）结肠造口闭合术

1. 适应证　结肠造口后 2～3 周，钡剂灌肠或结肠镜证实远段结肠梗阻已解除者。

2. 禁忌证　患者全身状况不好，局部有炎症或结肠远端未通畅者。

3. 操作要点　连续硬膜外阻滞，术时取仰卧位。用碘吡酮纱布堵塞造瘘口，在黏膜与皮肤交界线外 3～4cm，沿结肠造口周围一圈切开皮肤。提起造口边缘，沿切口向深部分离，显露结肠浆膜层，在结肠浆膜与周围皮下脂肪分离，直达前鞘筋膜。显露前鞘筋膜缘，剪除其周围 1～2cm 的皮下脂肪，然后分离结肠壁与前鞘筋膜缘，直至腹腔。进入腹腔，即可用食指深入，轻轻分开横结肠附近粘连，然后在食指保护下结肠与前腹壁完全分离。游离出造口肠襻 5～6cm，切除造口皮肤缘，一般需修剪 3～4cm 造口缘的正常结肠壁，仔细检查肠壁有无损伤。若缝合的肠壁有明显张力，需扩大切口，充分游离横结肠，甚至需游离结肠肝曲，然后切除造口肠襻，分两层做端端吻合。回纳已缝闭或吻合的肠襻，用抗生素溶液冲洗伤口，再逐层缝合腹膜及后鞘、腹直肌前鞘。由于一期缝合皮肤易于发生伤口污染，故可视伤口污染情况，皮下置引流条缝合皮肤，或用纱布松散地填塞皮下，待肉芽生长后做二期缝合。术后持续胃肠减压 1～2d，术后 3～4d 开始流质饮食，术后 1 周禁止灌肠。

五、其他疗法

用于术前、术中及术后针对革兰阳性菌和厌氧菌引起的各种与感染相关的并发症的治疗。WHO 推荐应用"金三联"，即甲硝唑、庆大霉素、氨苄西林三者交替静脉给药。但并不反对使用其他新型抗生素，应做到合理使用，鼓励做药物敏感试验。此外可在加强局部处理的情况下，适当应用全身较少使用的抗生素做局部应用。

六、预防调护

常生活中注意自身安全，不要打架斗殴，遵守交通秩序。行肠镜或手术时，谨慎操作，避免医源性损伤。

（汤素琼）

第二节 直肠肛管损伤

直肠肛管损伤（injury of rectum and analcanal）多由外伤引起，有时只是腹膜外损伤，重者可损及腹腔内，常有其他内脏损伤或骨折，并发症多，可造成肛门、肛管和直肠狭窄及肛门失禁。其临床特点为：①直肠内容物为成形粪便，细菌含量较多，一旦直肠、肛管损伤，极易感染，对患者危害大。②直肠下端周围组织间隙多，内充有较多的疏松脂肪组织，血运差，易感染，且极易向周围组织扩散，常伴有其他组织器官的损伤。③因发病率低，临床医师诊治此类伤的经验不足，易于误诊或漏诊。直肠、肛管损伤较结肠损伤少见，在平时其发生率占腹部外伤的 0.5%～5.5%，战时为 10% 左右。如果诊断和治疗不及时，死亡率达 5.7%～16.7%。

一、病因

直肠肛管损伤的病因大致分为以下几类：

1. 火器伤 弹头、弹片及各种飞行器，多见于战时，经直肠周围组织穿入肠腔，常并发其他损伤。

2. 穿刺伤 各种尖锐金属利器，战时多见于刀刺伤，平时多见于斗殴、凶杀、抢劫等治安事故。意外事故如高处跌落、坐于尖锐硬物，直接刺入膀胱直肠。还可见于骨盆骨折，可刺伤直肠并容易损伤尿道、膀胱和阴道。农村还可见牛角顶伤。

3. 钝性暴力伤 当腹部突然受到挤压，肠道内的气体可能挤入直肠而引起肠壁破损。举重、排粪以及分娩时用力过猛，有时造成直肠破裂。矿井或隧道塌方、建筑物倒塌、车祸等钝性暴力打击，可广泛撕裂肛门皮肤、肛管、肛门括约肌和直肠。

4. 异物损伤 吞下的尖锐异物，如鸡鱼骨、义齿、铁钉、别针、牙签等，或由肛门插入的异物，如啤酒瓶、木棒、手电筒、大玻璃杯等，可直接损伤肠管；由肛门灌入腐蚀性物质也可损伤肛管直肠。

5. 医源性损伤 内镜插镜或息肉电切时引起，或钡剂灌肠时因患者肠壁套叠受压过久，再加上压力过大，可致穿孔。手术误伤可见于盆腔内手术如膀胱全切除术，会阴部手术如后尿道修补术，阴道内和骶尾部手术操作不当均可引起误伤直肠或肛管。内痔或直肠脱垂注射，由于注射部位不当，注射药量过大或误用药物，可造成化学性损伤。测肛门温度时，体温表断裂割伤肛门。

6. 放射性损伤或烧伤 直肠盆腔的恶性肿瘤，长期行放射线治疗，可有肠黏膜及周围组织的损伤、坏死，引起放射性直肠炎。肛管及肛周烧伤后造成肛管及肛门口部狭窄，而产生排便障碍。

直肠、肛管损伤的病理改变，视病损的部位、程度、范围、时间及有无并发伤等而定。仅伤及浆膜层或黏膜而无全层破裂者，一般无严重后果；若伴有大血管、骶前静脉丛损伤时，可致大出血，以致发生失血性休克，甚至死亡。腹膜内直肠破裂可致弥漫性腹膜炎；腹膜外直肠破裂可致严重的盆腔蜂窝织炎；直肠后壁和侧壁损伤可引起直肠后间隙感染。这些损伤所致的感染，可造成严重的毒血症、败血症，甚至发生中毒性休克致死。肛管损伤可因括约肌本身的损伤、感染、瘢痕挛缩及括约肌功能障碍等而发生肛门失禁或肛门狭窄，还可形成损伤瘘或窦道。

二、诊断

（一）病史

病史包括外伤，据伤道的方向和行径，常可判断有无直肠损伤。凡伤口在腹部下、会阴部、大腿内侧或臀部等处的外伤，均可能伤及直肠肛管。或者医源性损伤，如肠镜检查或手术。

（二）临床表现

1. 症状　如下所述：

（1）腹痛：为直肠肛管损伤最常见的症状。凡腹膜内损伤，有下腹疼痛，以后有腹膜炎症状和体征；腹膜外损伤，疼痛不如腹膜内损伤严重，一般无腹膜炎症状。如有骨盆骨折、膀胱和尿道破裂时，耻骨部可有疼痛。

（2）肛门流血：直肠或肛管损伤常引起肛门流出血性液体，此乃诊断直肠或肛管损伤的一个重要标志。有时伴有肛门坠胀。

（3）严重感染的征象：腹膜内直肠破裂可致弥漫性腹膜炎；腹膜外直肠破裂可致严重的盆腔蜂窝织炎；直肠后壁和侧壁损伤可引起直肠后间隙感染。这些损伤所致的感染，可造成严重的毒血症、败血症，甚至发生中毒性休克致死。

2. 体征　如下所述：

（1）腹膜刺激征：腹膜内直肠损伤可见腹部有明显的压痛、反跳痛、腹肌紧张，肝浊音界缩小或消失，肠鸣音减低。

（2）直肠指诊时疼痛，指套上常染有血迹，或于直肠下段可触及裂口。肛管或直肠下段损伤时，直肠指诊可发现损伤部位、伤口大小及数量。当损伤部位置较高时，指诊不能达到而指套染血是一明确的指征，直肠指诊尚可判明肛门括约肌的损伤情况，为治疗提供参考。

（3）腹腔穿刺到血性液体或粪臭味浑浊渗出液。

（三）辅助检查

（1）X线检查：有时可见膈下游离气体或腹膜后气肿。骨盆X线摄片、骨盆骨折的错位情况，有助于判断直肠损伤的诊断。如为盲管伤，可经X线确定金属异物的位置，也可粗略估计伤道的走向。当疑有直肠、肛管损伤时，禁止做灌肠检查，以免加速感染扩散。

（2）超声、CT扫描或腹膜腔冲洗：有助于内脏损伤的诊断。但要注意的是只有在腹腔内有足够的血和（或）液体时，才能发现损伤，且有赖于操作者的经验。对于血流动力学稳定的患者首选影像学检查，腹腔内游离液体是肠道损伤时CT最常见的影像学改变，直肠内灌注造影剂对于明确肠道断裂（不连续）、造影剂外溢等提示直肠损伤是必要的。

（3）肛门直肠镜检查：因不需要特殊的准备，检查方便，对于怀疑的患者可首先进行检查。如直肠指诊为阴性，又疑有直肠损伤时，可行直肠镜检查，但应在病情允许时进行，不能作为常规应用。直肠镜检可见直肠伤口或证明腔内积血，可据伤情决定在检查室或手术室进行。

（4）结肠镜检查：如高度怀疑肛管直肠损伤，特别是直肠损伤存在，但未发现明确证据的，可考虑行结肠镜检查。但是注意不要灌肠，以防加重腹腔感染，进镜时尽量少注气，动作需轻柔，以防扩大直肠裂口。一旦明确，立即退镜，不可试图插镜至回盲部。

（5）直肠腔内超声：直肠腔内超声可以发现直肠后的血肿和脓肿，还可发现直肠肛管损伤时肛门括约肌损伤的长度、部位，利于术中探查。

三、鉴别诊断

直肠损伤，若为腹内部分，易与结肠损伤相混淆；盆腔部分易与患者原有的周围炎相混淆，同时应注意有无并发膀胱及尿道损伤。根据既往史、损伤史及手术探查一般可以鉴别。

四、手术疗法

除腹膜内直肠针尖状的小穿透伤可行保守治疗外，直肠肛管损伤原则上应尽早采取手术治疗。手术越早，腹腔内及直肠周围组织感染程度则越轻，预后也好。当伴有创伤失血性休克时，应先行抗休克治疗以挽救患者生命，然后尽早手术。按部位的不同，可分为以下三种情况。

（一）腹膜内直肠损伤

有肠道准备的内镜检查、肠内息肉电切时损伤和术中误伤直肠等可立即缝合伤口并盆腔引流，而战伤、直肠广泛伤及位置低、时间长和感染严重的直肠损伤，都应在损伤的近侧（乙状结肠）做去功能性结肠造瘘，远侧肠道大量盐水冲洗并彻底清除粪便后关闭远端。直肠破裂处在剪去坏死组织后缝合，并置盆腔引流。待患者伤口愈合后，再择期手术，端端吻合关闭肠瘘。

（二）腹膜外直肠损伤

即腹膜反折以下直肠损伤。仍应近侧乙状结肠做去功能性结肠造瘘，远侧冲洗后关闭残端。若破口在腹膜反折线附近，可游离直肠周围，显露直肠破口进行缝合或定位缝合，然后将盆腔腹膜缝于破口近侧直肠，使裂口位于腹膜外，并在腹膜外裂口附近放置负压引流。破孔小而位置低，污染不重者可不修补。低位直肠损伤经腹腔不易修补者，在经上述腹腔处理后关闭腹腔；然后改为侧卧位，骶尾部消毒铺巾后，在尾骨上做纵切口，游离切除尾骨，切开直肠周围的筋膜，止血后进入骶骨前凹和直肠周围间隙，清除血肿中的血块、异物和骨折片，反复清洗后将直肠裂口缝合或定位缝合，骶骨前放置香烟卷式引流，由切口引出并缝合部分伤口。待裂口及伤口均愈合后再二期关闭结肠造瘘。

（三）肛门和肛管的损伤

若仅有较表浅的肛门和肛管损伤，可不做造瘘，但应彻底清创，尽可能地保存健康组织，对内外括约肌更应妥善保存和修补；黏膜和周围组织应予缝合，而皮肤可不缝合或部分缝合，以利引流。若损伤严重伤口过大，甚至有少量组织缺损时，则应做乙状结肠去功能造瘘，远侧彻底冲洗后关闭残端，随后关腹腔。然后转到会阴，修复直肠肛管的黏膜、括约肌、皮下和皮肤并做引流。若组织缺损较多，应尽可能将周围组织转移到缺损区以补充缺损组织，尽可能地达到保持直肠肛管的完整，残余括约肌应尽可能修复或做定位缝合，以利将来功能的恢复。只有广泛性的组织缺损和坏死的毁伤性损伤，才可考虑做会阴切除和永久性的腹壁人工肛门。

五、其他疗法

1. 抗感染与全身支持治疗　由于大肠内粪便中存在有大量细菌，可造成伤口的严重感染，故术前、术中及术后及时大剂量联合应用抗生素十分必要。选用抗生素时须兼顾抗需氧菌及抗厌氧菌，同时术中和术后可进行分泌物培养和药敏试验，以便及时调整使用抗生素。由于严重的创伤、出血，术后进食和消耗，以及术后创口的大量液体渗出等，均可致患者的内环境失衡及营养和能量的不足，故应及时注意纠正水、电解质失衡，少量多次输血、血浆或白蛋白等，有条件者还应进行全静脉内营养支持。

2. 术后经肠营养（TEN）　可经小肠造瘘或经口给予，据患者不同情况，选用不同的要素合剂，如复方要素合剂、加营素、活力康、复方营养要素等。其中含有多种氨基酸、糖、脂肪、维生素、微量元素，比例搭配合理，各种成分均为元素状态，容易吸收、利用，含渣滓量少，用后排便很少，特别适合于肠道疾病患者，使用简便，并发症少，容易监测。

3. 引流处理　放入腹内的引流以采用硅胶管为宜，如引流通畅、患者无发热，可于术后 3～5d 拔掉；如有感染可每日用 0.1% 甲硝唑溶液冲洗，直至感染控制再拔掉引流。会阴部的引流，术后可安置负压袋，3～5d 后即可拔除。

六、预防调护

（1）在行肠镜或手术时，谨慎操作，避免医源性损伤的发生。

（2）手术后加强护理，正确换药，加强营养支持，促使伤口愈合，防止并发症。

七、现代研究——治疗研究

1. 乙状结肠造口　除医源性损伤外，其他损伤行乙状结肠造口是较为稳妥的治疗措施。下列情况应行乙状结肠造口：①直肠损伤并发腹内其他脏器损伤。②骨盆骨折并发膀胱破裂等盆腔脏器损伤。③受伤时直肠充盈饱满者。④受伤时延迟治疗4h以上者。可根据具体情况选择标准式襻式造口、远端肠道关闭法襻式造口、双腔造口、Hartmanns手术等，当肛门、肛门括约肌、腹膜外直肠严重毁伤时则选择经腹会阴直肠切除、乙状结肠造口。对于腹膜外直肠损伤，如果无泌尿生殖系统损伤，不行直肠损伤修补时，则可行腹腔镜乙状结肠造口，可同时探查腹腔内脏器有无并发伤。Navsaria探讨和平时期腹膜外直肠枪伤的手术处理，认为低能量腹膜外直肠损伤可仅行造口转流粪便治疗。

2. 直肠伤口修补　直肠伤口修补仅应用于：①容易显露的损伤处。②在暴露探查周围脏器如膀胱、髂内血管、阴道时，同时发现的损伤。③伴泌尿生殖系统损伤时，直肠损伤修补多作为造口基础上的辅助措施，对于损伤程度不重、刺伤，尤其是损伤前已行肠道准备的医源性损伤，经慎重考虑后可行一期修补。Levine报道30例直肠腹膜外损伤，认为不流转的直肠修补适用于不伴严重伤、治疗在8h以内、直肠损伤评分<2分的病例。

3. 应用腹腔镜技术处理因结肠镜诊疗所致的结直肠损伤　方法为：脐部为观察孔，二氧化碳气腹压设置为1.33～2.00kPa，右侧腹分别取直径0.5cm的两个操作孔，用电钩、电剪刀或结扎束（ligasure）分离。先腹腔探查、冲洗后找到损伤处。若腹腔污染轻、肠管炎症水肿不重，正常肠管或息肉电切患者，选择一期修补，用3-0可吸收线间断全层缝合后浆肌层缝合，游离一块带蒂大网膜从左侧腹下移，覆盖并固定于穿孔修补处，留置肛管；若腹腔炎症重、溃疡性结肠炎、肿瘤或全身情况差等，则在左下腹（相当于右侧腹麦氏点）取3～4cm切口，行双筒或单筒造瘘，根据情况选择单纯造瘘或并发穿孔修补或肿瘤切除术。与开腹手术相比，腹腔镜手术诊治因结肠镜诊治导致的结直肠损伤，具有切口小、腹腔冲洗干净、腹腔干扰小的优势。腹腔镜下视野开阔，可以对腹腔的各个小间隙进行冲洗，减少术后腹腔脓肿的发生。腹腔镜手术减少了开腹手术中纱布、拉钩及手对腹腔的干扰。腹腔镜下寻找结直肠损伤一般不困难，可以根据腹腔污染、出血或炎症相对明显的地方，判断受损的肠段。对于系膜侧的结直肠或腹膜后的结肠损伤，可用电钩和结扎束或超声刀分离系膜或侧腹膜寻找到。

4. 自体组织在结直肠损伤Ⅰ期修复术中的应用　选用自体组织片（带蒂侧腹膜片及带血管蒂的大网膜片），根据大肠损伤部位的不同，选择不同的自体组织片进行修复。升结肠、降结肠、乙状结肠及直肠上段的损伤，常规行局部肠管修补或肠吻合后，切取离损伤肠管最近处的侧腹膜，制作成宽2.5cm，长4～5cm保留蒂部的侧腹膜片，以浆膜面对浆膜面的方式平整覆盖于肠修补口或吻合口处，一般只需覆盖肠管周径的2/3即可，用1号线间断缝合4～8针；横结肠损伤则选用带血管蒂大网膜片，以同样方法覆盖于吻合口或修补口处。带蒂侧腹膜片加强修复者27例，带血管蒂大网膜片加强修复5例。结果32例Ⅰ期手术修复全部治愈。术后肠瘘1例，占3.1%，经引流管灌洗、负压吸引、全身应用抗生素及肠外营养支持等方法治愈。并发腹腔脓肿1例，切口裂开1例，切口感染1例，均经引流、切口清洗、Ⅱ期缝合治愈。本组住院时间10～15d，平均12d。随访时间1～36个月均健康，无肠瘘及肠梗阻并发症。

（汤素琼）

第三节　结、直肠肛门异物

肛门异物是指各种异物进入肛门后，造成肠壁、肛管及周围组织的损害，临床上比较少见。其临床特点为：肛门内坠胀、沉重、刺痛、灼痛、里急后重等。异物可由口、肛门进入，由于肛门在消化道的终末端，一般异物均可自行排出体外，部分异物可在大肠狭窄或弯曲处发生刺伤或梗阻，其中最常见的部位为肛管直肠部。另外，由肛门进入的异物，多为外力所致，常并发直肠损伤。本病属于中医"大肠内异物"范畴。

一、病因

（一）内源性异物

食物内化学物质在肠内不被吸收，积成硬块，有时形成异物。此种异物与患者生活习惯及居住地区有关。常吃大量药品，如碳酸氢钠、镁、钙等，易结成硬块。含有钙盐区，常喝硬水，肠内分泌物减少，能使粪便生成硬块。此种硬块，可在直肠或肛门成为异物。

（二）外源性异物

1. 从口进入　由口不慎，或精神患者及小儿将异物吞下，由胃肠道排至直肠而堵塞。如鱼骨刺、骨片、牙齿、金属币、西瓜子、铁钉、纽扣、发夹等。损伤结果，以异物大小、形状和时间而不同。

2. 从肛门进入　意外伤，如戳伤，由高处跳下或坠下，坐于直立的木桩、铁柱、工具柄、树枝或其他棒状物体上，可将这些棒状物折断留于肠内；自行置入，心理变态和暴力，将木棍、胶管、玻璃瓶、灯泡、钢笔、金属器械，以及瓜、茄子、红薯等植物置入直肠；医源性失误，在治疗过程中，将灌肠器头、注射器、肛门温度计、探针和扩张器等掉入直肠。

二、诊断

1. 病史　因异物来源不同，其病史亦多种多样，有的患者还隐瞒病史，医生应耐心询问。

2. 症状　小而光滑的异物能自动排出，多无任何症状。肛管直肠异物的症状主要是排便障碍。如果为尖锐针头、缝针、铁钉或是边缘锐利的骨片、玻璃碎片可破入肠壁，或横入肛窦则肛痛，排便时加重或便血。如异物位置较高可破入肠壁引起局限性腹膜炎。如异物大，形圆而表面滑只觉得肛门堵塞感、沉重和腹痛。

3. 体征　肛门指诊和镜检是最可靠的诊断方法，可触到肛门内或见到直肠下端的异物，并可测知异物的形状、大小和性质。

4. 辅助检查　乙状结肠镜检查可发现直肠下段异物。如异物在直肠上部，可行 X 线透视或拍片。结肠镜可发现位置较高异物。B 超及放射检查可了解异物部位、大小、性质及肠管损伤情况。

三、鉴别诊断

1. 肛裂　是肛管皮肤非特异性放射状纵形溃疡。肛管前后位发生较多，患者常有便秘，便后有滴血及周期性疼痛。检查可见肛裂溃疡面。

2. 肛门旁皮下脓肿　脓肿发生于肛周的皮下组织，常继发于肛隐窝感染。局部红肿热痛明显，无便血，直肠指诊无异物发现，但肛管、直肠异物取出后，亦可继发肛门旁皮下脓肿。

四、其他疗法

治疗原则：以取出或排出异物为目的，方法应灵活，并同时处理并发症。

小型异物，表面平滑，大半可自然排出。患者多吃使增加粪便体积的食物，如马铃薯、燕麦、黑面，然后再服用缓泻药，有时可使异物随粪便排出。剧烈泻药使肠蠕动加强，可将异物驱向肠壁，损伤肠壁。有时可给患者牛奶面包，因牛奶可在异物表面做成滑膜，再服泻药，可使异物容易排出。

如不能自然排出，宜行手术。异物在肛门口，可直接取出。在肛窦内的异物，先麻醉，扩张肛门，将异物取出，再涂以消毒剂。软质异物可先将异物穿一大孔，使空气流出，以减少肠内吸力，然后取出。小的软质金属异物，如发卡、钢针或是铁钉等，可以钳夹碎，分段取出。如异物形圆、质地硬，可用石钳或取铆钳取出。

有时许多的异物连合成块，如樱桃核、石榴子可分块取出。大的质脆异物，则先用麻醉，扩张肛门，然后取出。牙签、鱼刺、果核等异物直位刺入肠壁者，可用肛门拉钩避开异物后拉开肛门，暴露异物末端，用血管钳夹住反向拔出异物。异物横位卡住者，可用肛门拉钩沿着异物刺入方向拉开肛门，使异物一端退出肠壁后，立即用血管钳钳住异物后，将异物取出。如异物较长或术野暴露不满意，可用2把血管钳夹住异物两端，用剪刀将异物剪断后取出。异物较大者，可切开肛门后位括约肌及切除部分尾骨。如异物为玻璃瓶、灯泡等，取出难度较大，特别是异物大头朝向肛门者，可取软质丝线网，以血管钳送入直肠，使任一网眼套住异物上缘；向外牵拽取出。如未成功，可用整块胶布或纱布包裹异物后，破碎异物，分块取出。取异物时，应用各种方法保护直肠和肛管，防止损伤和穿孔。

五、预防调护

（1）使用肛门温度计或内镜时应仔细，防止器械折断、遗留。

（2）发生消化道异物后，不宜盲目使用泻药，以免发生严重后果。

（3）照管好心理变态者或小儿。

（汤素琼）

第十章

大肠、肛管良性肿瘤

第一节　概述

息肉一词来自希腊文 Polypous，临床上把这一类向肠腔内生长，形成突出黏膜面有蒂或广基底的增生性病变统称为大肠息肉，是大肠腔内肿物的非特异性名称。息肉大体形态基本相似，但病变性质却有不同，可包括增生性炎症、瘤样病变、良性上皮性肿瘤（腺瘤）、错构瘤、良性非上皮性肿瘤和部分恶性肿瘤等。此外，还有一些性质不清的病变也可呈息肉样生长。为区别这些病变，对息肉进行合理分类和命名是十分必要的。

一、息肉的命名和分类

息肉命名和分类的基本要求是把肿瘤性息肉和非肿瘤性息肉，具有恶变倾向和极少或不具有恶变可能的息肉区别开，对同类性质的病变要有一个基本的概括，但实际上有些息肉依据目前材料，分类仍有一定困难。近年提出的分类方案主要有：

1. Bacon 的息肉分类方案　具体如下：

（1）腺瘤性息肉（孤立性、多发性）。

（2）幼年性息肉（青年性腺瘤）。

（3）乳头状（绒毛状）腺瘤。

（4）弥漫性家族性腺瘤病。

依人名命名的综合征伴弥漫性家族性腺瘤病包括：

（1）Peutz – Jegher 综合征。

（2）Gardner 综合征。

（3）Croukhite – Canada 综合征。

（4）Zanac 综合征。

（5）假性腺瘤病（假性息肉病或炎性息肉）。

（6）良性直肠肛门病变伴发恶性变。

2. Jackman 的息肉分类方案　具体如下：

常见息肉：

（1）小息肉（直径≤0.5mm）

增生性黏膜赘生物（hypertrophic mucasal tags）

微小腺瘤性息肉（可伴有轻、中、重度不典型增生或原位癌）

假性息肉

淋巴样结节

错构瘤（错构瘤性息肉）

平滑肌瘤，脂肪瘤

类癌

（2）中等大小息肉（直径在 6 ~ 10mm）

增生性黏膜赘生物

腺瘤性息肉（可伴轻、中、重度不典型增生或原位癌）

典型增生或原位癌

假性息肉

平滑肌瘤，肌性错构瘤（Myohamartoma）

（3）大息肉（直径 > 10mm）

腺瘤性息肉（可伴轻、中、重度不典型增生或原位癌或浸润癌）

息肉样癌

类癌

幼年性息肉

平滑肌瘤，淋巴管瘤等

不常见肿瘤

家族性多发性腺瘤病

Gardner 综合征

Peutz – Jegher 综合征

幼年性息肉

假性息肉病

绒毛状肿瘤

Jackman 的分类注意到息肉大小的临床意义，但却在同一大小息肉中包括了不同性质的肿瘤，有炎性也有肿瘤性；有良性也有恶性；有上皮来源者，也有非上皮来源者。

3. Morson 息肉分类方案（1968） Morson 提出的方案是一个较全面的分类方案，其特点是明确了肿瘤性和非肿瘤病变，对多发性息肉和单发性息肉作了对应性分类，概念明晰。具体方案见表 10 – 1。

表 10 – 1　Morson 息肉分类方案

	单发性	多发性
新生物性	腺瘤	家族性腺瘤性息肉病
	乳突状腺癌	（结肠息肉病）
	绒毛状乳突瘤	
错构瘤性	幼年性息肉	幼年性息肉病
	Peutz – Jegher 息肉	Peutz – Jegher 综合征
炎症性	良性淋巴样息肉	良性淋巴样息肉病
		炎性息肉病
未分类	化生性息肉	多发性化生性息肉

4. 北条对 Morson 方案修改方案（1975） 北条对 Morson 息肉分类方案作了进一步补充，除具有 Morson 的分类优点外，对息肉病和肿瘤性息肉都有新的见解。北条的息肉分类方案见表 10 – 2。

表 10 – 2　北条的息肉分类方案

	单发性	多发性
肿瘤性	小管状腺瘤	家族性息肉病（非家族
	绒毛小管状腺瘤	性息肉病）
	绒毛状腺瘤	Gardner 综合征
		Turcot 综合征

	单发性	多发性
		散发性息肉病
错构瘤性	幼年性息肉	幼年性息肉病
	Peutz – Jegher 息肉	Peutz – Jegher 综合征
未分类	增生性（化生性）息肉	增生性息肉病（化生性息肉病）
炎症性	炎性息肉	假息肉病
其他	类癌、血管瘤、平滑肌瘤	淋巴性息肉病
		Crokhite – Canada 综合征

5. 全国肠癌病理专业协作组分类方案（1981）（表10 – 3） 我国学者根据自己的研究，对北条和 Morson 方案作了调整和充实，提出了一个分类方案，从癌变情况大致可看出肿瘤性息肉和非肿瘤性息肉的基本界线，该分类有一定的临床意义。

表 10 – 3 全国大肠癌病理专业协作组的息肉分类方案

	单发性	癌变率（%）	多发性
肿瘤性	管状腺瘤	2.0 ~ 19.5	家族性多发性息肉病
	管状绒毛状腺瘤		
	绒毛状腺癌	10.0 ~ 55.6	Gardner 综合征
			Turcot 综合征
错构瘤性	幼年性息肉	0	幼年性息肉病
	Peutz – Jegher 息肉		Crohkhite – Canada 综合征
			Peutz – Jegher 综合征
炎症性	炎性息肉		假息肉病
	血吸虫性息肉		多发性血吸虫性息肉
	淋巴性息肉	0	淋巴性息肉病
化生性	化生性（增生性）息肉		化生性息肉病
其他	黏膜肥大性增生	0	

有学者认为炎性息肉属非肿瘤性息肉，一般不发生恶变，应属瘤样病变。良性息肉包括一组上皮性来源和非上皮性来源以及来源不明的息肉样生长的良性肿瘤，发生恶变的可能性很少。其中微小腺瘤体积在 0.5mm 以下包括所谓的黏膜肥大性增生及早期的管状腺瘤。癌前性息肉是一类临床上常见的具有恶性潜能的良性上皮性肿瘤，其癌变常和腺瘤生长的部位、时间、体积大小等有关，临床上应按癌前病变做比较彻底的治疗。至于恶性息肉，只是外形作息肉状，本身就是恶性或部分已癌变。

一般病例临床初诊只能按息肉处理，待病理检查后才能做进一步处理，对部分恶变的腺瘤和直肠息肉状类癌，应特别注意。

息肉病指大肠内有数十或数百个多发性息肉。息肉类型多为癌前性息肉，可遍及整个大肠，或波及某一大段肠区。若仅有大肠内众多的息肉而无肠外脏器或组织病变称单纯性息肉病，若同时或先后并发肠外病变称息肉综合征。多发性息肉指大肠内同时发生 2 个以上的息肉，但数量不像息肉病那样多，以 2 ~ 6 个为多见。几乎每一类息肉都有多发的可能，它在临床上虽较单发性息肉少见，但更应受到重视，对临床诊治有一定意义。

二、大肠息肉的发病情况

大肠息肉的发病情况各统计不一，有的包括了一切具有息肉样生长的病变，有的仅统计具有真性肿瘤性质的息肉，由于诊断标准不同也使发病率统计各异，大致范围为 1.8% ~ 17.2%。

Ridevetol 通过内镜及 X 光摄影检查 7 487 例，大肠息肉发病约为 5.35%。芝加哥防癌中心在 50000 人常规防癌检查中发现，大肠息肉发病率为 7.9%。由于多数息肉发生在乙状结肠和直肠，用乙状结肠镜检查 81 120 个受检者，息肉发现率仍高达 5.4%。不同年龄息肉发病率也不同，对 45 岁以上症状的人普查，息肉发病率达 17.2%。若能改进普查方法，息肉的发病率还会更高，如 Bacon 综合统计美国不同地区发现 37 751 例尸检标本，大肠息肉的发现率平均高达 11.7%，比临床发现率高两倍。Jackman 分析 1000 例息肉病例，单发者占 73.5%，多发者占 26.5%，后者半数为 2 个息肉。息肉的发病率与检查方法、检查部位及年龄有关。

国内部分地区直肠病变普查，息肉检出率为 2.28% ~ 4.40%，血吸虫病流行区较非流行区高。大肠息肉在我国病检标本中占 1.4% ~ 2.0%，西安医大附一院统计占病检标本的 0.75%。

各个类型的息肉发病率各地报告不同，就我国资料分析以幼年性息肉和管状腺瘤较多见（表 10 - 4）。

表 10 - 4 大肠息肉的相对发病率

	类型	占大肠息肉的比例（%）
炎症性息肉	炎性息肉	0.46 ~ 1.8
	血吸虫性息肉	1.86 ~ 12
	淋巴性息肉	
良性息肉	微小息肉	0.79
	化生性息肉	2.32 ~ 14.6
	幼年性息肉	8.64 ~ 62.8
癌前性息肉	管状腺瘤	10.6 ~ 67
	绒毛状腺瘤	0.26 ~ 13

三、大肠息肉的国际诊断标准

（1）便血或黏液便。

（2）可有里急后重、便秘或便次增多等。

（3）X 线钡灌肠有充盈缺损。

（4）纤维结肠镜检查可见单个或多个大肠黏膜增生物。

（5）病理检查明确诊断。

具备上述 1 和 2、3、4 中的任 2 项可成立诊断。本病应和慢性结肠炎所致的假性息肉病、多发性幼年性息肉病、Peutz – Jegher 综合征相鉴别，后 3 者都不是腺瘤。

（汤素琼）

第二节 大肠良性息肉

良性息肉泛指目前认为不发生癌变或极少发生癌变的息肉，包括一些特殊形态的息肉（幼年性息肉，增生性息肉等）和良性肿瘤呈息肉样形态者，炎症性息肉也属于此类息肉。

一、幼年性息肉及幼年性息肉病

幼年性息肉（Infacy polyp）为儿童期多发的一种息肉。病理形态上以腺体扩大成囊及有丰富的间质为特征。因部分病例也发生于成人且病理形态上有囊样腺体出现，有人建议改称囊肿性腺瘤或潴留型息肉，以便纠正认为本病只发生于儿童期的不全面理解。息肉超过 100 枚以上称为息肉病即全胃肠道幼年性息肉病（generalized gastrointestinal polypsis）。

1. 病理

1）大体形态：息肉大小为 0.2～4.0cm，平均 1cm 左右，1cm 以内者占 78%。一般儿童息肉较成人大。息肉外形为球形、卵圆形或分叶状，表面光滑，暗红或灰红色，部分附有灰黄或灰白色渗出物，少数表现呈细粒状如桑葚，有的可有溃疡。切面灰红或灰白色，有特征性小黏液囊肿出现，直径为 0.1～0.3cm，个别大息肉囊肿直径可达 1.5cm。息肉多数有蒂，儿童较多；广基底者较少，多见于成人。

2）微观形态：息肉由类似正常大肠腺的增生腺管组成，腺管大小不一，其柱状上皮中有较多的杯状细胞，在息肉内可查到几个到十几个明显扩张的囊状腺管，这是幼年性息肉的特点之一。囊内含有黏液、细胞碎屑、中性白细胞或脓样物质。若囊内容物过多，可使管壁上皮压迫萎缩呈扁平状，甚至消失。内容物还可突破基底膜浸润间质，出现显著的间质反应。这种形态要和分化性黏液癌相鉴别。有人在大组病例研究中发现部分增生腺体上皮有不典型增生改变，对探讨幼年性息肉的本质很有意义。

幼年性息肉的另一特点是息肉内间质丰富。间质主要由纤维血管组织构成，有突出的浆细胞、嗜酸性粒细胞、淋巴细胞和中性粒细胞浸润，个别会有淋巴滤泡形成或异物巨细胞反应。由于间质较多，腺体相对较少，分布分散且不均匀。一般间质内无平滑肌囊出现，间质的这种特殊改变和管状腺瘤不同。

息肉表面上皮可部分或全部被炎性肉芽组织代替，表层附有炎性渗出物，偶有溃疡形成。上述改变都可能使腺管开口阻塞，分泌物潴留以致扩大成囊，为囊肿形成的机制之一。

3）幼年性息肉的性质：幼年性息肉由于结构特殊，极少发生恶变，引起了许多学者的兴趣，对其性质也有不同的看法。

（1）炎症性病变：由于结肠反复发生慢性炎症、黏膜上皮破坏、溃疡或瘢痕形成，造成黏膜腺的开口阻塞、分泌物潴留扩大成囊，炎症刺激又导致腺管增生、间质炎性浸润，最后形成息肉状结构。但患者很少有结肠炎病史，标本检查也难证实息肉周围肠壁有炎症改变，所以有人否认此说。

（2）错构瘤样病变：Morson 认为此息肉是正常组织的异常组合，因腺体和正常大肠腺相似，又无不典型增生改变，应属错构瘤。

（3）新生物性病变：有人发现管状腺瘤和幼年性息肉在形态上彼此有过渡形态可寻。幼年性息肉也出现不同程度的上皮非典型增生的变化，有发展为癌的倾向。国内曾报告一例幼年性息肉发生癌变（低分化黏液癌）。Ramaswom 和 Rozen 先后也报道过幼年性息肉病发生不典型增生和癌变的病例。因此幼年性息肉被认为是一种真性肿瘤，只是恶变率极低。有人推测幼年性息肉可能是一种退变的管状腺瘤，所以它常有自行脱落而愈的可能。

（4）幼年性息肉病：在结、直肠内同时或先后发生 1000 个以上的幼年性息肉，就形态观察比单发者更富于腺管，有的和分化好的管状腺瘤相似。息肉多在 1cm 左右，绝大多数发生于幼儿，平均年龄 6 岁，男性略多，主要分布于左半结肠，偶见于胃、小肠等部位。部分病例有家族史，有的可并发心脏畸形、肠道转位异常、脑积水等。Morson 称"错构瘤样综合征"。

2. 临床表现

（1）年龄：可见于 4 个月婴儿到 62 岁的老人，但 90% 病例为儿童，高峰年龄 3～5 岁，成年人病例平均年龄为 25 岁。男女两性均可发病，男性略多，男女比例为 6：4。

（2）部位：绝大多数病例发生于直肠和乙状结肠，以直肠为多，其他结肠偶有发生。

（3）数目：约 2/3 患者为单发，1/3（25%～30%）的患者可多发，一般为 2、3 个，或数十个之多。

（4）症状：幼年性息肉有两个突出的症状。①便血：多为带有黏液的血便，以儿童患者多见（93%）。有的可间歇性发作，达 6 年之久。成人绝大多数无此症状。②便后息肉脱出：多为长蒂息肉，反复多次息肉脱出，使蒂部组织拉长变细，以致断离而发生息肉脱落（自我切除），这种情况几乎只发生于儿童（10%）。

3. 治疗 幼年性息肉一般为良性，年长后多自行脱落，一般不需特殊治疗亦可内镜或手术切除。幼年性息肉病，可考虑行肠段切除，也可大肠次全切除。但尽量保留肛门、直肠，以免影响排便功能。

二、增生性息肉

增生性息肉又称化生性息肉（Metaplasticor – hyperplastic polyp），是一种具有特殊组织学形态的良性增生性病变。此病形态特征早有人描述过，但性质上并未和管状腺瘤区别开。1962 年 Morson 命名为增生息肉以区别于管状腺瘤，被大多数学者所接受。在直肠镜普查中其检出率为 0.2% ~ 0.04%，约占大肠息肉的 10%。结肠癌切除标本中，增生性息肉发现率可达 90%（Lane）。

1. 病理

1）大体形态：增生性息肉是一个突出于肠黏膜面的半球形结节，表面光滑，色淡红或淡褐色，除极少数（5%）有蒂外，均为广基底或基底略有内缩的突出物，犹如半个球状物黏附于肠黏膜面。切面可见肠黏膜局限性增生，黏膜下略有增生。息肉一般为 5mm，直径在 1cm 以上者不到 3%，已报告最大的增生性息肉为 24cm。

2）微观形态：息肉由大小不一的腺管组成，纵切面腺管增生延长达正常腺体长度的 1.5 倍（正常结肠腺的平均长度为 451μm）。接近表面时腺管带扩张为喇叭状，息肉表面凹凸不平，腺体开口呈放射状排列，因而被有人描述为褶扇状。腺上皮向管腔内作不规则增生突向腺腔，或褶起形似乳头。因此纵切面腺管内面呈锯齿状，横切面似花瓣状，与分泌晚期子宫内膜腺体的横切面相似。

腺管由高柱状上皮构成，胞质丰富，呈嗜酸性，有显著的纹状缘，核短杆状或卵圆形，染色不一，位于基底部，可见小核仁。在腺体下部偶见分裂象。电镜观察，柱状上皮表面微绒毛增多加长，底部与基底膜的接触增宽。腺体上皮间杯状细胞数量减少，尤以腺体上部为明显。

若用网状纤维染色可发现腺体开口间的黏膜上皮下基底膜增厚，并向腺体上部延续。腺体间质仅见少量淋巴细胞、浆细胞或嗜酸性粒细胞浸润，血管无扩张。黏膜肌增厚，排列较乱，有的可见肌束伸向息肉腺体之间。黏膜下层一般无明显病变。

3）增生性息肉的性质

（1）肠上皮过度成熟的结果：Hayashi 在 1974 年通过电镜观察发现增生性息肉内上皮基底宽和基底膜接触面大，细胞伸长，相邻细胞嵌合加强，成熟细胞保持于腺体表浅部迟迟不脱落。放射性核素追踪观察息肉上皮更新的时间延长，新生细胞由腺体基底部向表浅部移动的时间延缓，以致大量的过熟的柱状细胞拥挤，并向腔内突出形成乳头状。所以有人建议改称"过熟性息肉"。

（2）肠吸收上皮化生的结果：增生性息肉的柱状上皮在电镜或光镜下均和小肠的吸收上皮相似，故称为"化生性息肉"。

（3）慢性炎症刺激的结果：以上学说都提示增生性息肉为一非肿瘤性良性增生性疾患，与炎症刺激有关，而和腺瘤无关。但近来发现增生性息肉有局灶性不典型增生，有向管状腺瘤转变的形态。Goldman 在 7 例绒毛状腺瘤中找到增生性息肉的病灶，他认为增生性息肉可能是绒毛状腺瘤或管状腺瘤发生的基础，是腺瘤甚至是癌形成的初始阶段。也可看到增生性息肉内有局灶性不典型增生，个别区域已形成绒毛状腺瘤结构。这类增生性息肉一般体积都已超过 5mm，可能是在增生性息肉基础上由于某些因素作用而发生腺瘤的。总之增生性息肉本身为一良性病变，但不能完全排除其向腺瘤过渡的可能性。Franzin 报告 1 例 45 岁男性横结肠增生性息肉，直径 2cm，息肉腺体有明显典型增生，息肉中央腺体已癌变（腺癌）。这种癌变究竟是增生性息肉转变为腺瘤后，在腺瘤基础上发生的还是增生性息肉腺体直接癌变，目前仍不清楚。

（4）多发性增生性息肉：个别病例可同时或先后出现几个或十多个增生性息肉，散在分布于一小段肠管内。增生性息肉还可作为其他息肉病的成分之一。

2. 临床表现　增生性息肉多见于男性，男女比例为 3∶1。随年龄增大，发病逐渐增高。半数以上患者年龄大于 40 岁，3/4 患者年龄大于 50 岁。Arthur 报告 60 岁以上的老人，80% 能在结肠内查到此病，绝大多数无临床症状，多在结肠疾病检查或切除的结肠标本中偶尔发现，是一种主要发生于中老年人的良性无症状病变。

3. 鉴别诊断　增生性息肉外形和组织结构上与管状腺瘤或微小腺瘤相似，若不仔细分析会造成误诊。三者可从下述特点鉴别（表10-5）。

表10-5 增生性息肉和管状腺瘤及微小腺瘤的鉴别

	增生性息肉	管状腺瘤	微小腺瘤
大小	<0.5cm	>0.5cm	<0.5cm
腺管	大小一致	大小不一致	大小一致
	排列紧密	排列不均较平整	排列均匀
腺管内缘	呈锯齿状，不整	较平整	平整光滑
腺上皮	高柱状，浆嗜酸	柱状，浆偏碱	柱状，浆偏碱
不典型增生	无或Ⅰ°	Ⅱ°~Ⅲ°	无或Ⅰ°~Ⅱ°
杯状细胞	减少	明显减少	基本正常或略少
基底膜	增厚	变薄	正常

约20%的增生性息肉有灶状的管状腺瘤成分，特别在息肉的底部，有1/3绒毛状腺瘤，也可发现有灶状增生性息肉成分。这些混合形态出现应诊断为管状腺瘤或绒毛状腺瘤，以利临床做出正确处理。

4. 治疗 该病因无临床症状，故临床意义不大，无须特殊治疗，仅予观察。

三、淋巴性息肉

淋巴性息肉（lymphopolyp）是大肠固有淋巴组织增生形成的息肉状病变又称良性淋巴瘤或良性肠淋巴组织增生等。原因不清，可能和肠壁慢性炎症有关。多见于青少年及婴幼儿。

1. 病理

（1）大体形态：淋巴性息肉多无蒂，为半圆形突破的肿物，若有蒂也较短粗。表面光滑，质地较软和周围黏膜色泽相近，有溃疡和糜烂时可呈灰褐色或暗红色。切面可见黏膜下有一界限较清楚的灰白或灰红色圆形小结节。

（2）微观形态：淋巴性息肉主要由黏膜层和黏膜下层的固有淋巴组织增生形成，淋巴组织内有一至多个活跃增生的淋巴滤泡，生发中心扩大，滤泡间隙除淋巴细胞、组织细胞、网状细胞外，往往有较多浆细胞出现。淋巴组织无淋巴窦，周围可有或无纤维结缔组织包膜。息肉表面被覆正常大肠黏膜组织，有的有糜烂、萎缩和出血。本病组织学改变较活跃时，应和滤泡性淋巴瘤相鉴别。由于淋巴性息肉淋巴组织分化成熟，有清楚的生发中心，滤泡内外淋巴细胞形态不一，和淋巴瘤不应混淆。

（3）淋巴性息肉的性质：发生于大肠黏膜的淋巴性息肉和身体其他部位淋巴组织对刺激（包括炎症）的反应性增生无本质区别，只因它位于肠黏膜下故可呈息肉状外观。其他肠道慢性病变和慢性溃疡性结肠炎，阿米巴痢疾及慢性菌痢时，形成的息肉样病变中有个别也是淋巴性息肉，原发病治愈后，淋巴性息肉会自行消失。1973年池永达雄报告2例结肠淋巴滤泡弥漫性增生，增生性的淋巴组织大小为2~3mm，表面被覆正常黏膜，多位于大肠远端，经治疗数周后消失，也支持淋巴性息肉为一反应性增生的看法。

2. 临床表现 淋巴性息肉绝大多数在1cm以下，一般无症状。极个别直肠内淋巴性息肉可达4~5cm，可出现排便困难等，但无特殊性。淋巴性息肉可发生于大肠任何部位，但以乙状结肠和直肠多见，大肠远端也可以多发。

3. 治疗 本病原因不明，一般不影响健康，又无恶变倾向，只要明确诊断后无须特殊处理，密切观察，一般常在几个月至几年后可自行消失。少数症状明显，可在内窥镜下摘除较大的息肉，并送活检。

四、炎性息肉

炎性息肉（inflammatory polyp）是指因炎性增生形成的息肉样病变。肠壁同时也有炎症改变，特别是慢性溃疡性结肠炎、克罗恩病、肠结核等。炎性息肉一般常多发，有人称为假性息肉病。

炎性息肉多见于中青年人，最常发生于直肠和盲肠，其次为乙状结肠，极少累及小肠。单发者症状甚少，多发性炎性息肉可使患者原发病引起的症状明显加重，多数有腹泻、腹痛、便血，发生于盲肠时肠壁增厚，腹部可触及肿块。

1. 病理形态

1) 大体形态：炎性息肉很少超过1cm，病程越长，病情越严重，息肉数目也相应越多。息肉外形各异，往往是在肥厚的粗网状黏膜组织表面出现半球状灰红色突起或细长指状突起。息肉可见于溃疡边缘和无溃疡的黏膜，有的还见于肠切除后的吻合口边缘。息肉表面色泽不一，呈暗红、灰红或灰黄色等。一般和周围组织边界不清，有蒂息肉较少不到20%。

2) 微观形态：炎性息肉在镜下形态不一，往往和原发病有关。

（1）肉芽组织息肉：由肉芽组织增生构成，表面由炎性渗出物或坏死细胞覆盖，在肉芽组织内有散在的残留腺管结构。息肉组织血管扩张，有的颇似血管瘤。间质除炎性细胞外有较多的含铁血黄素沉着。此类息肉几乎全为广基底，患者有明显的便血史。

（2）纤维性息肉：主要由增生的纤维组织或瘢痕组织构成。纤维组织内可见有灶状的炎性细胞浸润或囊状的平滑肌纤维增生，但残留的腺管极少。息肉表面为薄层肉芽组织或由单层柱状上皮被覆，呈灰白或暗红色，质较硬，都为广基底，与黏膜下层连接紧密，从形态分析，可能由肉芽组织息肉发展而来。

另一种特殊形态的炎性纤维性息肉，自1949年由Vanek描述以来至今文献上仅查及一百余例。在临床和病理上与一般纤维性息肉不同，呈一种孤立性损害，极少多发，发病年龄平均53岁。除结肠外最常累及胃（70%）和回肠。有的可达10cm，是位于黏膜下层的一种无包膜的增生性病变。组织学观察主要由以下成分构成：①增生的梭形或星形细胞：分布于丰富的黏膜黏液性基质中（Alcion blue染色阳性），胞核卵圆或梭形，染色质细粒状，有小核仁，胞染嗜双色性。细胞无异型性，分裂象极少。②丰富的网状血管：主要由毛细血管构成，毛细血管网分布于细胞之间，个别管壁有玻璃样变。③炎性细胞浸润：最突出的炎性细胞为嗜酸性粒细胞，其次有淋巴细胞、浆细胞和肥大细胞等。淋巴细胞可做局灶性分布，但无生发中心出现。

电镜观察发现增生的细胞胞浆有丰富的粗面内质网和伴有致密小体（Deuse body）形成的微粒束，特别在胞质突内较多，有的可见吞饮泡。细胞表面可有小片状基底膜，其形状符合肌纤维母细胞来源（Myofibroblast）。因此Palacois认为此息肉和纤维瘤病或结节性筋膜炎相似，但Stout等认为是血管来源，Morson认为是炎症反应的结果。本病和嗜酸性肉芽肿的区别在于后者发病年龄小，周围血管中嗜酸性粒细胞增多，可以多发，病变弥漫。但Suen认为两者为同一疾病。临床上炎性纤维息肉往往和溃疡病、Crohn病或癌并发出现，所以有人认为本病可能是一种特殊的炎性增生疾病。

（3）腺瘤样炎性息肉：这种息肉早期实际上是局限性黏膜腺体增生，和正常黏膜腺体结构一样。间质有明显的炎细胞浸润，甚而有肉芽组织出现。后期增生的黏膜层和黏膜下层组织呈弓形隆起，如增高的黏膜皱襞，大体形态可呈梁状、指状、扁带状等。有的在梁状隆起的表面又有半球状息肉突起。腺瘤样炎性息肉和微小腺瘤的区别在于增生的腺上皮和正常黏膜腺上皮相似，无典型增生，间质炎症反应明显。

（4）血吸虫卵性息肉：在其他炎性息肉的基础上，肌间质内出现血吸虫卵沉着和异物肉芽肿反应。由于虫卵沉着的量、部位及周围组织的反应程度不同，其结构也有差别。有的伴有钙化，有的伴有明显的纤维组织增生，有的还可出现不同程度的黏膜腺体不典型增生。血吸虫卵性息肉往往作簇状分布，体积较小，质地较硬，灰白或橘黄色。

2. 炎性息肉原发病变和大肠癌发生的关系　炎性息肉本身不会发生癌变，但引起炎性息肉的原发病变都和大肠癌的发生有一定关系。

1) 慢性溃疡性结肠炎：慢性溃疡性结肠炎由于其他原因做结肠切除的标本中癌发现率为5.2%～8.1%。据Dukes报告慢性溃疡性结肠炎有11%的患者并发大肠癌，癌经常出现在结肠炎比较严重的降结肠、乙状结肠和直肠等部位（90%），对照组大肠癌发病率为0.02%。在结肠切除标本和尸体解剖研究中证实（shands，Bacon）溃疡性结肠炎并发癌症时，标本内多发性炎性息肉（假性息肉病）发生率高达52.8%～70%。有假性息肉病的人癌发生率也高于无假性息肉病的人（17.2%～27%，Bacon）。在溃疡性结肠炎基础上发展为大肠癌有两种可能。

（1）Castleman等认为慢性溃疡性结肠炎形成炎性息肉（10%～32.5%），特别是腺瘤样炎性息肉（1/3），经过一定时期，个别息肉可能转变为真性肿瘤，如管状腺瘤或绒毛状腺瘤。所以结肠炎的癌变可能来自个别的癌前性息肉的癌变。

（2）Dukes等认为慢性溃疡性结肠炎发生癌变可能和炎性息肉的形成无关，而是在炎症、溃疡和修复过程中一些上皮细胞巢或小腺管被隔离或埋入黏膜下层，这些增生的上皮细胞在一定条件下，就可能发生癌变。这一学说解释了在其某些早期癌变的病例，癌完全位于黏膜层之下的现象。

慢性溃疡性结肠炎发生癌变的影响因素有：①病程：Dumbal认为结肠炎病程越长癌变率越高，如20年病程癌变率为12.5%；25年病程者癌变率提高到25%，长于30年的病程癌变率高达40%。Dukes分析63例患者，病程10年以内者癌变率为3.8%，病程在10～15年的病例，癌变率上升为45.5%。Loumonler提出一个公式，结肠炎10年以下病程很少有癌变，10年以上病程者，每增加病程10年癌变率提高10%～20%。国内报告慢性溃疡性结肠炎癌变率较低（0.7%～1.7%）可能和观察的病程较短有关。②发病年龄：首次发病在青少年时期者癌变率比在成人首次发病者高。Kiefer报告结肠炎癌变者，70%首发年龄在15～34岁。Bacon统计其首次发病年龄多在10～20多岁。Edward发现慢性溃疡性结肠炎首次发病在10岁以下者，癌变的可能性为1/8；10～30岁发病者癌变可能性下降为1/25；迟于30岁以后发病者（31～50岁），仅有1/38的患者可能发生癌变。可见慢性溃疡性结肠炎发病越早癌变可能性越大，特别是初发病时症状严重者更可能如此。③结肠炎的严重性：慢性溃疡性结肠炎严重的患者特别是全结肠炎者，癌发生的可能性高于轻症患者。

溃疡性结肠炎癌变从组织学上分类有高分化性腺癌、低分化黏液癌、未分化癌、腺鳞癌、类癌、基底细胞样癌和鳞癌，个别报告还会并发淋巴肉瘤，其中90%以上为前三种组织学类型。

2）血吸虫病：有人提出在血吸虫病流行区大肠癌高发的原因之一可能和血吸虫病的感染有关。理由之一是患大肠血吸虫病时，虫卵沉积处特别是炎症反应明显处常有上皮不典型增生（发生率有报告达77.46%，对照组仅为8%）。上皮不典型增生的发生率与虫卵沉着数量及炎症反应程度呈正相关。如邢氏在分析107例血吸虫患者活检材料后发现，少量虫卵沉着时不典型增生发生率为40.35%，重度不典型增生占3.51%；大量虫卵沉着者不典型增生发生率为69.23%，重度不典型增生占23.08%，两者有明显的统计学差异。理由之二是大肠血吸虫病患者中约有28%形成息肉状病变，息肉中66.66%为炎性息肉，6.7%为管状腺瘤，3.3%为绒毛状腺瘤。

以上事实提示血吸虫病和大肠癌的发生似有一定关系。血吸虫病是通过形成腺瘤而癌变还是直接导致上皮不典型增生进而癌变，至今无直接的实验材料。临床观察血吸虫病并发的大肠癌，癌组织分化较好，恶性度低，转移发生较晚，可能更符合前一种方式。

3）克罗恩病：克罗恩病（Crohn）发生于结肠者又称肉芽肿性结肠炎、节段性结肠炎、局限性结肠炎等。由于基本病变和慢性溃疡性结肠炎相似，临床上也有鉴别的必要。为此日本（1975年）专门成立克罗恩病探讨委员会对两种病分别制定了临床病理诊断标准。克罗恩病多见于30～40岁成人，为消化管全层局限性病变，伴有溃疡，纤维化及淋巴细胞和浆细胞为主的炎细胞浸润，好发于回盲部、回肠和结肠。从表10-6可与溃疡性结肠炎相区别。

表10-6 Crohn病和慢性溃疡性结肠炎的鉴别

鉴别点	Crohn病	慢性溃疡性结肠炎
年龄	30～40岁多见	30岁以下多见
部位	右半结肠多见	左半结肠多见
	乙状结肠、直肠少见	乙状结肠、直肠受累达95%
病变分布	局限性，跳跃式	弥漫分布

鉴别点	Crohn 病	慢性溃疡性结肠炎
炎症范围	波及全层肠壁	一般仅波及黏膜和黏膜下层
大体形态	黏膜面呈卵石样	无卵石样外观
	肠壁增厚明显	无或轻度肠壁增厚
	有深裂隙状溃疡，可形	广泛的领口状溃疡，无瘘管
	成瘘管，炎性息肉少见	炎性息肉多见
微观形态	隐窝脓肿少或无	多见
	杯状细胞数正常	减少
	淋巴管扩张明显（黏膜下层）	少见
	结核样肉芽肿多见（50%～90%）	无
	纤维化明显	不明显

　　Crohn 病形成炎性息肉比较少见，有学者分析 14 例 Crohn 病例标本，仅发现两例有息肉形成，位于裂沟旁，大小在 1cm 内，组织学都为腺瘤样炎性息肉。文献中 Crohn 病并发肠癌者仅 80 例报告，少数发生淋巴瘤或类癌。Weedon 认为 Crohn 病的结直肠癌发生率比对照人群高 20 倍。因 Crohn 病常形成局限性肿块及肠腔狭窄在临床上和大肠癌有重要的鉴别意义。

　　（4）囊性结肠炎：一般按病变深浅分为浅表性囊性结肠炎（囊肿在黏膜肌层）和深在性囊性结肠炎（囊肿在黏膜肌层以下）。有人认为前者和烟碱缺乏或急性炎症有关，后者可能为一种慢性炎症的结果。由于炎症破坏了黏膜肌层和刺激腺体增生，并向深层生长，扩大成囊。有个别病例腺体增生可深达浆膜下。

　　临床上患者可有腹痛、腹泻、黏液便或黏液血便。大多数病变部位在直肠，少数波及整个结肠。多见于青壮年，平均年龄为 31 岁。

　　病理形态：黏膜面可见大小不一的囊肿突出呈息肉状，直径为 1～3cm。切面囊内含黏液，囊内壁光滑，整块肠壁增厚。镜检在黏膜或黏膜下层可见有腺体增生和囊肿形成。腺体形态正常，囊肿内被覆柱状、立方或扁平上皮。有的上皮消失，周围有异物巨细胞和炎细胞反应，形成"黏液池"。有的囊肿破裂，黏液外溢，浸润肠壁组织。和分化性黏液癌区别在于上皮无异型性，常有萎缩。

　　囊性结肠类还未见癌变报道的病例。文献记载一例 64 岁男性，盲肠部黏膜出现多发性囊肿性息肉样病变，多达 30 余个，大小为 0.2～1.0cm。镜检浅层囊肿被覆正常形态的黏膜柱状上皮，有的为实性肉芽组织息肉，内有异物巨细胞形成，囊肿间肠腺有增生和扩张。但深部囊肿已达肌层或浆膜下，囊壁被覆上皮有不典型增生和癌变，形成分化性黏液癌。本例似乎提示囊性结肠炎有癌变的可能，特别是对于病程较长的老年人，更应考虑这种可能。

　　（5）其他：能发生炎性息肉的结肠慢性炎症还包括慢性菌痢、慢性阿米巴痢疾、肠结核以及慢性霉菌性结肠炎等这些病变形成的炎性息肉较少。息肉形成一方面和上皮组织过度增生有关；另一方面与肠壁肌层纤维瘢痕收缩、黏膜下层水肿消退和炎性浸润细胞减少等造成的黏膜相对过剩有关。所以炎性息肉多发生于原发病的消退期或缓解期。本身形态多样，大小不一，镜下具有与正常黏膜大致一样或有稍厚的黏膜肌层。

（白小玲）

第三节 息肉病和息肉综合征

一、单纯性息肉病

本病 54.1% ~73.0% 的患者有家族史，称为家族性息肉病或家族性弥漫性息肉病。少数无家族史的病例称非家族性弥漫性息肉病。还有人称为息肉性肠炎、弥漫性息肉病、多发性息肉病、先天性多发性息肉病、多发性腺瘤病等。本病息肉除真性腺瘤外，还有少数其他类型的息肉。"息肉病"一词本身就包含了"多发"和"弥漫"的意思，但又不伴有特定的肠外脏器病变，所以我们称为单纯性息肉病。

早在 1859 年，Menzel 已描述过本病，一个世纪后 Chargelaine 命名为弥漫性腺瘤病。1882 年 Cripps 描述了该病家族倾向和恶变可能，经过 Hauser 研究和文献整理对息肉病有了较深刻的了解，基本肯定了恶变倾向。后来不少人从临床和病理角度，做了大量研究。

1. 临床表现 具体如下：

（1）发病情况：国外有人估计 8300 例分娩中，就可能有一例婴儿将来发生单纯性息肉病。Staemm Ler 在 23 年中统计 17000 例尸体解剖材料中仅发现 5 例。自 Cripps（1882）报告本病以来，Schaffer（1952）收集世界文献，20 世纪 70 年代中只报告 184 例。但从 20 世纪 50 年代以后文献中已有大组病例报告，如 1958 年 Dukes 一次分析 57 个家族共 700 例息肉病，并认为有增长趋势。国内报告至今不足 10 例，根据 1978 年浙江大肠癌协作组在海宁县普查结果，按人口推算我国 4 亿 30 岁以上成人中约有 4 028 例单纯性息肉病。

（2）遗传现象：本病属常染色体显性遗传性疾病。一般在患者子代中有半数发病，男女概率相等。无家族史者在临床表现、发病部位、发病年龄及病程等方面和有家族史者相似。因此认为无家族史的患者可能与新代基因突变遗传给子代有关，子代疾病素质还可遗传给孙代，主张统称为家族性单纯性息肉病。

（3）发病年龄：本病只在生后一定年龄发病，一般是随着肠淋巴组织和上皮组织的增生而显现。大多数患者幼儿期肠内并无息肉，多在 20 岁左右发病，男性略多于女性（5∶4）。据 Bacom 统计的 77 例中 90% 在 20 岁以后发病。Jackman 认为 40 岁后开始，发病甚少，因此提出有息肉病家族史的人，若 35 岁仍未发病，当会幸免，但在其后代中仍具有潜在发病的可能。疾病素质仍会遗传给子代。

（4）发病部位：息肉最常累及的部位为大肠远端，报告的病例中几乎无例外的侵犯到乙状结肠和直肠。就结肠来讲，左半结肠病变重于右半结肠，这一特点为临床诊断提供了有利条件，乙状结肠镜即可获得较肯定诊断。本病除累及大肠外常可侵犯胃、十二指肠、小肠等。有报告在胃内同时发现息肉可多达 72.2%。

（5）临床症状：息肉病的临床症状常和发病年龄、息肉数量、大小、部位、侵犯范围、是否癌变及有无溃疡等因素有关。发病早、息肉数量多、范围广者，患者自觉症状明显，若伴溃疡或癌变者，会在短期内出现症状加重现象。

息肉病的症状，据 Dukes 统计，平均开始年龄为 21.1 岁，最常见的症状是便血和大便习惯改变（占 92%），半数患者有腹泻、腹痛、腹部不适。个别患者有绞痛、梗阻或肠套叠（小儿多见）。便血可为半数患者的唯一症状，持续时间长短不一，短者几个月，长者可达 20 年。有症状者约有 10% 的息肉大于 5mm，无症状者仅 2% 的息肉大于 5mm，有的患者可能一直无症状，当出现症状就医时，发现息肉已有癌变。普查有助于早期发现。

2. 病理形态 具体如下：

（1）大体形态：在受累肠段内的黏膜面可见成百个密集分布的息肉（50 ~3 500 个），其大小、形态、色泽都不甚一致，仅部分有蒂。息肉大小在几毫米到 4 ~5cm，个别可造成部分肠梗阻。息肉形状呈圆形或卵圆形，有的呈不规则形。个别息肉表面有糜烂或溃疡。若无继发改变，色泽为灰黄或灰红色，表面光滑，质地较软。息肉质地变硬、大于 2cm、伴有溃疡现象出现时应疑有癌变，应取材镜检。

在息肉和息肉之间，肠黏膜形态正常。

（2）微观形态：单纯性息肉病的息肉大多数为真性腺瘤，包括微小腺瘤、管状腺瘤、绒毛状腺瘤，少部分具有其他息肉形态（幼年性息肉、增生性息肉等）。息肉都位于黏膜表面，不侵犯黏膜下层。

3. 预后 息肉病具有明显的癌变倾向。Lockhart – Mummery 曾预言"每个息肉病者，任其自然发展，终会发生癌变"。Bussey 报告随诊 35 年的患者 100% 单纯性息肉病，主要分布于直肠和乙状结肠，最大的息肉直径 4cm，均已有癌变。患者因症状加重就诊时癌变率为 36%（Hullsiek）或 73%（Dukes）。癌变的倾向性被认为和基因变异对致癌因子的敏感性升高有关。

病程长短和息肉病癌变率呈正相关。Muto 统计 59 例患者癌变情况，病程 5 年以内者癌变率为 12.7%，5～10 年病程者达 41.8%，10 年以上病程者癌变率更高（45.4%）。该组病例有 4 例 20 年后还未发现癌变。

癌变和年龄有关。本病多在 20 岁左右发病，10 岁以前、40 岁以后发病者少，癌变年龄大都在 30 岁以后，比一般人癌发生早 10～20 年。Dukes 分析大组病例后认为从发病到诊断癌变，平均相隔 8～15 年。按年龄组分析，癌变率 19 岁以下为 29%，20～29 岁为 38%，30～39 岁为 82%，50～59 岁为 92%。

息肉病发生癌变者，多中心性发生者多，直肠和乙状结肠癌变者多。临床活检时应注意这些特点。

单纯性息肉病在手术或电灼治疗后残留的大肠黏膜有重新形成息肉的倾向性，再形成的息肉被称为"复发性息肉"。Jackman 在 56 例的术后随访中发现，70% 可出现复发性息肉，其中 12.5% 发展为癌。近年多主张做结肠全切，但至 1962 年，世界上也报告过 10 例单纯性息肉病自发消退的病例，其机制不清。

二、息肉综合征

息肉综合征指肠道有多发性息肉或息肉病，在肠外特定组织同时或先后出现病变者，主要有以下几种：①Gardner 合征。②Tucot 综合征。③Cronknit – canada 综合征。④Peutz – Jegher 综合征。

1. Gardner 综合征 本病早在 1923 年 Nichols 就已提到，但直至 1950—1953 年 Gardner 连续报告 6 例后才为本病的确立提供了基础。他认为大肠有家族性息肉病同时或先后伴发骨瘤及皮肤软组织肿瘤（表皮样囊肿、纤维瘤、脂肪瘤、带状纤维瘤等）时，为一独立的症候群。后来除一些零星报告外，在 20 世纪 50 年代后期 Smith 和 Collins 两人先后发现这类病 10 例，取得了较大进展。Gardner 综合征罕见。Bacon 至 1954 年仅收集到 31 篇文献报告。Smith1958 年复习 23 年间遇到的 23 例家族性息肉病，仅有 1 例具备完全的 Gardner 综合征。Collin 在 25 年连续住院患者 239 478 例中，有 19 例家族性息肉病，其中也只有 3 例为 Gardner 综合征。我国至今未见报告。

本病和单纯性息肉病同属常染色体显性遗传，多在 14 岁以后发病，男性多见，男女比例约为 3：1。

综合征包括：

（1）单纯性息肉病：有综合征患者的大肠内腺瘤，在形态、数量、部位和癌变倾向方面均和无综合征患者相似。除大肠外，息肉还可在胃或小肠内见到。

（2）间叶组织肿瘤有如下几种：①骨瘤：Gardner 综合征出现骨瘤者占 5%，最常见的部位为颅骨，尤以上下颌骨和蝶骨为多。伴发骨瘤的病例中下颌骨发病者 93.1%，其次为筛骨、颞骨。少数发生于肋骨，四肢长骨和脊柱骨等。骨瘤多发者比单发者常见，故有人称为"骨瘤病"。骨瘤小则几毫米，大者可使面颅变形。组织学检查少数为骨软骨瘤，多数为骨瘤。②纤维组织肿瘤：多见的为带状纤维瘤、纤维瘤，极少数为纤维肉瘤。带状纤维瘤多发生于息肉病手术切除的部位或腹壁瘢痕处（Smith）。患者有潜在性的纤维组织增生倾向。手术后易形成肠粘连，腹腔纤维带。有的纤维瘤病可发于数处，如 Smith 报告一例女性 16 岁单纯性息肉病例，同时在臂丛、腹股沟、盆腔都有纤维瘤病。Bennett 认为青年妊娠妇女这种情况更多。③平滑肌瘤：可发生于腹膜后、胃壁、回肠壁等。④脂肪瘤：Collins 在 14 例单纯性息肉病例中发现有 8 例发生脂肪瘤，可见于腹膜后、腹部、臀部、背部、腰部、回肠系膜等处。大小不一，较大者多位于腹膜后。

（3）皮肤组织肿瘤：可发生表皮样囊肿、皮脂腺囊肿和毛发上皮瘤，可单发或多发，部位不同。65% ~75% 的 Gardner 综合征患者合并发生。

Gardner 综合征中皮肤和间叶组织肿瘤有的发生于息肉病发病前 2 年，有的出现于病后 24 年，所以息肉病在手术后定期观察中还应注意有无皮肤、间叶组织肿瘤发生。有的结肠息肉手术患者，术后若发生带状纤维瘤，应观察是否有息肉病发生，这对临床上观察和治疗有一定意义。

2. Turcot 综合征 本病是 Tunrcot、Despres 和 Pierre 在 1959 年首先报告的，报告了兄妹两个家族性息肉病，于术后伴发中枢神经系统恶性肿瘤而死亡的病例。兄 15 岁，腹泻便血 4 年，直肠镜检和 X 片检查发现在直肠、乙状结肠和上段结肠有许多大息肉形成，术后检查直肠和乙状结肠各有一息肉癌变，随诊 2 年后患者发生急性脊髓炎死亡，尸体解剖证实脊髓内为髓母细胞瘤。妹 13 岁，因同一疾病检查，诊断为直肠和结肠息肉病，全结肠切除后 8 年，发生头痛并伴有意识障碍，一月后死亡，尸解证实左额叶后部为胶质母细胞瘤，垂体有小的嫌色细胞瘤。

该综合征国内尚无报告，日本已发现 10 多例，息肉除发现于大肠外，还见于胃、小肠，有明显的癌变倾向。

Turcot 综合征的息肉组织形态和家族性息肉病相同，为典型的管状腺瘤，已报告的脑瘤有室管膜细胞瘤、髓母细胞瘤、胶质母细胞瘤、星形细胞瘤 III 级、IV 级。另外 Turcot 综合征还可并发肝和小肠肿瘤。

本病有明显的家族性，兄弟姐妹共患 Turcot 综合征患者 54%（19/35），但有的父母不患此征，可能为一种隐性遗传病。

3. Cronkhite - Canada 综合征 Cronkhite 和 Canada 在 1955 年报告两例女性患者都有胃肠道息肉病，同时还发现有外胚层功能障碍，如皮肤色素沉着、脱发、指趾甲萎缩脱落等，被称为综合征。其中一例为 42 岁女性，病后 8 月死亡，尸解证实息肉为管状腺瘤，但无癌变。例 2 为 72 岁，病后 7 个月死于心力衰竭，术后未尸解，但生前 X 光检查证实为胃肠道息肉病。日本文献统计息肉发生于胃和大肠者较多占 94.7%，小肠息肉为 78.9%，个别还见于食管。息肉分布弥漫，大小形态不等，部分有蒂。镜检为管状腺瘤，其中腺管可扩张，黏液分泌旺盛。患者常有黏液便、腹泻和腹痛等。

皮肤色斑呈深褐色或灰褐色，出现于面、颈、手等皮肤，但口腔内无色斑。色斑可反复出现或自行消失。肾上腺功能正常。色斑出现的同时胸前、腋下、头顶有脱发，指趾甲萎缩或指甲脱落等。

Canada 认为息肉病是原发。外胚层障碍可能和肠道因大量息肉存在，致使肠道吸收不良，造成某些营养素缺乏有关，如低蛋白血症，维生素 A、维生素 B_2、维生素 C 等缺乏症等。

这一综合征是否为一真正疾病单元，由于积累病例尚不足 20 例，有待进一步研究。

4. Peutz - Jegher 综合征 本征是指肠道有多发性息肉或息肉病，同时皮肤或黏膜出现黑色素斑者。部分患者有家族史。有人把仅有皮肤色斑而无息肉病者称不完全性综合征。1921 年 Peutz 首先报告了一家三代人中有 7 例患小肠息肉病和口唇、颊黏膜出现黑色素斑。此后不断有相似病例报道，直至 1949 年 Peutz 等又综合文献已报告的 31 例和他本人积累的 10 例作详细分析，确定为一独立疾病，命名为 Peutz - Jegher 综合征。本病少见，我国姚氏综述，国内于 1981 年已报告 14 例。1990 年湖南医大附二院皮执民报告 14 例。青木认为至 1976 年日本已报告 222 例。1977 年 McAllis 综述欧美文献共发现 321 例。有学者 30 多年临床工作中总共收集了 Peutz - Jegher 21 例，其中 15 例具有口唇、颊黏膜黑色素斑，13 例有眼睑或眼结膜黑色素斑，4 例发生癌变。

1）一般情况

（1）年龄和性别：大多数在儿童或青年时期发病，约 1/3 在 16 岁以上，极个别年仅 2 岁。国内平均发病年龄为 25.4 岁，个别病例达 77 岁。两性发病概率相等。

（2）遗传现象：本病为常染色体显性遗传，由单一多效基因传递。在家族成员中发病率为 30% ~

40%，越代或散发病例常见。我国报告病例中有家族史者约38%，因此家族中有一人确诊后，其余成员应定期检查。

2）综合征

（1）皮肤黏膜黑色素斑：为本综合征必有的症状之一，无一例外。

色斑部位：最常见的部位是口唇周围皮肤和颊黏膜，占70%，下唇最为明显，其次为舌、牙龈、上腭、鼻前庭、鼻周、眼睑、结膜和前额等。除颜面部外，身体其他部位也可出现色斑，如手指、手掌、手背、足趾、足底及膝关节周围。极少数患者色斑还可出现于胸前、腹壁、会阴、肛门周围、阴茎头部及直肠黏膜等。临床上除注意到色斑常见部位外，应行全身皮肤和内镜对黏膜的检查。

色斑形态：色斑一般较少，直径为1~5mm，呈圆形、卵圆形或不整形，分布不均匀，不高出皮面，边界清楚，很少互相融合。色斑色泽深浅不一，黑色、黑褐色、深褐色或蓝黑色。色斑形态、大小和肠内息肉的多少无关。

色斑的消退：70%色斑出现在生后不久，随年龄增长而加深，数目增加，有的左右对称出现。色斑在青春期后可逐渐变淡而褪色，30岁后皮肤色斑可以消退，但黏膜色斑终身不变。

色斑的组织学形态：色斑局部基底细胞内黑色素沉着量增加，有的在真皮浅层纤维组织内有噬色素细胞或黑色素散在。黏膜色斑可见黏膜上皮下固有膜内有色素沉着。

（2）多发性胃肠道息肉或息肉病

A. 息肉部位：可遍及胃肠道，以小肠最多见，其次为大肠，胃内息肉少见。极少数病例息肉还可见于食管、膀胱、鼻腔。息肉外观灰红色或灰黄色，质软，可以有蒂，大小不一。小者仅几毫米，大者达7cm。结肠息肉常比小肠息肉大。息肉分布散在或群集。数目相差悬殊，10余个到数百个不等，极个别患者仅发现有一个息肉。

B. 息肉微观形态：绝大多数是幼年性息肉的改变，息肉间肠壁黏膜正常。息肉发生部位不同，形态有一定变化。大肠内息肉腺管上皮中柱状细胞最为突出；胃息肉上皮成分中可见壁细胞、主细胞和黏液细胞；十二指肠息肉可有Brunnev腺；小肠息肉上皮成分中可发现有Paneth细胞，因此有人认为本病为错构瘤性。

C. 息肉的临床症状：少数患者长期无症状，症状出现多在10~30岁之间。主要有：①腹痛：一般为隐痛或阵发性绞痛反复发作，可达数年之久。痛时伴有恶心或呕吐。部分患者腹痛与肠套叠形成有关，套叠头部有较大的息肉（有重达16g者）。息肉刺激肠管作不规则的剧烈蠕动，在息肉的顺势牵引下发生套叠。肠套叠的发生率可高达43.9%，其中90%~95%发生于小肠，仅少数发生回结套叠或结结套叠。②腹块：约1/3患者可摸到肿块，如腊肠状，可活动，偶有压痛，发生套叠时更明显。③肠道出血：由于息肉表面糜烂、溃疡或炎症所致。病程长者可致贫血（25%），有的患者少量多次出血，血红蛋白可下降到50g/L，往往是患者就诊的原因。约50%患者可有肠道出血，发生咖啡色便、黑便或便血。④腹泻、便秘或腹胀。⑤女性5%~15%可并发卵巢肿瘤。

D. 息肉的恶变倾向：Peutz-Jegher综合征，息肉属幼年性息肉，本身癌变率很低，有的随诊30年以上未见恶变。过去文献报告本病息肉癌变率达20%~25%，被认为把肠道的其他恶性肿瘤误计在内，真正属息肉发生癌变者不过2%~3%，如潘氏统计文献报告的327例中仅3例证实和癌变有关。发生癌变的部位大多在小肠。Bacon统计28例癌变病例，其中21例发生在小肠，仅7例发生于大肠。64%年龄在40岁以下。有学者统计的21例中癌变4例（占19.05%）。

三、各种息肉综合征的区别

息肉综合征包括一组不同组合的遗传性疾病，一般都有基因变异现象，上述4种主要区别如表10-7所示。

表 10-7 4 种息肉综合征鉴别表

病种	遗传方式	息肉分布	息肉数目	息肉性质	综合征	癌变率（%）
Gardner 综合征	常染色体显性遗传	结肠直肠为主	>100 个	腺瘤	皮肤和间叶组织瘤	50~70
Turcot 综合征	常染色隐性或显性遗传	结肠直肠多	数十个	腺瘤	中枢神经系肿瘤	?
Cronkhite Canada 综合征		胃、大肠	数十个	腺瘤幼年性息肉	外胚层功能障碍	?
Peutz-Jegher 综合征	常染色体显性遗传	小肠为主	数十个	幼年性息肉	皮肤黏膜色斑	2~3

（白小玲）

第四节 癌前性息肉（肿瘤）

癌前性息肉指大肠内发生的腺瘤，其大体形态与大肠内其他息肉相似，属于真性上皮性良性肿瘤。Morson 认为至少有半数大肠癌来自腺瘤恶变，故称癌前性病变。主要包括管状瘤和绒毛状腺瘤，微小腺瘤虽极少发生癌变，但它可发展为管状腺瘤和绒毛状腺瘤，故一并讨论。

一、腺瘤和大肠癌的关系

大肠癌发生于乙状结肠以上者，约占 22.5%，乙状结肠以下者占 74.4%。

1. 腺瘤发展为癌的演变过程　腺瘤先发生不同程度的不典型增生，进而癌变。发展的各种过渡形态常可在不同区域看到。Morson 在长达 10 年的动态观察中发现 10% 的腺瘤可发展为癌，Cooper 在 81.7% 的 I 级腺癌组织中发现有腺瘤成分。一般癌组织分化越好，浸润越浅，腺瘤成分发现率越高。如癌组织仅侵及黏膜下层，约 56.5% 的病例有腺瘤成分，癌侵达肠周组织时，则仅有 7.6% 可发现腺瘤成分，腺瘤成分的发现率，黏膜癌为 91.3%，黏膜肌层癌为 73.8%，黏膜下层癌为 26.4%。Eide 观察到分化良好的腺癌内约有 43% 发现腺瘤成分，中分化腺癌内有 23% 发现腺瘤成分，低分化癌只有 19% 的发现率，印戒细胞癌内无一例腺瘤成分。可见，越是癌症早期，腺癌和腺瘤混合存在的机会越多，从腺瘤向腺癌演变的过渡形态看得也越清楚。在大肠癌腺瘤成分一般位于肿瘤边缘部分。

2. 大肠腺瘤和大肠癌有相似的组织化学变化　Czernobilsky 测得大肠腺癌和大肠腺瘤组织内酸性磷酸酶、酯酶及三磷酸腺苷酶活性丧失，碱性磷酸酶难以测到。只是琥珀酸脱氢酶在腺癌时活性减退，在绒毛状腺瘤中含量减少，在管状腺瘤活性反有增强。这一变化提示腺瘤和腺癌在发生学上有联系。

3. 腺瘤组织内有癌胚抗原测出　Bartin 用荧光免疫法观察 25 例息肉组织，发现正常细胞抗原减少，而大肠癌所具有的癌胚抗原（CEA）出现，较大息肉变化更明显。

4. 腺瘤患者和大肠癌患者有类似的染色体异常　以上证据支持腺瘤和大肠癌在发生学的联系。也有一部分学者对上述关系表示怀疑，他们认为还难以断定腺瘤和大肠癌间的相关关系，Spratt 报道在 225 例大肠癌组织内无一例有腺瘤成分残留。

二、微小腺瘤

1. 概念　Jackman 提出微小息肉应包括瘤性和非瘤性的病变，微小的息肉状类癌也应包括在内，这显然不够恰当。所谓微小腺瘤是指直径小于 0.5cm 的管状或绒毛状腺瘤。尽管微小腺瘤内可出现腺体的不典型增生灶，但发生癌变者却不到 0.5%。当微小腺瘤体积更小，又无不典型增生灶，仅出现腺管增生延长，使黏膜局灶性增厚时，有人称为黏膜肥大性增生。我们通过对癌旁黏膜的观察，认为，黏膜肥大性增生实际上是瘤性增生的前驱病变。它和直径小于 0.5cm 的腺瘤基本结构相似，所以我们认为黏膜肥大性增生应包括在微小腺瘤内。这样做在临床病理诊断时较易掌握，治疗上也有共同性。若腺瘤直径大于 0.5cm，应按组织学形态归类。

2. 临床表现　无一例患者由于微小腺瘤引起的症状而就诊，多在大肠疾病普查或因其他病切除的大肠标本中被发现。微小腺瘤偶有多发（2~5个）。发病年龄30岁以后渐多，60岁以上患结肠病者约1/3可在大肠内发现微小腺瘤。

3. 病理形态

（1）大体形态：微小腺瘤直径小于0.5cm，几乎都是界限清楚的黏膜面半球状肿物，表面光滑，基底宽或向内缩，色泽和正常黏膜相同，如一米粒状突起，黏附于黏膜面。从切面看，黏膜层增厚，向表面呈弓形突出，黏膜肌和黏膜下组织也相应突起如中轴样。有的微小腺瘤切面则仅见局限性黏膜增厚而无黏膜肌突起。

（2）微观形态：微小腺瘤有3种组织结构。①腺瘤内大肠黏膜腺管增生，黏膜局限性增厚，可伴有黏膜肌和黏膜下层组织相应突起，整个结构如一横切的黏膜皱襞。腺管上皮和正常大肠黏膜不同，腺管密度大，上皮细胞增生，核呈短杆状，上皮细胞间杯状细胞略少。若有不典型增生也多在个别腺体的上1/3段。②腺瘤由大小基本一致的腺管组成，腺内缘平整，杯状细胞和柱状细胞比例略有变化，个别腺体上皮（多在表层腺管）可有不典型增生，但绝大多数腺体和正常大肠腺体形态相近，黏膜肌层平坦，仅有小肌束分布于腺体之间。③腺瘤表面有乳头状结构，其中不典型增生改变较明显。

从发展看Ⅰ型微小腺瘤在增大时可出现有蒂的息肉状结构，Ⅱ型则发展为广基底的息肉形态。腺瘤间质为少量的纤维结缔组织及浸润的炎细胞，嗜酸性粒细胞较多，可有血管扩张。

4. 微小腺瘤的恶变问题　微小腺瘤据Jackman组织学观察，约64%的腺瘤内发现不典型增生，发生率和微小腺瘤的体积有正相关倾向。如$1mm^3$的腺瘤内Ⅰ级不典型增生不足10%，无Ⅲ级不典型增生（$3mm^3$的腺瘤），Ⅰ级不典型增生为30%，Ⅲ级为20%；若腺瘤体积长大到$5mm^3$，Ⅲ型不典型增生达40%。微小腺瘤的癌变率甚低，不到0.5%（Enguist）。

微小腺瘤并不都是逐渐长大，以致发生癌变，有些会渐渐消退。Knoernscild对257例已查出微小腺瘤的患者进行长期观察，患者同意不做切除，直至腺瘤长至15mm为止。除44例因其他缘由被除去外，其余213例每6~12月检查一次，持续3~5年。结果是4%微小腺瘤体积变大，70%体积未变，8%体积缩小，18%完全消失，仅0.9%的微小腺瘤发生癌变。2例癌变者年龄分别为68和70岁，观察了37个月和32个月，癌变时腺瘤直径为0.7cm和2cm，已不属微小腺瘤范围。

由此可见，一个初发性肿瘤既可长大发生恶变，又可因某些因素（机体免疫能力、局部组织的功能变异等）而逐渐缩小，甚至消失。真正变大的微小腺瘤不到5%，且进程相当缓慢。有学者认为：微小腺瘤虽然癌变率低，允许观察，但仍然可发生癌变，在临床上遇到这样的患者，均采取内镜下切除病理检查。曾有两例小于5mm的微小腺瘤在内镜下切除后病检，发现局灶性癌变。其中1例患者强烈要求再次剖腹手术切除病灶，病灶切除后病检，未发现癌灶。

5. 癌周"卫星"病灶　20%~25%的大肠癌标本的癌周黏膜上可看到许多息肉状病灶（卫星病灶），其大小、形态有一定差别。若为多发癌，"卫星"病灶的发现率达50%。Jackman在49例大肠癌标本中，发现癌周"卫星"病灶175个，组织学检查可为管状腺瘤、绒毛状腺瘤、炎性息肉或为小癌灶。约4.5%的标本可同时出现上述4类病变，35%为癌前性息肉或已发生癌变，其余59%的"卫星"病灶均为微小腺瘤。"卫星"病灶的出现据Grosberg对400例大肠癌标本观察，对患者预后无明显影响。

三、管状腺瘤

具有不同程度非典型增生的腺管所构成的腺瘤称管状腺瘤，属于真性肿瘤，有一定恶变倾向，全结肠镜检查发病率约为30%，约占大肠腺瘤的80%，是临床病理研究中的一个重要课题。

1. 临床表现

（1）年龄：多见于20岁以后的青壮年，30岁以后发病率随年龄增高。国内报告的高峰年龄为30~50岁（国外为45~54岁），占全年龄组的88.530%，平均年龄为32~37岁，较国外（51.2岁）平均年龄为轻。

（2）部位：管状腺瘤在直肠和乙状结肠多见，左半结肠比右半结肠多，肝曲和脾曲最为少见。临床材料与尸解材料分布部位有相似性（表10－8）。

表10－8 管状腺瘤的发生部位

部位	Helwig No	尸解材料（272例）（%）	Grinnell No	临床材料（1 593例）（%）
盲肠	32	11.8	17	1.1
升结肠	42	15.4	75	4.8
肝曲	12	4.4	14	0.9
横结肠	32	11.8	118	7.4
降结肠	22	8.1	81	5.1
脾曲	13	4.8	26	1.6
乙状结肠	76	27.9	810	50.8
直肠	43	15.8	452	28.4

（3）性别：男性多于女性，男女比例为3：2。Wilson发现性别发病率和年龄有关，男性40岁以下发病率为2.62%，40岁以上为7.68%。女性40岁以下发病率为1.42%，40岁以上为2.8%。

（4）腺瘤数目：管状腺瘤可单发也可多发，单发者居多（80%）。多发性腺瘤临床上统计约为15%，尸体解剖报告可高达33%～63%。纤维结肠镜的应用明显提高了多发性管状腺瘤的发现率。Helwing认为多发性腺瘤的意义在于倾向发生另一个新的息肉，癌变率明显高于单发者。一般单发性息肉患者发生另一息肉的机会比无息肉者多4倍，多发性息肉患者新发息肉的机会比无息肉者高8倍，比单发息肉者高2倍。单发或多发具有预后意义。

（5）症状：腺瘤较小或位于乙状结肠以上常无症状。无症状患者大便隐血试验，有50%～70%为阳性。仅有20%～30%的腺瘤患者因出现症状而就医。

常见症状有：①便血：因为腺瘤组织出血所致。腺瘤可因肠内容物或肠管本身过强的舒缩运动受到损伤，也可因腺瘤表面溃疡形成而出血。血液与粪便混合或仅染及粪便表面，呈咖啡色或暗红色，有的只在便后有少许血液排出。排便费力的患者出血现象更为常见，且伴有肛门疼痛。腺瘤出血常为不规则间断性，量较少，不致引起贫血。②便秘或腹泻：可单独或交替出现，患者排便习惯改变。症状一般较轻，不易引起患者注意，多在医生询问中才回想起。有腹泻时，大便每天仅2、3次，为黏液便不易成形。腺瘤较大或多发性腺瘤患者腹泻较为明显。③腹痛：仅有少数患者出现，多和腺瘤受到某种形式的牵扯或因腺瘤蒂较长发生扭转有关。个别患者腹痛是并发肠套叠的结果。近肛门的带蒂腺瘤从肛门脱出时也可引起疼痛。

2. 病理形态

（1）大体形态：绝大多数管状腺瘤直径为0.5～1.0cm，大于1cm者不到20%，个别可达5cm，多发性管状腺瘤体积往往较单发者大。

腺瘤外形多呈圆球状或半球状，少数呈不规则或分叶状，表面灰红、灰褐、暗红色或有浅表性溃疡形成，部分附有坏死物质，可有出血区。无继发改变时腺瘤多较光滑。1cm以上的腺瘤多数有或粗或细、长短不一的蒂，无蒂广基底者体积较小。

腺瘤切面呈灰红或暗红色，偶有灶状出血和坏死，常看到黏膜肌层，甚至黏膜下层组织增生，通过蒂部向腺瘤内伸展，形成分枝状间质中轴。

（2）微观形态：由大小、形态不太一致的腺管组成。由于腺管分支、扭曲的程度不同，排列无一定秩序。腺管分布比较均匀，活跃增生时腺管可密集分布达到背靠背的程度，只有较少的间质间隔。

腺管形态与正常大肠腺相似，呈卵圆形或圆形（横切），但管壁上皮中杯状细胞数量明显减少，甚至消失，由柱状上皮细胞取代。柱状上皮细胞作单层排列，腺腔内缘整齐。胞质空泡状，充有一定量的黏液。核为短干状位于基底部，一般看不到核仁，偶见核分裂象。就整个腺瘤来说，腺管上皮在不同区域常出现不典型增生的改变，个别腺瘤上皮可有鳞状上皮化生。

腺管间一般仅有少量纤维结缔组织间质，有淋巴细胞、浆细胞、巨噬细胞、中性粒细胞或嗜酸性粒细胞浸润。部分腺瘤间质血管扩张，数量增加，有出血及含铁血黄素沉着。若在血吸虫病流行地区，还可在基底部发现血吸虫卵沉着。

腺瘤表面一般都有增生的单层柱状上皮被覆，有继发改变时，上皮细胞可消失由肉芽组织、炎性渗出物、血痂和坏死组织覆盖。

（3）腺瘤内上皮细胞不典型增生的形态改变：由腺瘤逐渐发展为癌的过渡形态就是上皮细胞出现由轻到重的不典型增生，腺瘤经过不典型增生而发生癌变，一般需 5~10 年，国内报告癌变发生率为 1.9%~14.9%，国外为 0.3%~5.6%。管状腺瘤不典型增生的发生率，由于形态标准不统一，各家报告资料极不一致（表 10-9）。

表 10-9 管状腺瘤内不典型增生发生情况

	不典型增生发生率（%）			癌变率（%）
	I	II	III	
王氏	11.3	60.4	28.3	1.9
冼氏	34.2	3.4	13.4	14.9
苏氏	5.3	14.3	5.3	8.0

四、绒毛状腺瘤

1. 绒毛状腺瘤的概念 由于腺瘤内出现乳突状结构程度不同，对绒毛状腺瘤的诊断标准不甚一致。全国大肠癌病理专业会议时制定的标准是：管状腺瘤表面可有绒毛形成，但不超过黏膜层增生厚度的 1/5，若超过 1/5 而不到 4/5 则称绒毛状腺瘤，超过 4/5 以上称管状绒毛状腺瘤。但在显微镜下精确定量有一定困难，还可能因估计而增加一些主观因素，临床上也不实用。另有一些学者主张，只要管状腺瘤内出现乳突状结构，不论其数量如何，都称为绒毛状腺瘤。有学者认为后一概念较明确，从形态易于掌握，并取消了管状绒毛状腺瘤这个过渡性的名称减少分类的烦琐性。

2. 发病情况 绒毛状腺瘤较少见，在文献中 100 例以上的研究报告寥寥可数。国外报告占大肠息肉的 8.0%~26.8%，国内报告为 0.26%~13.0%。绒毛状腺瘤一般为管状腺瘤的 1/10~1/5，但绒毛状腺瘤临床意义却较重要。Jackman 认为 0.5~1.0cm 的息肉中绒毛状腺瘤只占 10%，1cm 以上的息肉中绒毛状腺瘤可达 40%。有学者在临床上发现绒毛状腺瘤并非少见，其中 2 例直径大于 8cm，最大者直径在 10cm 以上。

3. 病理形态

（1）大体形态：绒毛状腺瘤一般体积较大，90% 直径在 1cm 以上，个别沿黏膜面扩展或环绕肠腔生长，波及范围可达 10cm 以上。腺瘤表面呈天鹅绒样或桑葚状，可有粗大的分叶，色灰红或暗红富于黏液样光泽。无溃疡时腺瘤质地松软，有一定活动性，90% 为广基底无蒂。若肿瘤表面出现溃疡，局部硬化或失去活动性时，应认为有恶变的可能。腺瘤切面富有黏液呈灰白色，中央有轴样灰红色组织从黏膜下层突入瘤结内。

由于绒毛状腺瘤质地松软如天鹅绒样，有时肛门指诊不易感知。Jackman 报告指诊的漏诊率可达 25.8%。

（2）微观形态：腺瘤组织由无数指样分支乳头较规则地排列组成。腺瘤底部多为囊腺状，腺腔内也会有乳头形成和黏液潴留。乳头都有纤维血管中轴及炎症细胞，个别还有神经和平滑肌纤维。乳头表面被覆柱状上皮细胞，胞质略嗜碱性，可有空泡。核位基底排列整齐，呈长卵圆形或笔杆状，染色较深，核仁不清，偶见核分裂象。在柱状上皮细胞间杂有成熟的杯状细胞，但数量甚少。还散在有个别 Paneth 细胞。腺瘤上皮和周围正常黏膜上皮之间，有的有过渡性形态变化，有的则变化突然。腺瘤基底可有黏膜肌层增生，排列杂乱。绒毛状腺瘤内大都有不同程度的上皮不典型增生。

4. 临床表现

（1）年龄：Ackerman 观察绒毛状腺瘤86%发生于50岁以上，平均年龄60岁左右。个别报告可发生于15岁以下的儿童。

（2）性别：男性稍多于女性，男女比例为5：4。

（3）部位：大多数乳头状腺瘤发生于直肠和乙状结肠，距肛门25cm的肠段内者约占90%（Goldfard）。Jackman 报告距肛门9cm内占66.3%，10~19cm肠段内占32.7%，若距肛门20~25cm肠段，绒毛状腺瘤仅占1%。可以认为60%以上的绒毛状腺在直肠指诊范围内。有的统计腹膜返折线以下的绒毛状腺瘤可达78.5%。就整个大肠而言，左半结肠比右半结肠多，直肠比结肠多。直肠内腺瘤可发生于任何一侧的肠壁，前壁者约占21.5%，后侧壁者占7.1%，前侧壁者25%，面积较大，波及较广者占39.2%。一个直径2cm以上的腺瘤中绒毛状腺瘤的可能性很大。

（4）数目：绒毛状腺瘤一般为单发的大腺瘤和管状腺瘤，多发者更少，个别绒毛状腺瘤呈大面积分布，细查常是许多小腺瘤毗邻发生，聚集生长的结果。

（5）症状：绒毛状腺瘤19%~40%的患者可无任何临床表现，多由查体时内窥镜发现。这类患者因无症状，很少早期就医，一旦发现往往较大或已癌变，是临床上值得注意的问题。有半数以上的患者有一定的临床表现，最多见的是便血和黏液便。①便血：腺瘤发生在直肠和乙状结肠时可伴有便血，发生率约为70%。便血一般量少或仅有血迹染及粪便表面，常混有大量黏液为其特点。患者排便时粪便与腺瘤不断摩擦，出现小创伤是出血的原因之一。②黏液便：主要因绒毛状腺瘤分泌较多的黏液而致。因为夜间绒毛状腺瘤分泌物积存在直肠内，所以黏液便较常发生在起床后。个别患者绒毛状腺瘤较大（10cm），可因大量黏液分泌被排出，造成电解质过多丢失。有人把此种现象称为"黏液性结肠炎"或"假性腹泻"。患者发生此症状者占31.4%~35.4%。③肿物突出肛门：约20%患者发生，多因腺瘤位置较低且多有蒂。④便秘：少见（15%），往往是便秘和黏液便交替出现。

除以上症状外，有的患者还有肛门部不适、消化道功能紊乱、乏力、体重下降等。

（白小玲）

第五节　大肠、肛管少见的良性肿瘤

从回盲部开始到肛门为止，所有的部位皆可发生各种各样的肿瘤，可来自于上皮，也可来自于间叶。本节主要简单地介绍大肠肛管少见的几种良性肿瘤。

一、平滑肌瘤

平滑肌瘤（leiom yoma）在胃肠道肿瘤中占1%左右，以胃与小肠为主，大肠很少见，发病年龄多在40~60岁之间，男女发病率基本相近。多来源于肠壁肌层，或黏膜肌层。

1. 肉眼所见　可分为腔内型、壁内型、腔内-腔外型及腔外型。以腔外型为多见，腔内型次之。腔内型者突出于肠腔，呈半球形或球形肿物，表面黏膜可有溃疡形成，部分为带蒂肿物，一般不超过5cm，易引起肠套叠，便血。壁内型肿瘤较小，直径常在1cm以下，极少有症状，不易发现，瘤体较大者可引起肠梗阻。腔内-腔外型向肠腔内、外生长呈哑铃形；腔外形一般较大，中央有时可见变性、坏死、出血及囊性变。肌瘤结节多为圆形或分叶状，质硬，境界清楚，无包膜6切面灰红色，常见编织状纹理。

2. 镜下所见　瘤组织由形态比较一致的梭形平滑肌瘤细胞构成，细胞呈束状、编织状排列，核呈长杆状，两端钝圆，同一束内细胞核有时排列成栅状，核分裂象少见，部分可见到黏液样变、玻璃样变及钙化。

3. 鉴别诊断

（1）纤维瘤：瘤细胞核两端尖，胞浆无肌原纤维。Masson 三色染色，胶原纤维为绿色，平滑肌纤维呈橘红色；Van Gieson 染色，平滑肌瘤细胞浆染黄色，纤维瘤胶原纤维染红色。

（2）神经鞘瘤：纤维更细长而疏松，微红染，核两端略尖，栅栏状排列较明显，常为双层以上，S-100 蛋白染色常阳性。

二、脂肪瘤

大肠脂肪瘤（lipoma）来自大肠的间叶组织，病因不明，有人认为是脂肪的新陈代谢异常或血液供应障碍，使局部脂肪组织堆积；或因炎症刺激造成组织变性；亦有人认为与脑垂体前叶及性腺激素内分泌作用异常有关。

1. 发病情况　消化道脂肪瘤30%～70%发生在大肠，在大肠良性肿瘤中脂肪瘤仅次于腺瘤，居第二位，是大肠最常见的良性非上皮性肿瘤，但实际上本病在临床上仍属少见。高毅报道，1949—1992年国内文献报道仅22例，国外报道，在60000例尸检材料中，大肠脂肪瘤发生率仅占0.2%，占大肠良性肿瘤的0.035%～4.4%。

本病多发生于盲肠，升结肠和乙状结肠次之，直肠少见。患者年龄为19～84岁，40岁以前少见，50岁左右发病居高。国外资料，男女发病率无明显差异，国内资料显示，男多于女。单发者占75%～90%，多发者占10%～15%。

2. 病理及分型

1）肉眼所见：直径为0.5～8.0cm，平均3cm，多位于黏膜下（90%），向肠腔内突起，呈息肉状，多带蒂，有包膜，质柔软，黏膜表面可有溃疡形成。切面呈淡黄色，似正常的脂肪组织。

2）镜下所见：与正常的脂肪组织一样，但瘤组织分叶大小不规则，间质结缔组织分布也不规则，包膜完整。

3）分型

（1）大体类型：根据肿瘤发生的部位及生长方式分为：①黏膜下型。②浆膜下型。③壁间型。④混合型。

（2）根据脂肪瘤的数目多少与分布情况可分为：①单发性。②多发性。③弥漫性。④黏膜下脂肪组织浸润形成瘤结节。

3. 临床表现　大肠脂肪瘤直径在2.0cm以下者，常无明显症状，多在开腹，体检或尸检中偶尔发现，当脂肪瘤部位的黏膜糜烂溃疡出血及刺激引起血便、黏液血便、贫血、排便习惯改变等表现，或由于肿瘤性肠套叠引起腹痛、腹胀等肠梗阻症状，发生于直肠者可有里急后重、下坠等症状；对较大的脂肪瘤患者在腹部仔细触诊时可扪及肿块。

4. 诊断　病史及临床表现因无特异性，对诊断帮助不大。下述辅助检查有助于诊断：如X线腹部平片、钡剂造影、纤维结肠镜检、CT扫描等方法可以做出初步诊断。

三、血管瘤

大肠血管瘤（hemangioma）亦称脉管瘤，实属少见。其组织发生多来自肠黏膜下血管丛，少数发生于浆膜下层。据其结构又可分为毛细血管瘤、海绵状血管瘤及混合性血管瘤。

1. 发病情况　国外报道一组胃肠血管瘤290例，发生在大肠的107例，占36.9%。大肠血管瘤又多发生在直肠。发病年龄多见于10～20岁，无明显性别差异。

2. 临床表现　突出症状是反复发生的无痛性血便，血便始发于婴幼儿期，呈进行性加重，反复大量便血，血色鲜红或黑紫，或伴有血块、贫血等，结肠血管瘤尚可阻塞肠腔引起肠梗死、肠套叠和肠扭转，直肠血管瘤有里急后重、排便不净感。

3. 诊断　本病临床上罕见，人们对它认识不足，常被误诊为结肠炎、痔等，行痔切除术或用类固醇药物治疗。对小儿原因不明的便血，多发性皮肤、黏膜血管病变及有血管瘤家族史者，应想到本病。首先做直肠指检和纤维结肠镜检查，直肠指诊可触摸到柔软肿块，用手指轻压可以缩小，纤维结肠镜检查可见肠黏膜暗红色或紫红色结节形肿块，表面糜烂易出血，透过黏膜，可见黏膜下血管扩张、充血。活组织检查可引起大出血，应慎重。根据病情可选择性采用腹部平片、钡剂灌肠、纤维结肠镜、CT扫描以及血管造影等检查而做出诊断。

四、纤维瘤

大肠纤维瘤（fibroma）十分少见，肉眼所见：较小，一般直径在3cm以下，分为腔内型及腔外型。前者常位于黏膜下，呈息肉状，多无蒂；后者位于浆膜下层，形成突出于肠外的肿物，外观呈结节状，与周围组织分界清楚，有包膜。切面呈灰白色，可见编织状条纹，质地硬韧。镜下所见：由成纤维细胞、纤维细胞和多少不等的胶原纤维构成。瘤组织内纤维排列成束状，呈编织状排列，胶原纤维丰富，核分裂象少见。

五、神经纤维瘤及神经鞘瘤

大肠神经纤维瘤（neurofibroma）及神经鞘瘤（neurilemoma）均极少见，国内仅有少数个案报道，其结构与一般神经纤维瘤及神经鞘瘤相同。

六、节细胞神经瘤

节细胞神经瘤（ganglioneuroma）极罕见，多在剖腹探查或尸检时偶然发现。该瘤为一种分化好的良性瘤，由多少不等的成熟神经节细胞和不同数量的神经纤维组成，节细胞可成群或单个散在出现。核呈空泡状，有时可见2、3个核的细胞，无核分裂，节细胞一般无卫星细胞或包膜环绕。约1/4病变可含有未分化或发育不全的节细胞，有恶变趋势。

七、淋巴管瘤

淋巴管瘤（lymphangioma）极少见。肉眼观：肿瘤多位于黏膜及黏膜下层，形成质软的海绵状肿块，隆起于黏膜面而成息肉状或蕈状，直径约数厘米。镜下多为海绵状淋巴管瘤，由许多大而不规则的囊腔构成，有内皮细胞被覆，腔内充满淡红色淋巴液，其中可见数量不等的淋巴细胞。

八、良性淋巴组织增生

良性淋巴组织增生（benign lymphoid hyperplasia）甚少见，以婴儿及儿童多见。胃肠道X线检查可见结肠各段多数息肉状小病灶，易误诊为家族性息肉病。肉眼观：结肠黏膜面可见多数小的息肉物，无蒂，直径为0.3~0.6cm，一般不超过1cm。镜下由分化良好的淋巴组织构成，表面被覆正常的结肠黏膜，黏膜下为增生成熟的淋巴滤泡，滤泡生发中心常扩大，其内可见核分裂象，但无病理核分裂象，周围淋巴组织无核分裂象。嗜银染色可见纤维的网织纤维围绕滤泡，并见较粗的纤维束将滤泡分成大小不一的小叶。本病为良性非瘤性病变，不发生恶变，应注意与恶性淋巴瘤及多发性淋巴瘤性息肉病相鉴别。

九、大汗腺瘤

肛门大汗腺瘤少见，多发生于中年女性，呈息肉状或囊状，有包膜，边界清楚。镜下瘤组织由两种细胞成分构成：一种为表面的柱状细胞，高低不一，排列不规则，胞浆嗜酸性，颇似汗腺细胞；另一种为肌上皮细胞，梭形，横切面呈三角形，胞核椭圆形，似平滑肌细胞，该细胞具有伸缩性，能使腺体的分泌物排出。瘤细胞排列成腺样体结构，有时扩张成囊，上皮增生向腔内突起，似乳头状瘤。

十、肛门乳头状瘤

肛门乳头状瘤（papjlloma）罕见。由肛门周围皮肤发生，向表面呈外生性生长，外观呈菜花状或绒毛状，常有蒂与正常组织相连。镜下瘤组织由许多乳头组成，每一乳头由具有血管的分支状结缔组织间质构成其轴心，表面覆盖增生的鳞状上皮。

十一、表皮样囊肿

表皮样囊肿位于肛门周围内及皮下结缔组织内，大小不等，从数毫米至数厘米，为一圆形囊肿，质地较硬，微微隆起，随皮肤而活动，可与皮肤粘连。镜下囊壁为表皮组织，由鳞状上皮的棘细胞层、颗粒细胞层及角化细胞层构成，有时可见细胞间桥，囊腔内充满成层的角质，并可伴钙化。破裂时继发感染引起异物巨细胞反应。

十二、尖锐湿疣

尖锐湿疣（condyloma acuminatum）近年有高发的趋势，需引起注意。为乳头状瘤病毒感染所致的表皮及真皮增殖，除累及肛门周围皮肤外，尚可累及外阴、阴道、阴茎等，男性同性恋患者尚可累及肛管及直肠。肉眼观初起时，可见散在多发性小而尖、针头大隆起，逐渐增大，呈疣状或乳头状，可相互融合，表面有分泌物及渗出物。镜下呈乳头状瘤样改变，乳头表面被覆鳞状上皮，角化层轻度增厚，且多由角化不全的细胞组成，棘细胞层增生明显，棘层上部细胞呈明显的空泡变性，形成具有诊断意义的大空泡状细胞，核及胞浆内无包含体形成。电镜下常见核内病毒颗粒。本病与乳头状瘤最大的区别为形态上呈多发性，棘层上部细胞呈明显的空泡样变，且往往有不良的性接触史，为非真性肿瘤。巨大尖锐湿疣可以发生恶变。

（白小玲）

第六节　结肠、直肠息肉切除术

结肠、直肠息肉是一种临床常见病。在结肠、直肠黏膜表面任何突出到肠腔内的实质性隆起状病变称为肠息肉（Polyps）。根据息肉数目分为单发性息肉、多发性息肉和肠息肉病（Polyposis）。单发性息肉指结肠内仅有 1 枚息肉，多发性息肉指肠内有 2 枚以上息肉，肠息肉病指肠内有 100 枚以上腺瘤样息肉。根据息肉的大体可分为长蒂息肉、短蒂息肉、宽基底蒂息肉、半球形息肉、丝状息肉和桥形息肉。现我国多采用新生物性和非新生物性两大类方法分类。

1. 新生物性息肉　①管状腺瘤性息肉。②管状绒毛状腺瘤性息肉。③绒毛状腺瘤。后两种癌变率较高，多数息肉表面呈淡红色，常伴充血、糜烂。

2. 非新生物性息肉　①错构瘤性息肉：包括幼年性息肉及色素沉着息肉综合征（Peutz - Jegher 综合征），此征癌变率比较低。②炎性息肉：包括良性淋巴样息肉等。③化生性息肉：即增生性息肉。④其他：如肠黏膜肥大赘生物等。

肠息肉可发生在任何年龄，40 岁以上发病率明显增高。如伴有免疫功能低下、冠心病、动脉粥样硬化、大量吸烟及长期饮啤酒均使肠息肉的发生率增加。

大多数肠息肉患者无明显临床症状，部分患者可出现腹泻或排便次数增多的肠道刺激症状，或出现黏液血便。便血表现为鲜血或血块，息肉较高位时粪便中混有血，低位者粪便表面附有血液。

肠息肉的诊断多无大困难，直肠通过肛门指诊，结肠通过纤维结肠镜检查可明确诊断。

一、结肠镜结肠息肉切除术

经纤维结肠镜应用高频电刀、激光或微波摘除或凝除肠息肉，这样使肠息肉患者避免了住院开腹手术的痛苦，又可一次性摘除多处息肉。此术式较安全、方便、痛苦较小，易被患者接受。

（一）适应证

（1）无蒂小息肉。

（2）有蒂息肉，蒂小于 2.0cm。

（3）宽基底息肉，息肉基底小于 2.0cm。

（二）禁忌证

（1）严重冠心病、高血压、装有心脏起搏器者。

（2）出血性疾病。

（3）严重肠梗阻，腹泻、腹胀、恶心、呕吐者。

（4）严重的腹膜炎，疑有肠穿孔。

（5）息肉基底部大于2.0cm。

（6）息肉已恶变浸润至蒂根部。

（7）息肉较集中局限在肠黏膜同一部位，范围较大。

（8）妊娠妇女。

（9）不能配合检查或体弱者。

（三）术前准备

1）器械准备检查和调整镜检和电切等器械。

2）患者准备

（1）测血凝状态，血小板计数。

（2）术前2d用半流质饮食，术前1d用全流饮食，当日早禁食。

（3）肠道准备：①口服蓖麻油法：蓖麻油30ml，在术前晚口服，在4h左右产生稀便。术前2h左右用温开水（37℃左右）清洁灌肠。②口服全肠道灌洗液法：无菌灌洗液内含有无水乙酸钠、聚乙烯乙二醇、氯化钾、氯化钠、碳酸氢钠，加蒸馏水500ml。用前加温开水至2 500ml。在术前1d下午4~8点服完，不需灌肠。③口服甘露醇法：在采用电灼息肉时应慎用，防止因服后产生甲烷，在电灼时产生爆炸，发生肠穿孔。

（四）手术步骤

1. 圈套摘除息肉法

（1）清洁息肉周围肠壁，如粪水、黏液等，防止因其导电而击伤肠壁。

（2）充分显露息肉，利于圈套，可变换患者体位，使息肉位于3、6、9点处（肘膝位）。

（3）抽换肠内气体2~3次，减少肠内可燃气体的浓度。

（4）圈套丝尽量套在息肉颈部，较小息肉可提起，较大息肉应尽量使息肉头部较大面积接触肠壁，这样会减小因电流密度过大而损伤肠壁。

（5）巨大分叶状息肉（大于3.0cm）：应从息肉周边分叶向息肉蒂部烧除，这样可使蒂内较大血管因多次受电热而凝血。注意不要在视野不清时盲目套入息肉蒂或蒂凝固不全而发生出血等并发症。对于不分叶的且大于3.0cm的息肉，每次圈套不应过大，应小于2.0cm，防止切割部分相互接触，电流密度分散不能切除息肉。

（6）通电后在圈套丝处组织发白或圈套丝处冒白烟时，助手应收紧圈套丝，在收紧圈套丝时应间断通电，达到完全烧断蒂部。通电过度会使肠壁烧穿，通电不足或收紧圈套过快会因凝固不佳而蒂部出血。

2. 热活检钳切除息肉法　适用于0.5cm左右的息肉。

（1）凝固电流放在2.5~3.0挡。

（2）钳住息肉头部提起，使息肉基底部人为形成一假长蒂。通电后钳内的息肉受电流影响小，组织学改变小可行病理学检查。

3. 电凝器凝除息肉法

（1）凝固电流放2~3挡。

（2）电凝器对准息肉头部，凝除息肉2/3即可，如凝除过深易发生穿孔。

（五）注意问题

（1）术中术者和助手在圈套器使用与通电时间要配合默契。如通电时间过短或圈套器收紧过快易使蒂部出血。如通电时间过长或圈套器收紧过慢易过度烧伤发生肠穿孔。

（2）要使圈套器确切套在息肉颈部，防止套在肠壁或接触肠壁，通电后发生正常肠壁损伤而穿孔。

（3）息肉取出：对单个息肉可用篮式取出器取出或用钳钳住随镜退出，同时摘除多个息肉者可用双镜法取出或让患者自行便出，要记录息肉形态、部位，使之定位及辨别良恶性，利于下一步治疗。

（六）术后处理

（1）单个息肉摘除，不用特殊处理，多个息肉摘除、疑根部易出血者或较大息肉者术后应用止血剂，必要时可应用抗生素或输液。

（2）术中息肉根部通电切除时间过长或疑肠壁有损伤者，应留院观察24h左右。

（3）良性息肉摘除术后，应在半年或一年时间定期复查结肠镜。

（4）腺瘤样息肉有局部恶变时应在术后1~2个月复查一次，半年后可根据检查结果决定3个月或延长时间复查。

（七）术后并发症

1. 肠穿孔　多在较大息肉或息肉较集中时易发生，确认肠穿孔后应立即手术治疗。

2. 息肉根部出血　可发生在术中或术后结痂脱落时，均可经结肠镜采用高频电凝止血，也可局部喷洒凝血酶或生物蛋白胶。

3. 腹膜后气囊肿　较少发生。在观察其变化同时注意心肺功能，尤其是老年患者。必要时可应用抗生素。

二、开腹术加纤维结肠镜经肛门行结肠息肉切除术

（一）适应证

对于腹膜反折以上，结直肠息肉蒂宽大的息肉，用结肠镜难予切除者。

（二）术前准备

（1）术前用纤维结肠镜了解结直肠的全部情况，检查心电图及血糖。

（2）术前3d进半流食，口服肠道抗生素。

（3）术前1d进全流食，晚服蓖麻油30ml或清洁灌肠。

（4）术晨清洁灌肠，留置导尿管。

（三）手术步骤

（1）经左下腹旁正中或经腹直肌切口。

（2）定位息肉：当息肉小于2cm或有多处多个难以确认息肉部位时，术中应行结肠镜检查，确定部位后用缝线作记。

（3）用肠钳阻断两侧肠内容物，切开息肉部位肠壁，消毒肠腔。

（4）切除息肉：对于有蒂或亚蒂者，切除后残留部贯穿缝合结扎。对基底部较大时应行梭形切除，间断缝合创面。如术中疑息肉有恶变的可能，应行术中快速病理检查。如息肉恶性变应行相应部位的肠切除术。

（5）横行全层缝合或内翻全层缝合肠壁切口。浆肌层包埋，清拭盆腔，逐层关腹。

（四）术后处理

（1）术后3~5d，禁食，补充液体，应用抗生素。

（2）术后5~7d后，可进全流饮食，渐进半流食，14d左右可进普食。

（3）女性患者留置导尿7d左右。

（4）切除后随访，同前节纤维结肠镜经肛门息肉切除术。

（五）注意事项

对于息肉较小、多发者或较肥胖、脂肪垂较多而大，术中难以明确息肉部位者，一定要术中结肠镜定位，避免术中遗漏或再次手术。

三、经肛门直肠息肉切除术

大部分直肠息肉可经肛门手术切除，对部分位置偏高者，可经纤维结肠镜切除，其手术方法同经结肠镜结肠息肉切除术。

（一）适应证

（1）息肉可脱出肛门外者。

（2）息肉不能脱出肛门外，但在麻醉状态下肛门松弛后，用组织钳或手指可将息肉拖至肛门缘或肛门外者。

（二）术前准备

一般情况下，温盐水灌肠 1～2 次即可，必要时清洁灌肠。

（三）麻醉及体位

息肉不能脱出肛门外者须采用骶管阻滞，能脱出肛门者不需麻醉。体位可采用侧卧或截石位。

（四）手术步骤

（1）扩肛，使肛门括约肌松弛。

（2）用手指或组织钳将息肉勾出或牵拉到肛门外或肛缘。

（3）在息肉蒂部用血管钳钳夹，用 7 号丝线结扎，在其远端用 4 号丝线贯穿缝扎，切除息肉。广基息肉边切边缝。

（4）肛门内放油纱卷，包扎。

（五）术中注意问题

当息肉不能脱出肛门外时，要注意牵拉时不要用力太大，否则易使息肉蒂拉断，使手术效果受到影响。

（六）术后处理

在术后 7d 内，大便后用 1：5000 高锰酸钾溶液坐浴，用太宁栓或痔疮栓塞肛。每日可用 1、2 次，如息肉较大可用甲硝唑 0.2，每天 3 次口服。

四、经骶直肠息肉切除术

（一）适应证

位于直肠 10～14cm 以下息肉；较大息肉不能经肛门切除者；基底部较大息肉小于肠壁周径 1/3～1/2 者。

（二）术前准备

同开腹术加纤维结肠镜经肛门行结肠息肉切除术。

（三）麻醉与体位

硬膜外阻滞或全身麻醉。取俯卧位，臀部垫高，两腿稍分开。

（四）手术步骤

（1）后中线由骶骨下端至肛门切口。

（2）逐层切开皮肤、皮下组织，显露尾骨、肛尾韧带、肛门外括约肌及肛提肌。

（3）切开尾骨骨膜并予剥离，切掉部分尾骨，切断肛尾韧带。

（4）在后中线处切开肛提肌及直肠深筋膜，分离直肠后脂肪组织，显露出直肠后壁。

（5）缝合支持悬吊线后，中线位置切开直肠后壁。

（6）显露直肠息肉，距息肉外0.5～1.0cm 4角处各缝一针牵引，在其外做横梭形切口，全层切除息肉。切除时边切边缝，闭合创面。

（7）直肠后壁切口处横行缝闭，肌层间断缝合包埋。依次缝合直肠后脂肪、肛提肌、皮下组织及皮肤，留置胶管引流。

五、经肛门后括约肌直肠息肉切除术

（一）适应证

适于靠近肛门处息肉。

（二）手术步骤

按经骶直肠息肉切除术所述切口切开分离，切断肛门外括约肌及耻骨直肠肌，在后正中线从下向上切开肛管及直肠后壁。距息肉边缘0.5～1.0cm处切除息肉及基底部肌层。间断全层缝合创面，内翻缝合直肠，肛管后壁切开处依次缝合外括约肌、耻骨直肠肌、肛提肌、皮下组织及皮肤。

（三）术后处理

（1）术后3～5d禁食，补充液体，应用抗生素。

（2）术后5～7d进全流食，根据患者恢复情况逐渐进半流食，14d左右进普食。

（3）术后2～3d拔除引流管。注意保持会阴部清洁干燥，女性患者留置尿管7d左右。

（4）术后定期复查纤维结肠镜。

（四）注意事项

（1）切断尾骨时注意创面止血，如息肉位置较高，显露困难可切除骶椎。

（2）切开直肠壁前，要查明息肉在肠腔内确切位置，再在相应位置切开直肠后壁，如息肉在直肠后壁可直接行直肠后壁横梭形切除即可。

（3）息肉切除时应行横梭形切口，可边切边缝，防止肠腔狭窄。直肠后壁切开处纵行缝合避免狭窄。

六、经肛门前括约肌直肠息肉切除术

（一）适应证

适应证同经骶直肠息肉切除术，尤其女性患者。

（二）术前准备

（1）女性患者避开月经前及月经期，注意阴道清洁。

（2）坐浴3d。术前3d服肠道抗生素。

（3）术前1d进全流食，晚及术晨清洁灌肠，或术前1d晚服蓖麻油30ml。

（三）麻醉与体位

骶管阻滞或硬膜外阻滞。选截石位。

（四）手术步骤

（1）取肛门与阴道中间横切口约5cm。

（2）沿直肠阴道间隔分离，显露肛门外括约肌及直肠前壁，切断肛门外括约肌，在直肠前壁中线纵行切开肛管、直肠。

（3）显露息肉，基底较小有蒂息肉可在根部钳夹后切除，贯穿缝合。基底部较大的息肉可做横梭形切口，切口距息肉边缘0.5～1.0cm包含肌层，边切边缝。

（4）缝合直肠，肛管前壁切口处，包埋肌层，缝合肛门外括约肌及肛提肌。

（5）纵行缝合皮下，皮肤。皮下放胶皮或胶管引流。

（五）术后处理及注意事项

（1）术中注意勿损伤阴道壁，防止形成直肠阴道瘘。

（2）根据息肉部位决定分离直肠阴道隔的深度和直肠壁切开的位置。

（3）彻底止血。

（4）术后要及时清除阴道分泌物。

（白小玲）

第十一章

大肠、肛管恶性肿瘤

第一节　结肠癌

一、概述

结肠的范围在临床上包括从盲肠开始至乙状结肠末端，在这一范围内的肿瘤，统称结肠癌。通常包括盲肠癌、右半结肠癌、横结肠癌、左半结肠癌、乙状结肠癌。结肠癌是消化道中常见的恶性肿瘤。结肠的部位不同，其解剖生理特性也有所不同。右半结肠的特点：①盲肠及升结肠的蠕动较小，较密，粪便在右半结肠呈稀糊状。②肠壁较薄，肠腔较大，故右半结肠发生梗死的比例较少，约17.4%。③血液循环与淋巴组织丰富，吸收能力强，因而造成全身中毒症状较其他部位大肠、肛管癌明显严重。左半结肠的特点：①粪便由糊状变成半固体或固体状。②肠腔较右半结肠狭窄，故而发生肠梗阻。③距肛门距离近。

二、临床表现

结肠癌主要有下列几组症状。

1. 排便习惯与粪便形状的改变　常为最早出现的症状。改变了平时正常的排便时间与次数的习惯，多表现为排便次数增加、腹泻、便秘，粪便中带血、脓或黏液。

（1）血便：结肠癌血便主要是由于炎症、血运障碍与机械刺激等因素引起，导致癌灶表面黏膜发生糜烂、溃破，甚至癌灶本身破裂出血。几乎所有患者均主诉血便。在癌肿局部出血的早期，出血量较少，肉眼不易发现，仅大便隐血试验为阳性。出血量大时，血便则肉眼可见。直肠肛管癌出血属下消化道出血，血便呈暗红色或鲜红色；位于右半结肠或更靠近回盲部的癌灶，出血在肠腔内停留时间较长，亦可表现出黑便或柏油便，常被患者所忽视，因时间较长，故表现出慢性贫血状态，全身乏力与消瘦。出血量的多少与癌肿大小不成正比关系，血便亦非癌肿所特有，应与许多疾病鉴别，肠结核、克罗恩病、溃疡性结肠炎、痔疮、肛瘘等。

（2）黏液血便或脓血便：由于大肠肛管癌所处的特殊部位与环境，几乎所有患者粪便中都混有脓液与黏液，形成黏液血便与脓血便。尤其绒毛状腺癌分泌大量黏液，有明显的黏液便。溃疡型大肠癌由于溃疡常伴有继发感染，故常出现脓血便或黏液便。右半结肠癌所分泌的黏液，由于肠蠕动细弱而频繁，使黏液与糊状粪便均匀混合，肉眼难于所见；而左半结肠癌粪便基本成形，黏液与粪便不相混合，易被发现。上海肿瘤医院的资料统计表明，右半结肠癌伴黏液便占8.6%，而左半结肠癌占40.5%。

（3）排便习惯改变：结肠癌患者往往改变了既往的排便习惯，表现出便秘、便稀、排便次数较多，以及里急后重感。排便习惯的改变主要是由于癌肿本身对肠道的刺激，以及癌肿继发感染，局部渗出或黏液的分泌增多，而引起肠道功能紊乱所致。临床上主要表现出便稀或便秘，有时便稀与便秘交替出现。一般是便稀出现在前，便秘出现在后，因便秘大多是由于急或慢性肠梗阻所引起的较晚期表现。上述表现以左半结肠以下部位肿瘤患者居多，越靠近大肠远端的症状越明显，尤其是便稀与大便次数增多，有时一天可达数十次并伴有里急后重与排便不尽的感觉。

2. 腹痛　这是早期症状之一，腹痛发生率为60%~81%。常为定位不确切的持续性隐痛，或仅为腹部不适或腹胀感。出现肠梗阻时则腹痛加重或为阵发性绞痛。腹痛主要是由于：①癌灶局部侵犯，尤其达黏膜下层以及肌层时，疼痛的程度与频率随癌灶侵犯的深度而增加。②腹痛可因癌灶刺激肠道而引起。③癌肿透过肠壁引起周围炎症，以及与腹膜或周围脏器粘连造成牵引痛。④癌肿引起肠梗阻时发生阵发性腹痛。⑤癌肿引起肠穿孔时发生急性腹膜炎而出现腹膜刺激征。

3. 腹部肿块　多为癌肿本身，有时可能为梗阻近侧肠腔内的积粪。肿块大多坚硬，呈结节状。如为横结肠和乙状结肠癌，可有一定活动度。而癌灶在升结肠、结肠肝曲或脾曲时，则肿块的活动度较小。如癌肿穿透并发感染时，肿块固定且有明显压痛。腹部包块是结肠癌的主要表现之一，其发生率在右半结肠癌中占就诊患者的79%，在左半结肠癌中占20%~40%。

4. 肠梗阻症状　一般属结肠癌的晚期症状，多表现为慢性低位不完全性肠梗阻，主要表现是腹胀和便秘，腹部胀痛或阵发性绞痛。当发生完全梗阻时，症状加剧。左侧结肠癌发生的概率较右侧结肠癌为高，甚至有时以急性完全性肠梗阻为首先出现的症状。上海肿瘤医院报告226例患者中，左半结肠癌肠梗阻发生率为31.5%；右半结肠癌占17.4%。而在结肠梗阻的患者中，经手术证实有20%~55%为结肠癌所致。在急性肠梗阻患者中，国外报道1%~3%为结肠癌所致。因此当患者，尤其是老年人，出现阵发性腹痛、腹胀、排便排气停止、呕吐、肠鸣音亢进等下消化道梗阻的临床表现时，应考虑到结肠癌的可能性。

5. 急性弥漫性腹膜炎　一般属于结肠癌的晚期并发症，结肠癌并发肠穿孔而致急性弥漫性腹膜炎者占结肠癌患者的6%左右。在肠穿孔发生前常伴有不同程度的低位肠梗阻表现，在此基础上患者突然出现腹部剧痛、发热、腹部压痛与反跳痛等腹膜刺激征，并发全身中毒症状者，应考虑结肠癌并发急性肠穿孔的可能性。

6. 全身症状　由于慢性失血、癌肿溃烂、感染、毒素吸收等，患者可出现贫血、消瘦、乏力、低热等恶病质表现。

病情晚期可出现肝大、黄疸、水肿、腹腔积液、直肠前陷窝肿块、锁骨上淋巴结肿大及恶病质等。

由于癌肿病理类型和部位的不同，临床表现也有区别。一般右侧结肠癌以全身症状、贫血、腹部肿块为主要表现，左侧结肠癌则以肠梗阻、便秘、腹泻、便血等症状为显著。

三、诊断

结肠癌早期症状多不明显，易被忽视。凡中年以上有下列表现而又原因不明者，应警惕有结肠癌的可能：①近期内出现排便习惯改变或持续性腹部不适、隐痛或腹胀。②粪便带血、脓或黏液。③进行性贫血和体重减轻、乏力等。④腹部肿块。对可疑患者应采取下列措施进一步检查。对怀疑为乙状结肠癌时，可用乙状结肠镜检查，其他部位的结肠癌可行X线钡剂灌肠或气钡双重对比造影检查，以及纤维结肠镜检查，不难明确诊断。B型超声和CT扫描检查对了解腹部肿块和肿大淋巴结，发现肝内有无转移等均有帮助。血清癌胚抗原（CEA）值约60%的结肠癌患者高于正常，但特异性不高，用于手术后判断预后和复发，有一定帮助。

四、治疗

早期发现，切除为主，综合疗法。

1. 结肠癌根治性手术　它的切除范围须包括癌肿所在的肠襻及其系膜和区域淋巴结。

（1）右半结肠切除术：适用于盲肠、升结肠、结肠肝曲的癌肿。对于盲肠和升结肠癌，切除范围包括右半横结肠、升结肠、盲肠，包括长15~20cm的回肠末段（图11-1），做回肠与横结肠端端或端侧吻合。对于结肠肝曲的癌肿，除上述范围外，须切除横结肠和胃网膜右动脉组的淋巴结。

（2）横结肠切除术（图11-2）：适用于横结肠癌。切除包括肝曲和脾曲的整个横结肠，包括胃结肠韧带的淋巴结组，行升结肠和降结肠端端吻合。倘若因两端张力大而不能吻合，对偏右侧的横结肠癌可切除升结肠、盲肠，然后做回肠与降结肠吻合。对偏左侧的横结肠癌，则可切除降结肠，行升结肠、乙状结肠吻合术。

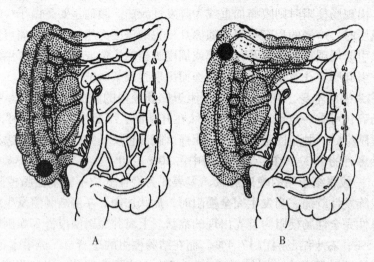

A   B

图11-1　右半结肠切除范围

（3）左半结肠切除术：适用于结肠脾曲和降结肠癌。切除范围包括横结肠左半，降结肠，并根据降结肠癌位置的高低切除部分或全部乙状结肠（图11-3）。然后做结肠间或结肠与直肠端端吻合术。

（4）乙状结肠癌的根治切除术：要根据乙状结肠的长短和癌肿所在的部位，分别采用切除整个乙状结肠和全部降结肠，或切除整个乙状结肠、部分降结肠和部分直肠，做结肠直肠吻合术（图11-4）。

在结肠癌手术切除的具体操作中，首先要将肿瘤所在的肠管远近端用纱布条扎紧，以防止癌细胞在肠腔内扩散、种植。随即结扎相应的血管，以防止癌细胞血行转移，然后再进行肠管切除。

结肠手术的术前准备十分重要，常用的是口服肠道抗生素，泻药以及多次灌肠的方法。

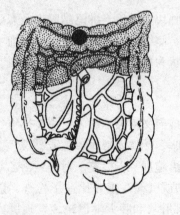 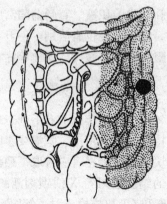 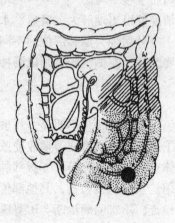

图11-2　横结肠切除范围　　　　图11-3　左半结肠切除范围　　　　图11-4　乙状结肠切除范围

2. 结肠癌的综合治疗　外科手术切除一直是治疗结肠癌的主要手段，虽然现代外科手术有长足发展，尽管手术切除率及根治性切除率不断提高，但部分患者就诊时失去彻底治愈的机会，即使能施行根治性切除，其中还会有部分患者复发或转移。单纯依靠外科手术提高治愈率已相当困难，因此广大的医务人员已开始向综合治疗迈进，多学科合作治疗结肠癌是治疗癌肿的趋势。

（1）化学药物治疗：结肠癌围术期辅助化疗，目前受到十分重视，每种化疗药物有不同的用药方案，如 MF 方案、MeF 方案、FP 方案、MCF 方案、FAM 方案、MFC 方案以及 FMVM 方案等。每种化疗药物均有毒性反应，要严格掌握指征，期待着有对结肠癌更有效、毒性反应低的药物出现。

（2）免疫治疗：包括防御、平衡、监视三大功能。肿瘤免疫是人体免疫系统对肿瘤的识别、排除、耐受等性能的总称。机体抗肿瘤的免疫效应机制十分复杂，包括体液免疫及细胞免疫：①抗体的抗瘤效应：对防止肿瘤转移有一定作用。②T 细胞的抗瘤作用：直接杀伤肿瘤细胞。③NK 细胞的抗瘤作用：具有抗肿瘤效应，具有吞噬而杀灭体内癌细胞的功能。④吞噬细胞抗瘤作用。⑤细胞因子的抗瘤作用：它包括 IL、IFN、TNF 与 MAF 等，这些因子可杀伤肿瘤细胞。

肿瘤的免疫治疗就是采用各种方法，包括主动的或被动的，特异性的或非特异性的方法，还有过继免疫，基因治疗等，用以提高人体免疫系统的功能，调动人体免疫防御系统，以及调动人体免疫监视系统的作用，以达到遏制肿瘤生长，破坏以至削减肿瘤细胞的目的。

免疫治疗肿瘤将是今后综合治疗肿瘤中一种不可缺少的新方法。但在临床研究与应用中仍存在许多问题，有待进一步研究解决，而随着医学事业的发展，将能够得到圆满的解决。

（3）中医中药治疗：中医依据辨证施治的原则，正确处理整体与局部的辨证关系，按轻重缓急灵活变通，常采用不同的治疗方法，清热解毒、活血化瘀、扶正固本、以毒攻毒、软坚散结、化痰利湿等。中药在结肠癌的治疗中有许多特色：①某些中药确有抑癌作用，但作用弱而缓和。②能改善症状，提高生存质量。③药物本身不良反应较轻。④能辅助或增强其他治疗方法（化疗、放疗等）的作用。总之中医中药是祖国医学的宝库，在不断的开发和提高，在肿瘤的防治工作中起到很大的作用。

（4）其他疗法：①放疗：是用电离辐射（X 线、γ 射线、电子线或中子线等）治疗恶性肿瘤的方法。在结肠癌的治疗中较少采用，作为手术综合治疗的一种辅助方法。②生物治疗：在肿瘤治疗中有一定作用，对体内临床形式存在的肿瘤细胞可起到杀伤作用。

其他的加热治疗：冷冻治疗、激光治疗等在直肠癌的治疗中已开始运用。

（白小玲）

第二节　直肠癌

一、概述

大肠癌是消化道常见的恶性肿瘤，直肠是大肠癌好发的部位，发病率高。直肠癌病年龄多在 40 岁以上，但 40 岁以下也不少见。男女比例为（2~3）：1。癌肿多在直肠下 2/3 部位，通过直肠指检可扪及。欲提高直肠癌手术根治率和延长生存期，关键在于早期诊断和早期合理的治疗。直肠癌发病原因不甚清楚，可能与高脂肪、高蛋白、低纤维素饮食、腺瘤癌变、炎症性肠病、血吸虫病虫卵在直肠黏膜沉积等因素有关。

二、诊断

（一）病史要点

直肠癌早期可无症状，随着癌灶逐渐增大，可产生一系列症状。

（1）便血：是直肠癌最常见的症状，但常被患者所忽视。便血多为红色或暗红色，混有粪便的黏液血便或脓血便，有时伴有血块、坏死组织。上述症状是由于癌肿增殖后血运发生障碍、组织坏死糜烂、溃破感染、溃疡形成的后果。

（2）大便习惯改变：由于肿块及其产生的分泌物的刺激，可产生便意频繁、排便不尽感、里急后重等症状，但排出物多是黏液脓血状物。最初这些"假性腹泻"现象多发生在清晨起床不久，称晨起腹泻，以后次数逐渐增多，甚至晚间不能入睡，改变了往日大便习惯。

（3）肠道狭窄及梗阻现象：癌肿绕肠壁周径浸润，使肠腔狭窄，尤在直肠乙结肠交界处，多为狭窄型硬癌，极易引起梗阻现象。直肠壶腹部癌，因多是溃疡型，并且壶腹部较宽阔，一般 1~2 年才引起狭窄梗阻，一般常表现为便条变细、排便困难、便秘、引起腹部不适、腹胀及疼痛。由于粪便堆积，在梗阻上段乙状结肠部位，有时在左下腹部，可扪及条索状肿块。

（4）肛门疼痛及肛门失禁：直肠下段癌如浸润肛管部可引起局部疼痛；如累及肛管括约肌则可引起肛门失禁，脓血便经常流出，污染内裤；癌肿感染或转移，可引起腹股沟部淋巴结增大。

（5）其他：直肠癌晚期如浸润其他脏器及组织，可引起该处病变症状。侵犯骶神经丛可使骶部及会阴部疼痛，类似坐骨神经部疼痛；侵犯膀胱、前列腺，可引起膀胱炎、尿道炎、膀胱直肠瘘、尿道直肠瘘；女性可引起阴道直肠瘘，阴道部排出粪便及黏液脓血；肝转移后可引起肝大、黄疸、腹腔积液等症状；全身症状可有贫血等恶病质现象；有时还可出现急性肠梗阻、下消化道大出血及穿孔后引起弥漫性腹膜炎等症状。

（二）查体要点

直肠指检是直肠癌的首要诊断方法，90%的直肠癌可经指检检出。在手指可探及的范围内如能触到直肠肿块，应注意肿块的大小、形状、质地、活动度、位置、距肛缘的距离、侵犯肠管壁周径等。

（三）辅助检查

（1）直肠镜或乙状结肠镜检查：直肠指检后应再做直肠镜检查，在直视下协助诊断，观察肿块的形态、上下缘以及距肛门缘的距离，并取肿块组织做病理切片检查，以确定肿块性质及其分化程度。位于直肠中、上段的癌肿，手指无法触及，采用乙状结肠镜检是一种较好的方法。

（2）钡剂灌肠：可对直肠癌进行定位、筛选。

（3）腔内B超检查：用腔内探头可检测癌肿浸润肠壁的深度及有无侵犯邻近脏器，内镜超声也逐步在临床开展应用，可在术前对直肠癌的局部浸润程度进行评估。

（4）CT检查：可以了解直肠癌盆腔内扩散情况，有无侵犯膀胱，子宫及盆壁，是术前常用的检查方法。腹部CT也可扫描有无肝转移癌。

（5）肿瘤标记物：目前公认的对于大肠癌诊断和术后监测有意义的肿瘤标记物是癌胚抗原（CEA）。但认为CEA作为早期结直肠癌的诊断尚缺乏价值，其主要用于预测直肠癌的预后和监测复发。

（6）其他：低位直肠癌伴有腹股沟淋巴结肿大时，应行淋巴结活检。癌肿位于直肠前壁的女性患者应做阴道检查及双合诊检查。男性患者有泌尿系症状时应行膀胱镜检查。

（四）诊断流程

诊断流程见图11-5。

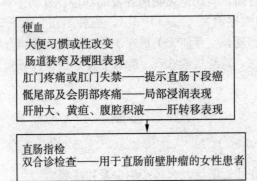

便血
大便习惯或性改变
肠道狭窄及梗阻表现
肛门疼痛或肛门失禁——提示直肠下段癌
骶尾部及会阴部疼痛——局部浸润表现
肝肿大、黄疸、腹腔积液——肝转移表现

直肠指检
双合诊检查——用于直肠前壁肿瘤的女性患者

直肠镜、乙状结肠镜或电子肠镜检查——定位诊断及初步确诊
活检组织病理学检查——确诊依据
直肠腔内B超检查——有助于判断肿瘤浸润深度及周围范情况
腹部及盆腔CT检查——有助于判断肿瘤浸润及转移情况
肿瘤标记物检查——有助于诊断及术后复发的监测
膀胱镜检查——用于男性伴泌尿系统症状者，协助判断是否存在膀胱侵犯

图11-5 直肠癌诊断流程

三、治疗

（一）腹腔镜直肠手术

腹腔镜辅助下结直肠癌根治术在欧美国家已开展了10余年。1991年，Fowler Franclin 和 Jacobs 完成世界上首例腹腔镜结肠手术以后，开创了腹部外科手术的新时代。但在结肠癌腹腔镜发展和直肠癌腹腔镜技术发展历程上也有不同，直肠癌腔镜技术应用相对滞后。对该技术的顾虑来源于手术的安全性和效果，而规范化的操作是该技术顺利开展的前提。

1. 腹腔镜全直肠系膜切除技术　全直肠系膜切除术（total mesorectal excision，TME）是英国的 Heald 等人于1982年提出的，也称直肠周围系膜全切除（complete circumferential mesorectal excision，CCME）。TME 主要适用于无远处转移的直肠中下部 $T_1 \sim T_3$ 期直肠肿瘤，且癌肿未侵出脏层筋膜，大多数适合低位前切除者，基本上均适用于 TME。经过20多年的实践，学术界已经把 TME 作为中低位直肠癌的标准手术技术。而对于癌肿较大，侵及壁层筋膜或周围器官、骶骨的患者，TME 已经失去了原有的意义。目前多数学者认为，应将上段直肠癌和乙状结肠癌同等对待，不必行 TME。

直肠癌 TME 的理论基础是建立在盆腔脏层和壁层之间有一个外科平面，这一平面为直肠癌完整切除设定了切除范围。直肠癌中65%～80%病例存在直肠周围的局部病变，包括直接侵犯（$T_3N_0M_0$）或周围淋巴结、直肠血管周围淋巴结转移（任何 $TN_{1-2}M_0$），所有这些局部病变通常在盆腔脏层筋膜范围之内并且直肠癌浸润通常局限于此范围内。因而 Heald 的 TME 这一概念或原则是：直肠癌手术直视下在骶前盆筋膜腔脏层和壁层之间进行锐性分离；保持盆筋膜脏层完整无破损；肿瘤下缘远端的直肠系膜切除在5cm以上。近20年来临床实践证明，遵循 TME 原则可以降低直肠癌术后的局部复发率，5年生存率明显提高，提高了患者术后生活质量。TME 已成为目前直肠癌切除手术必须遵循的原则。

腹腔镜直肠癌手术同样要遵循 TME 原则。而腹腔镜 TME（LTME）优点是显而易见的，由于手术野在电视屏幕上放大6倍，在清晰的视野下用超声刀锐性剪开组织，出血少。视角自由是腹腔镜手术所特有的技术优势，开腹手术常规只有自上而下的垂直视角，在处理中低位直肠癌时存在一定困难；而在腹腔镜手术中镜头可以从任一角度近距离观察术野，使术者可以清楚地看见所处理的组织层次。在锐性分离骶前筋膜和直肠固有筋膜之间的疏松结缔组织间隙时，判断和入路选择更为准确。利用腹腔镜特有的可抵达狭窄的骨盆并放大局部视野的光学特点，用超声刀直视下锐性分离骶前间隙，可使直肠固有筋膜完整，较开腹手术解剖层次清晰，更有效地避免损伤盆腔内的邻近组织。同时可以游离切断直肠系膜达肿瘤下端5cm以上，在距肿瘤下端2cm以上使直肠纵肌显露。在剔除肠系膜根部动脉、静脉血管周围的脂肪及结缔组织时，清晰的视野使肠系膜根部动脉、静脉血管骨骼化更加准确。

LTME 术者应具备扎实的开腹直肠癌 TME 手术的经验及熟练的腹腔镜盆腔手术操作技能，同时熟悉各重要解剖在腔镜下的识别，只有这样才能良好地完成 LTME 并使手术的并发症发生率降到最低。

2. 腹腔镜直肠癌手术方式及种类选择

1）手术方式：腹腔镜直肠癌的手术方式如下：

（1）全腹腔镜直肠手术：肠段的切除和吻合均在腹腔镜下完成，技术要求非常高，手术时间较长。目前临床应用很少。

（2）腹腔镜辅助直肠手术：肠段的切除或吻合通过腹壁小切口辅助下完成，是目前应用最多的手术方式。

（3）手助腹腔镜直肠手术：在腹腔镜手术操作过程中，通过腹壁小切口将手伸入腹腔进行辅助操作完成手术。

2）腹腔镜直肠癌手术种类

（1）腹腔镜前切除术：适用于肿瘤根治性切除后齿状线上尚存1～3cm直肠者，由于 Trocar 位置相对固定，腔镜下切割缝合器角度限制等，腹腔镜下低位前切除术较开放手术难度增加。

（2）腹腔镜腹会阴切除、乙状结肠腹壁造口术：适用于肿瘤下缘距离肛缘5cm以下的低位直肠癌。与开放 Miles 术相比，不使用机械化缝合器，腹壁仅有肠造口和3个小切口，优势明显，不受经济情况的限制。

（3）腹腔镜肛管切除结肠肛管吻合术：适用于癌下缘距肛缘 3~5cm 的极低位直肠癌甚至部分早中期直肠肛管癌，即肿瘤位于齿线上 2~4cm。

在腹腔镜直肠癌手术中，强调个体化手术方式的重要性。影响各种手术方式选择的首先是肿瘤的位置、大小和组织学类型；其次是盆腔大小、肥胖程度和术者技术条件等。总体而言，腹腔镜直肠癌手术保存肛门括约肌手术比率较低，可能与病例选择、腹腔镜下吻合的费用和技术较高等有关。

3. 腹腔镜直肠癌手术器械　常规设备包括高清晰度摄像与显示系统、全自动高流量气腹机、冲洗吸引装置、录像和图像储存设备。腹腔镜常规手术器械主要包括气腹针、5~12mm 套管穿刺针（Trocar）、分离钳、无损伤肠道抓钳和持钳、剪刀、持针器、血管夹和施夹器、牵开器和腹腔镜拉钩、标本袋等。特殊设备包括超声刀（Ultracision）、结扎束高能电刀（Ligasure TM 血管封闭系统）、双极电凝器、各种型号的肠道切割缝合器和圆形吻合器。

4. 腹腔镜直肠癌手术规范

1）腹腔镜直肠癌手术适应证：腹腔镜直肠癌的手术适应证与开腹手术类似，肥胖、肿瘤体积较大和盆腔狭小等情况下腹腔镜手术适应证的把握受术者技术水平等因素的影响，此时应综合分析，以取得最佳的根治效果，以避免术中并发症和减少手术创伤等为原则。腹腔镜直肠癌手术中转率为 6.1%~12.0%，控制中转率关键是掌握适应证。

2）腹腔镜直肠癌手术禁忌证

（1）伴有不能耐受长时间气腹的疾病：如严重的心、肺疾患及感染。腹腔镜下结直肠手术，手术空间靠气腹建立，手术野的显露要依靠调整体位，依靠重力作用使内脏垂于病变或操作部对侧，从而显露手术区域。腹腔镜直肠手术往往游离范围广，常需在手术过程中变换体位，方能完成切除肠段的游离。体位过度地调整，加上持续的气腹压力，使腔静脉回流阻力增加、膈肌上抬、心肺活动受限，导致血流动力学改变。

（2）凝血功能障碍：凝血功能障碍无论对开腹还是腹腔镜手术都可能导致术中难以控制的出血。腹腔镜手术对出血尤为敏感，极少的出血都可使视野亮度降低，解剖层次不清，术野模糊。所以，对于常见凝血功能障碍，尽可能于术前予以纠正，以降低手术风险。

（3）腹腔镜技术受限的情况：常见有病理性肥胖、腹内广泛粘连、并发肠梗阻、妊娠等。不少腹腔镜技术受限的禁忌证是相对概念，病理性肥胖很难有确切的界定，将肥胖纳入禁忌是因为肥胖患者腹腔镜手术空间显露受限，解剖层次不清，一些重要结构标志的辨认困难，对操作者的技能及专业分析综合能力要求高。腹内广泛粘连导致腹腔镜手术困难不能用常规方法一次性建立气腹获得操作空间，应选择远离原手术切口的区域以开放式建立气腹，分离腹内粘连，获得手术操作空间。所以，肥胖患者、腹内广泛粘连的腹腔镜手术，需要操作者具备丰富的腹腔镜操作技术和经验，以及扎实的专业功底。

（4）晚期肿瘤侵及邻近组织和器官：晚期肿瘤已侵及邻近器官，如侵及输尿管、膀胱、小肠和十二指肠等，手术已失去根治意义。手术因涉及邻近器官的切除甚至重建，所以难度很大，一般不主张在腔镜下实施。但随着腔镜技术的熟练及器械的发展，腔镜下多脏器联合切除也成为可能。

3）手术基本原则

（1）手术切除范围等同于开腹手术：直肠远切端至少 2cm，连同原发灶、肠系膜及区域淋巴结一并切除；中下段直肠部位手术遵循 TME 原则。

（2）无瘤操作原则：先在血管根部结扎动、静脉，同时清扫淋巴结，然后分离切除标本。术中操作轻柔，应用锐性分离，少用钝性分离，尽量不直接接触肿瘤，以防止癌细胞扩散和局部种植。在根治癌瘤基础上，尽可能保留功能（特别是肛门括约肌功能）。

（3）肿瘤定位：由于腹腔镜手术缺少手的触觉，某些病灶不易发现，故术前 CT、术中肠镜或超声定位等检查可帮助定位。

（4）中转开腹手术：在腹腔镜手术过程中，确实因出于患者安全考虑而须行开腹手术者，或术中发现肿瘤在腹腔镜下不能切除或肿瘤切缘不充分者，应当及时中转开腹手术。

（5）注意保护切口：标本取出时应注意保护切口，防止切口的肿瘤细胞种植。

4）术前准备

（1）术前检查：应了解肝脏等远处转移情况和后腹膜、肠系膜淋巴结情况。

（2）控制可影响手术的有关疾患：如高血压、冠心病、糖尿病、呼吸功能障碍、肝肾疾病等。

（3）纠正贫血、低蛋白血症和水、电解质酸碱代谢失衡，改善患者营养状态。

（4）行必要的肠道准备和阴道准备。

5）术后观察与处理

（1）密切观察患者生命体征、引流物的性质和数量。

（2）维持水、电解质酸碱代谢平衡，给予抗生素防治感染。

（3）持续胃肠减压至肠道功能恢复，肛门排气后可给予流质饮食，逐渐过渡到低渣常规饮食。

（4）术后抗癌综合治疗，根据肿瘤性质制定方案，给予化疗、放疗和免疫疗法。

6）手术方法

（1）全腹腔镜直肠癌切除吻合术（LAR）（适用于直肠中、上段癌）

A. 体位：气管插管静吸复合全身麻醉。患者取头低足高 30° 的膀胱截石位，左半身体下垫沙袋使身体右倾。

B. 医生站位：腹腔镜直肠癌手术通常需要 3 位医生，即主刀医生、第一助手、第二助手。

C. 套管放置：脐孔或脐上行 10mm 戳孔用于安置 30° 斜面镜头；右下腹行 12mm 戳孔作为主操作孔；左、右脐旁腹直肌外缘行 5mm 戳孔安置器械；如术中不用结扎带牵引结肠，则左下腹可加行一个 5mm 孔；右肋缘下锁骨中线可以置入 5mm 孔，帮助结肠脾曲分离。

D. 探查：入腹后探查肝脏、盆腔、网膜、腹膜、腹腔积液情况，因缺少开腹手术的手感，较小肿瘤部位的定位可以通过内镜下注射亚甲蓝定位来完成，也可以通过术中超声定位来明确肿瘤部位。

E. 暴露：大网膜和远端横结肠放于左膈下，空肠向右上牵引放于右横结肠之下，远端回结肠放于右下腹盲肠处，子宫可以缝线固定于前腹壁，直肠前壁分离时可以使用特制的可弯曲牵引器从耻骨上 E 套管置入，非常有效。

F. 乙状结肠分离：分离乙状结肠系膜的右侧，分离过程中应注意两侧输尿管的位置及走向，解剖暴露肠系膜下动脉和静脉，清扫血管根部淋巴结，切断肠系膜下动脉或直肠上动脉及其伴行静脉。但有时应注意保留结肠左动脉，以避免吻合口血供不足而产生吻合口瘘。在处理 IMA 及清扫腹主动脉周围淋巴结时，注意勿损伤肠系膜下丛神经（交感神经）。

G. 上段直肠分离：直肠的剥离开始于其后壁、骶骨前筋膜之前。成功的关键是打开直肠固有筋膜和骶骨前筋膜间的骶骨前区域，接着进行侧面和前方的剥离。骶骨前区的剥离开始于骶骨前，朝尾部剥离，要达到好的暴露，直肠往前往上牵引，并维持乙状结肠往上往左下象限位置，这样可以很容易剥离到第 4 尾椎，在这里两层筋膜似乎融合，Waldeyer 筋膜源于此。直肠外侧剥离在直肠周围筋膜和骨盆外侧壁筋膜间进行，在左、右侧延续乙状结肠系膜底部腹膜切口，往尾侧分离延续到直肠膀胱凹，再往下剥离至直肠外侧韧带上方。沿着直肠固有筋膜与盆壁筋膜的间隙行锐性分离，低位直肠肿瘤的骶前分离应至尾骨尖部。后方和侧方的分离注意避免下腹神经损伤。直肠前剥离在 Denonvillier 筋膜前面进行（Heald 描述）或后面进行。

H. 直肠下段分离：后方剥离，Waldeyer 筋膜被打开后，向尾部分离，使用超声到切断骶尾韧带，外侧韧带分离，先右后左，使用超声刀处理韧带内的血管，也可以使用钛夹来处理，注意保护盆腔的自主神经。前方，在切开直肠膀胱凹后，在男性可以看到精囊和前列腺，女性可以看到阴道后壁，在此间分离避免损伤男性勃起神经，最后将直肠游离至肿瘤下方至少 3cm。

I. 标本移除及吻合：在肿瘤下方 3cm 处用腹腔镜切割缝合器切断直肠。在下腹做相应大小的小切口，用塑料袋保护好切口，将带肿瘤的近端直肠乙状结肠拉出腹腔外，切除肠段。将圆形吻合器抵钉座放入近端结肠，重新建立气腹，使用吻合器在腹腔镜直视下做乙状结肠 - 直肠端端吻合。吻合口必须没有张力。

J. 对于过度肥胖、盆腔狭小、手术野暴露不理想和手术操作有困难的患者，可以改用手助腹腔镜直肠前切除术。

K. 冲洗盆腔后，吻合口附近放置引流管。

（2）腹腔镜腹会阴直肠癌切除术（APR）：适用于直肠下段及肛管癌和某些无条件保留肛门的直肠中段癌患者。患者体位和套管穿刺针放置、结直肠分离与直肠前切除术相同。按无菌技术要求在腹腔内用线形切割器或体外直接切断乙状结肠，在左下腹适当位置做腹壁造口。会阴组手术方式同开腹手术。

5. 腹腔镜直肠癌手术安全性评价

1）腹腔镜直肠癌手术切缘及淋巴结清扫的彻底性：腹腔镜直肠癌手术切缘及淋巴结清扫彻底性是外科医师最关注的。腹腔镜下行直肠癌根治性手术必须遵循与传统开腹直肠癌手术一样的原则，包括：强调肿瘤及周围组织的整块切除；肿瘤操作的非接触原则；足够的切缘；彻底的淋巴结清扫。很多学者对直肠癌腹腔镜手术的根治性尚存疑虑，可喜的是近年来研究结果表明腹腔镜手术组与开腹组在淋巴结清扫数目、切除肠段长度和上下切缘至肿瘤的距离等方面相比较均无显著差异。Moore 将在腹腔镜下切除的直肠癌标本进行病理检查，结果亦显示不管是切除范围还是淋巴清扫数目与开腹手术相比均无显著性差异。郑民华报道了 47 例腹腔镜手术和 113 例开腹手术大体标本病理检查的结果，在肠段切除长度、直肠癌保肛手术时切除肠段下切缘至肿瘤距离、淋巴结清扫数及各站淋巴结检出的转移淋巴结数目等方面比较均无显著性差异。

2）切口种植：腹腔镜直肠癌手术切口肿瘤种植问题，自 1993 年报道腹腔镜下恶性肿瘤手术发生刀口肿瘤种植（port site recurrance，PSR）以来，切口肿瘤种植问题成为其治疗安全性的一大疑问。切口肿瘤种植需具有以下几个条件：

（1）具有活力的肿瘤细胞从肿瘤上脱落。

（2）肿瘤细胞到达创口。

（3）肿瘤细胞具有侵袭性及创口局部有允许肿瘤生长的条件。

Ishida 在动物实验时用同位素标记直肠癌细胞，发现气腹不增加肿瘤的扩散和切口肿瘤种植。虽有数据表明，高 CO_2 气腹会促进腹腔内肿瘤的生长，但 1.20kPa 气压是安全的。多项临床试验及严格选择地荟萃分析认为，腹腔镜直肠癌手术并没有增加 PSR 发生率，现在学者倾向于 PSR 的发生主要是由于腹腔镜下行直肠癌手术对术者的操作技巧要求较高，而术者的操作水平在短期之内达不到这种要求造成的，而不是腹腔镜直肠癌根治性手术固有的缺陷。这些提示进行规范熟练的腹腔镜操作有利于减少 PSR 的发生。

6. 腹腔镜直肠癌手术并发症及处置　腹腔镜直肠癌术后并发症除腹腔镜手术特有的并发症（皮下气肿、穿刺并发的血管和胃肠道损伤、气体栓塞等）以外，与开腹手术基本相同。主要如下：

（1）吻合口漏。

（2）骶前出血。

（3）肠粘连，肠梗阻。

（4）切口感染。

（5）排尿障碍和性功能障碍。

（6）排便困难或便频。

（7）人工造口并发症。

对于各种并发症重在预防，依靠腹腔镜手术的特有优点——视野清晰，手术多可以在正确的解剖间隙中进行。同样腔镜下各重要神经的辨认较肉眼下更加清晰，血管和神经损伤的机会较开腹手术要小；另外，肠道的吻合遵循"空、送、通"的原则，肠瘘多可以避免。当然手术成功更重要的是依赖操作医生的技能熟练，以及操作步骤的规范化。

直肠癌腹腔镜手术的掌握同样有一"学习曲线"，如何缩短学习曲线也是目前开展该项目单位需要解决的问题。

（二）直肠癌局部治疗

1. 直肠癌局部切除术　现代结直肠外科的发展和对直肠癌的病理及生物学特性认识的深入，为直肠癌的治疗提供了各种经腹腔的根治手术条件。尽管如此，在早期直肠癌淋巴结转移率低于10%，对侵及黏膜或黏膜下层的中下段直肠癌行局部切除术，仍可取得较好的治疗效果。直肠癌局部切除术已经逐渐被大家接受和认可。目前有许多手术方法可以局部切除直肠癌。

局部切除术后复发率及5年生存率与术前病例的选择密切相关，普遍认为，低风险直肠癌（仅侵犯黏膜层，组织高、中分化，良好的生物学特性，无淋巴和血管侵犯）因其淋巴结转移率低于3% ~ 5%，是局部切除的绝对适应证。而T_2期直肠癌如果经超声和CT证实无淋巴结转移，如行局部切除并结合手术前后放化疗仍可取得比较满意的结果。特别是对高龄或有严重全身性疾病，估计不能耐受根治性手术的患者，局部切除结合辅助放化疗是可以优先考虑的选择。

直肠癌局部切除方法主要有经肛门切除术和经肛内镜微创手术两种。

1）经肛门切除术：经肛门局部切除术（transanal resection，TAR）在临床最常见。首先将直肠牵开器放入肛管，黏膜下的直肠腺瘤要先在肿瘤的下方及周围注射肾上腺素溶液，从而达到减少出血的目的，切除时肉眼观肿瘤与切缘之间应留有正常的黏膜组织。切除后缺损的部位可以间断缝合也可以开放，对于较大的肿瘤要逐步调整直肠牵开器，直到完整切除肿瘤。对于直肠癌的患者采用全层切除的方法，切缘应不小于10mm，从肛缘到直肠12cm，肿瘤大小从绕肠壁一周到小的肿瘤都可以经肛局部切除。该手术死亡率为0 ~ 2%，并发症的发生率是5% ~ 25%。由于手术视野和操作范围受到限制，再加上较高术后肿瘤复发率，该手术最后没有被广泛推广。

2）经肛内镜微创手术（TEM）：近几年开展经肛门内镜下微创外科（transanal endoscopic microsurgery，TEM），是针对直肠肿瘤的局部切除而设计的。它解决了因牵引器或直肠镜暴露不好的问题，其特点是视野非常清楚，对病变有一定的放大效果，可以更近距离地看清楚肿瘤并完整地将其切除。目前对于直肠癌的姑息性局部切除是没有争议的，而早期直肠癌做根治性的局部切除术尚有争议。

采用TEM方法则可以减少手术创伤，减少手术失血，缩短手术时间，最大限度保留括约肌功能，避免回肠造瘘，缩短住院时间。目前已经有了电切、电凝、注水、吸引四合一的多功能器械，它减少了术者使用器械的数量，也减少了术中器械之间的相互影响，从而加快了手术速度，降低了手术难度。另外，还有一些缝合的新技术及机械手的使用都为降低手术难度带来了福音。

直肠癌原则上应当做全层切除。从技术上来看，全层切除术似乎要比黏膜下切除术容易些，因为切开的直肠壁可能使得直肠的扩张更容易，手术视野进一步改善。所以，在许多资料里全层的局部切除术可以在大部分患者中完成。只有在肿瘤离括约肌太近时才做黏膜下切除术，目的是预防损伤括约肌。TEM手术肿瘤边缘切除不完全的概率较小，大约在10%以内。如果肿瘤接近腹膜返折或在腹膜返折以下，与其他局部切除术相比，TEM手术是很安全的。

做出直肠癌局部切除术的决定是比较困难的，争论集中在死亡率和并发症发生率。如果是姑息性切除，选择TEM相对容易。回顾比较传统的经肛局部切除与全直肠系膜切除术（TME），后者更容易被大家接受，其复发率明显低于经肛局部切除术。虽然有资料显示在早期直肠癌TEM与TME的复发率都是3% ~ 4%，生存率均为96%，淋巴结的转移率也不高。但目前对早期直肠癌行TEM仍是一种新生事物，而不能回答是否可以使用TME来治愈性地切除直肠癌。

尽管TEM在治疗直肠肿瘤方面有出色的表现，但是它的推广却不是十分迅速。这可能与使用这项技术需要特别的设备和经过训练的医生才可以完成有关。完成这项技术的医生要有结直肠外科经验和腔镜下的操作基础。

TEM的肿瘤完整切除率为90% ~ 92%，复发率在低危险因素的pT_1恶性肿瘤为3%，在所有的恶性肿瘤患者中是8%。这项技术的缺点是不易达到局部区域淋巴结的清除。

（1）TEM直肠癌手术适应证：分化良好或中等分化程度的早期直肠癌；年老、高危患者的姑息性切除。

采用TEM手术，术前应该有病理组织学分型、直肠超声分期、判定有没有淋巴结转移的可能、潜在的复发因素和对辅助治疗的敏感性。TEM 可以完成从肛缘到 25cm 的肿瘤切除术，这也包括直肠周围的肿瘤。

（2）TEM 手术操作：1983 年，Buess 介绍了 TEM 手术，它是一项微创外科技术，也是一个插入肛门的单人操作系统。主要有直肠镜、直肠镜固定装置、操作器械固定装置、Martin 臂、成像系统、TEM 专用气泵、高频电切电凝装置和手术专用器械组成。TME 的成功要素就是直肠镜、立体视觉系统和直肠的恒定气压。手术首先在要欲切除的肿瘤周围的正常黏膜上用高频电刀做标记，距离肿瘤 0.5 ~ 1.0cm，沿着标记点按照术前设计的计划切除肿瘤可以做黏膜下切除，也可以做全层切除。不同层次的直肠壁组织和直肠壁外的脂肪组织可以清晰地看到。肿瘤切下来后创面可以用连续横逢的方法关闭，打结用银夹和银夹钳来完成。

（3）TEM 并发症：TEM 全部的并发症发生率为 4.8% ~ 9.0%。由于并发症而再手术的患者为 2.5% ~ 8%。经肛局部切除术后应该引起注意的是，其时常引起括约肌功能障碍（只要对肛管进行扩张总是会对其造成功能上的损害）。但在 TEM 手术后大便失禁几乎很少见到，即使有也很短暂。TEM 中约 1.9% 的患者会形成肛瘘。

3）其他方法：直肠癌局部切除术还包括经骶或经括约肌切除，这些术式最大的优点是能够切除并送检肠周淋巴结，从而获得更准确的肿瘤分期。手术的总并发症高达 40%。

经骶切除术适用于距肛缘 5 ~ 7cm 的隆起型和表面型肿瘤，手术切口可以是平骶骨的直切口，也可以是通过尾骨尖部的横切口。该手术的主要并发症是吻合口漏和切口感染。

经括约肌手术由 Mason 提出和倡导，手术需切断外括约肌和肛提肌。尽管有研究认为在正确修复肛门外括约肌的基础上，经括约肌手术可以更彻底地切除肿瘤，并应作为中下段直肠癌局部切除术的首选术式，但仍有很多学者对术后肛门功能情况和手术的必要性存有疑惑。

2. 直肠癌冷冻治疗　冷冻治疗（cyrotheralpy）是利用 -196℃ 液氮使癌组织发生凝固性坏死，继而脱落，达到切除的目的。实验表明，冷冻后直肠癌细胞膜及核膜破裂，胞质和核质外流，染色质积聚成块，线粒体肿大变形，内质网结构破坏，胞内核内出现空泡，证明冷冻能破坏癌细胞。同时动物实验还证明，冷冻不但能破坏癌细胞，而且在复温后残余肿瘤组织能够产生免疫物质，抑制肿瘤生长。O. Connor（1980）认为冷冻治疗虽不能替代经典直肠癌根治手术治疗，但如能精选病例，其优越性可以超过其他常规方法。而对于不愿手术或不宜手术的直肠癌患者，冷冻治疗是一项安全、有效的方法。

1）适应证

（1）选择性冷冻

A. 肿瘤上缘距肛缘 8cm 以内。

B. 大小不超过肠壁的 1/2 周径，且不固定。

C. 病例为高分化腺瘤。

D. 上述情况，患者有严重心、肺、肝、肾功能不全而不宜手术者。

E. 患者拒绝手术或做人工肛门者。

（2）姑息性冷冻

A. 瘤体上缘距肛缘 8cm 以上。

B. 病变范围已超过肠壁 1/2 周径，且固定。

C. 曾手术，肿瘤不能切除或已做人工肛门。

D. 术前已有远处转移，不能手术。

E. 术后会阴部或吻合口肿瘤复发。

2）相对禁忌证：妊娠期直肠癌，溃疡型直肠癌且侵及阴道，伴有严重高血压。

3）并发症：常见的并发症有继发大出血、直肠穿孔、直肠狭窄。

3. 直肠癌高能聚焦超声治疗　高能聚焦超声（HIFU）是近年来兴起的微创性治疗良、恶性实性肿瘤的新技术，越来越受到人们的关注。高能超声体外聚焦热疗区别于以往的 41 ~ 45℃ 高温治疗，这种治疗采用了超声聚焦技术，发挥了超声波定向性好、脂肪不过热、能量分布有规律的优点，并可在体内焦点达到 70~110℃ 超高温，使肿瘤组织发生融解、凝固或变性坏死。它像手术、放疗一样是一种局部治疗，但无明显不良反应，并使患者避免了手术疼痛、麻醉、失血、肠瘘等风险。热疗时不灼伤皮肤，也不会造成内脏穿孔、出血等并发症；亦无免疫抑制作用，这些都是手术和放疗无法相比的。

4. 直肠癌微波治疗　内镜微波治疗是内镜和微波技术相结合的一种高新技术，微波治疗肿瘤的基本原则是生物组织被微波辐射后即吸收微波能，导致该区组织细胞内的极性分子频频摩擦而将微波能转变为热能，其可以产生 43.5~45.0℃ 热度，高热可抑制肿瘤细胞 DNA、RNA 和蛋白的合成，并使细胞溶酶体的活性升高，从而加速对细胞的破坏，尤其是对放射线抗拒的 S 期细胞有效。有实验表明，微波热与放射治疗联合应用，能增强肿瘤细胞对放射线的敏感度，提高对肿瘤的杀伤力。

近 20 年国内外学者临床研究说明，内镜微波治疗腔道内肿瘤有独特作用。对于不愿意手术的老年直肠癌患者，使他们免受手术及带人工肛门的痛苦，提高生存质量。该方法无出血、穿孔等并发症，安全可靠，值得临床上选择性推广应用。

5. 直肠癌激光治疗　激光技术治疗恶性肿瘤目前已广泛应用于临床，国内上海、江苏、山东等省在解决直肠癌梗阻方面做了一定的工作。多以 YAG 激光打开通路来解决梗阻，YAG 激光波长 10.6μm，其能量密度极高，可在几毫秒甚至更短的时间内将局部组织温度升高 200~1000℃，使组织迅速凝固、碳化成气体，激光照射所产生的高温还可以封闭创面周围的微小血管和淋巴管，起到阻止癌转移的作用。YAG 激光无选择性地杀灭癌组织和正常组织，因此有报道其肠穿孔率达 50%。

激光动力学技术解决了这一缺点，它可以选择性杀死癌细胞而不使正常组织受到损害，但氩离子激光对组织的穿透深度仅为 0.5~1.0cm，在治疗一些晚期或较大瘤体时会很难达到理想效果。也有学者将不同波长激光联合应用取得较理想临床效果的报道。

（三）直肠癌常用化疗方法

1. 辅助化疗　目前，结直肠癌辅助化疗是肿瘤临床研究最活跃的领域之一，它由早期探索到现在成熟发展经历了半个世纪。最近，以 5-FU 为基础的联合治疗方案已被肯定。5-FU 加亚叶酸钙（Leucovorin，CF）的方案已被确定为 Dukes B 期和 Dukes C 期患者术后标准辅助治疗方案。几种有效的新药如草酸铂（Oxaliplatin，L-OHP）、伊立替康（Irinotecan，CPT-11）、卡培他滨（Capecitabine，xeloda）和羟基喜树碱（Hydroxylcamptothecine，HCPT）单用有效，与 5-FU+CF 联合应用效果明显。近两年 ASCO 会议上报告在 5-FU+CF 基础上加用 L-OHP 或 CPT-11 治疗晚期结直肠癌的效果优于单纯 5-FU+CF。还有报告卡培他滨效果至少相当 5-FU+CF，而且后者无效时再用卡培他滨仍可获得疗效。NCCN 2008 直肠癌治疗指南中，对于未转移直肠癌推荐 5-FU+CF、FOLFOX 或者卡培他滨单药 3 种方案；对于转移性直肠癌推荐 5-FU+CF、FOLFOX+贝伐单抗、FOLFIRI+贝伐单抗或者卡培他滨+贝伐单抗 4 种方案。

2. 新辅助化疗　对于可手术根治性切除的结直肠癌病例，虽然有证据显示术后化疗对治疗有益，但目前还无法统一术前化疗有相似作用的认识。随着一些新的化疗药物的临床应用，也许对这种状况做出了一些改变。资料表明，以伊立替康为主的术前诱导方案有效率高，可以提高进展期结直肠癌患者的疾病进展时间和总生存期。值得注意的是，新辅助化疗敏感性是生存期的预后指标，对治疗方案的选择有指导意义。NCCN 2008 直肠癌治疗指南中对于 T3 以上或淋巴结阳性的病例实施术前化疗，推荐的化疗方案有 5-FU、5-FU+CF 或者卡培他滨同时联合放疗；对于远处已有转移但可切除的患者推荐 5-FU、5-FU+CF 或者卡培他滨同时联合放疗，或者 FOLFOX+贝伐单抗、FOLFIRI+贝伐单抗或者卡培他滨+贝伐单抗方案。

新辅助化疗虽然在临床应用取得了一定的效果，但也存在不少问题。首先是与化疗本身有关的并发症：化疗药物可引起骨髓抑制而造成血白细胞和血小板计数减少，可能造成患者全身情况恶化或感染性并发症，化疗后对手术及术后恢复有负面影响，程度如何尚有忧虑。其次，部分化疗不敏感或耐药患者在进行一段时间的新辅助化疗后，病情没有缓解，反而进展，可能延误必要的治疗。此外，化疗产生的效果导致肿瘤退缩可能使切除范围变得难以确定；最后，由于化疗有效也可能使患者拒绝本应施行的手术治疗。基于此上原因，不少学者对结直肠癌术前化疗的常规应用持反对态度。

目前术前化疗方式的选择包括药物、剂量、强度等方面，尚需进一步深入。尤其需要注意的是，治疗的个体选择，强调治疗的个体化，这样才能取得更好的疗效和更小的不良反应。

3. 术中化疗　术中化疗倍受外科医生重视，原因是结直肠癌最容易肝转移、腹腔种植和吻合口复发。这与术中微小播散有关，如能术中应用抗癌药物将微小病灶或脱落癌细胞杀灭则可防止或减少术后转移和复发；术中化疗不会延迟手术时间，也不影响术后恢复；术中化疗所花时间少，目前所用的方法不良反应不大。因此，许多外科医生倾向术中辅助化疗。目前，术中化疗方法主要有肠腔化疗、腹腔化疗、门静脉灌注化疗。

（1）肠腔化疗：目前尚无一种药物被证实在肠腔化疗中有效，包括再辅助和新辅助治疗中证实有效的 5 - FU，有待进一步观察或用联合化疗或采用更强有力的新药。

（2）腹腔（温热）化疗：国内有人报道一组 120 例中晚期大肠癌随机对照研究结果，手术结合腹腔内温热灌注化疗（IPHP）68 例，术后局部复发 5 例，肝转移 4 例，死亡 9 例（随访时间 34.3～6.8 个月），而对照组（单纯手术）52 例局部复发 8 例，肝转移 5 例，死亡 8 例（随访时间 33.4～5.5 个月）。术中肉眼有腹膜广泛转移伴腹腔积液的 13 例患者中，手术加 IPHP 化疗者 8 例，半年生存 6 例，1 年生存 4 例，2 年生存 2 例；而对照组 5 例无 1 例存活超过 8 个月。可见，IPHP 化疗对防治腹腔转移复发有一定作用，特别是对胃肠癌侵犯浆膜和腹膜播散有效。但该方法需特别仪器进行灌注、测温和控温，要延长手术时间，对浸润腹膜下较深的肿瘤，IPH 化疗后仍有腹膜复发。因此，推广此项疗法尚需进一步多中心随机试验、开发浸透性好的抗癌药、改进仪器设备和缩短术中灌注时间等。

（3）门静脉插管化疗：瑞士癌症临床研究组报道，术后门静脉灌注 5 - FU 的无瘤生存率显著高于对照组，复发率降低 21%。但亦有不同意见，Beart 等报道 224 例 Dukes B 期和 Dukes C 期结直肠癌术后随机试验结果，全部病例随访 1.0～9.5 年（平均 5.5 年），试验组和对照组的无瘤生存率和复发率无显著性差异。目前对于门静脉插管化疗尚无有说服力的临床试验数据。

4. 术前血管介入化疗　临床上，直肠癌常于手术后进行经静脉化疗，由于全身不良反应大，用药剂量受限，化疗药降低了机体的抵抗力。术前经动脉灌注化疗栓塞，使药物进入病灶选择性强，局部浓度增高，能充分发挥药物的抗癌作用，同时也降低了药物的全身性反应。由于化疗药物刺激肿瘤供血动脉并且又对其栓塞，使肿瘤自身血管痉挛、收缩，血供减少而逐渐萎缩，血管灌注化疗药物还使肿瘤组织周围水肿，刺激局部癌周组织大量细胞浸润及纤维组织增生，加强肿瘤的抑制作用，防止癌细胞的扩散和转移。局部化疗及栓塞治疗可使肿块局限，质地变脆，手术时肿块易剥离，术中出血减少，且可提高手术切除率。大量的临床资料认为直肠癌术前的经动脉灌注化疗栓塞是一种安全、有效的治疗方法。

介入化疗常用的化疗药物有：5 - FU 1000mg，MMC 12mg，ADM 40～60mg，CBP 400～600mg 和 DDP 100mg。目前 L - OHP 也为常用药物，通常选 2～3 种联合应用。栓塞剂为明胶海绵条。根据肿瘤的大小和病理血管的多少用量不一，以完全阻断供血动脉主干为目的。

5. 术后介入化疗　晚期大肠癌常常有肝转移，或者手术后一段时间发生肝转移（由于肠系膜血管向门静脉引流所致），文献报道发生率为 10%～25%。所以在化疗治疗直肠癌时，也应肝动脉化疗，预防肝内转移，以提高生存期。

（四）直肠癌放疗

随着社会的进步，科学技术水平的提高，人们对生活质量的要求也提高了，直肠癌患者更多要求保肛。再则，局部复发是直肠癌治疗失败的原因，如何防止局部复发一直是临床主要课题。由此，单靠手术治疗难以满足这样的要求，只能谋求多学科综合治疗。其中放疗的临床意义重大。

1. 辅助性放疗

1）术前放疗（新辅助放疗）：早在 20 世纪 50 年代就有学者试图利用有效的术前放疗作为辅助治疗以控制晚期患者的术后局部复发。术前放疗的优点主要是减少手术时肿瘤接种，降低肿瘤分期，增加手术切除和保肛的可能性。直肠癌照射的范围包括相应淋巴结引流区和直肠病变上下界以外一定区域。术前放疗能加强局部控制并能降低分期。美国结直肠癌研究合作组汇总 14 个术前放疗试验共 6350 例发现：术前放疗组 5 年和 10 年局部复发率分别为 12.5% 和 16.7%，而单纯手术者分别为 22.2% 和 25.8%

（P<0.000 01）。术前放疗有一个现象是，放疗后至手术的间隔期>10d者分期下降更明显。最近法国随机试验比较不同的放疗-手术间隔时间（6~8周与2周）证明：间隔时间长者有效率更高（72%：53%，P=0.007），病理学改变为26%比10%（P=0.005），淋巴结侵袭减少（5%：16%，P=0.01）。术前放疗还能增加保肛机会。研究显示，新辅助放疗后低位直肠癌的保肛率可由40%左右提高到约60%。目前普遍认为，结合新辅助放疗直肠癌在男性距肛缘5~6cm、女性距肛缘4~5cm的情况下，均可安全行保肛手术。

新辅助放疗有长程方案和短程强化方案两种：

（1）长程方案（5周方案）：即传统的辅助放疗方案，通常总剂量为45~50Gy，分25~28次完成，放疗完成4周后行手术。研究证实，这一方案可有效实现肿瘤降期，提高局部控制率、保肛率和长期生存率。然而，长程放疗使手术至少延后2个月，对于肿瘤放疗敏感性差的患者来说，放疗收效不大，却一定程度上延误了手术时机。

（2）短程强化放疗（7日方案）：总剂量为25Gy，分5次，1周完成，第2周行手术。结果显示，该方案可显著降低局部复发率，提高长期生存率。短程强化放疗方法简便，不明显延迟手术，患者依从性好，但却并发较高的神经放射性损伤及手术并发症（包括术中出血、会阴部切口愈合不良、吻合口漏等）的风险。此外，由于放疗后很快手术，肿瘤难以充分萎缩，切缘阳性率并无降低，因而对提高保肛率作用不大。因此，术前MRI等检查提示切缘阳性风险高的患者，宜选用更强、更长程的术前放疗方案。

2）术后放疗：美国学者与欧洲学者不同，较倾向术后放射治疗。术后放疗主要优点是：根据病理检查准确选择需要放疗的患者和准确定位，避免不必放疗者（T_{is}~T_2）术后过度治疗。缺点是：手术造成肿瘤床低氧或缺氧，有可能延误手术切口的愈合。

术后放疗主要不良反应是皮炎、腹泻、膀胱炎、肠炎等。

3）术中放疗：术前术后放疗常因剂量大引起并发症，而术中放疗（IORT）可以发挥最大的肿瘤特异效应，补充体外放疗的剂量不足，IORT的生物效应是体外照射的2~3倍。IORT通常采用剂量为10~20Gy。IORT保持了分割照射的优点，定位准确，大大减少了边缘复发的危险性，增强了局部控制。IORT也有并发症，主要是神经病变和输尿管狭窄，应予以注意和预防。但是不管如何，未来10年包括IORT在内的三明治式治疗方法对局部晚期直肠癌仍然是最有希望的疗法。

4）术后放化疗：为增加放疗效果，防止远处转移，进一步争取提高生存率，术后除放疗外，可联合化疗实施。美国胃肠肿瘤研究组GITSG27175随机试验表明，术后放化疗比单纯手术效果显著，5年局部复发率为11%：20%，远处转移率为26%：36%，5年生存率为59%：44%。中北部肿瘤治疗组（NCCTG）Mayo794751试验亦证实放化疗可提高局部控制率和生存率。美国癌症研究所的共识会推荐对T_3~T_4或淋巴结转移的直肠癌做术后放化疗。

2. 直肠癌三维适形放疗（3D-CRT）和调强放疗（IMRT）　三维适形放疗（3D-CRT）和调强放疗（IMRT）技术可使直肠肿瘤受到更精确的照射，盆腔正常组织得到更好的保护。盆腔多组淋巴结可出现转移病变，决定了三维适形和调强放疗照射时靶区形状的不规则性，用常规的放疗方法难以使所有靶区达到治疗剂量同时保护正常组织。三维适形放疗是通过共面或非共面多野或多弧照射，使放射剂量分布区在三维方向上与肿瘤靶区高度一致，在肿瘤靶区受到高剂量照射的同时，最大限度地保护周围正常组织，为增加肿瘤区域放射治疗剂量、提高肿瘤局部控制率、缩短治疗疗程奠定了放射物理学基础。

资料表明，三维适形放射治疗直肠癌术后复发病例具有明显的剂量分布优势，可以更好地提高直肠癌术后复发患者的局部控制率，并有望延长其生存期，为直肠癌术后复发病例的治疗带来希望。

直肠术后复发的主要原因是术中肿瘤残留或术中癌细胞种植播散，其部位为盆腔及（或）会阴部持续性酸胀痛、下坠感等，严重影响生活质量。三维适形放疗后能使症状明显缓解。

由于三维适形放疗减少了正常组织的照射量，使其所造成的放疗反应大大降低。放射性肠炎发生率低。放射治疗的不良反应如白细胞计数下降和放射性膀胱炎症状大大减少或可以避免。

3. 直肠癌放疗适应证及放疗原则

1）直肠癌适应证

（1）临床分期 $T_{1\sim2}N_0$ 接受腹会阴联合切除手术，病理 $TNM_{1\sim3}N_{1\sim2}$ 需要接受放疗；接受经肛门手术而病理 $T_{1\sim2}$ 高风险，$T_{1\sim3}N_{1\sim2}$ 需放疗。

（2）临床分期 T_3N_0，可考虑术前放疗或术后放疗。

（3）T_4 或无法手术切除的病例需术前放疗。

（4）有远处转移的患者在化疗后接受放疗。

2）直肠癌放疗原则

（1）照射野包括肿瘤及瘤床，及周围 2.5cm 组织、骶前淋巴结、髂内淋巴结。对于 T_4 肿瘤还应包括髂外淋巴结。对于远端侵及肛管的病变还应包括腹股沟淋巴结。

（2）放疗推荐使用多照射野技术（3~4 照野）。

（3）接受腹会阴手术的患者照射野应包括会阴。

（4）存在放疗不良反应高风险时，推荐使用 IMRT 技术。

（5）盆腔照射量为 45~50Gy，对于可手术病例，术前放疗瘤床及周边 2cm 加量 5.4Gy，术后放疗则加量到 5.4~9.0Gy。

（6）小肠照射总量控制在 45Gy 之内。

（7）对于不可切除的病灶，照射剂量应大于 45Gy。

（8）对于接受基于 5-FU 化疗的患者，推荐放化疗同时进行。

3）直肠癌放疗并发症及处置：直肠癌放疗并发症主要有全身症状和局部症状，其中全身症状以出现乏力、胃纳减退和白细胞下降，给予升白细胞及对症处理后可缓解。局部症状有放射性肠炎、肛周灼痛、外阴炎、放射性膀胱炎等。

直肠癌放疗早期反应为腹痛、大便异常、次数增多等放射性肠炎症状，是由于放疗引起小肠黏膜反应，为一过性。放疗部位在距肛门 6~8cm 内反应较剧，距肛门 10cm 以上较轻。60%~90% 患者有不同程度的放射性肠炎表现，放疗前的肠道准备有助于减轻症状，症状出现后可以给予高维生素饮食。合理的饮食、中药保留灌肠后可以缓解。对于出现黏血便的患者可以中断放疗。

约 30% 患者有肛周灼痛和外阴炎，加强肛周护理，使用放疗期间用温盐水或 1/5000 高锰酸钾溶液坐盆每天 1~3 次，水温 38~41℃，每天 10~20min 以改善局部循环，促进组织水肿或炎症吸收，解除痉挛，并对局部起清洁作用。

有 15% 左右患者放疗期间会出现放射性膀胱炎，放疗期间注意患者小便的量及颜色，每次放疗前排空小便，减少治疗时膀胱的辐射受量，应鼓励患者多饮水，每天饮水量达 3000ml，口服维生素 C 及维生素 K，必要时使用尿路抑菌药。

（五）直肠癌分子靶向及免疫治疗

1. 分子靶向治疗　分子靶向治疗是以肿瘤细胞过度表达的某些标志性分子为靶点，选择针对性的阻断剂，能有效地干预受该标志性分子调控并与肿瘤发生密切相关的信号传导通路，从而达到抑制肿瘤生长、进展及转移的效果，成为治疗肿瘤的一个新途径。目前有多种药物均是针对这些靶点且在直肠癌临床试验或临床应用中取得很好疗效。

1）表皮生长因子受体（EGFR）通道的靶向治疗

（1）抗 EGFR 单克隆抗体

A. Cetuximab（IMC-C225，西妥昔单抗）：Cetuximab 已于 2004 年 2 月经美国批准用于与伊立替康联合治疗 EGFR 阳性，含伊立替康方案治疗失败的转移性直肠癌的治疗，以及单药用于不能耐受伊立替康的 EGFR 阳性晚期直肠癌的治疗。多中心临床研究纳入了 11 个欧洲国家 57 家医院 300 多例晚期结直肠患者（BOND 试验），超过半数的患者从此次研究中获益。23% 患者的肿块体积收缩。另外，33% 的患者肿块停止增长。西妥昔单抗的不良反应相当轻微，以痤疮样皮疹、皮肤干燥和皲裂最常见，其他有虚弱、恶心、呕吐、腹痛和腹泻、荨麻疹及低血压。大约有 <0.5% 的患者出现间质性肺病，一旦确诊

需要立刻停药并给予相关处理。值得注意的是，痤疮样皮疹的发生和严重程度与 IMC－C225 治疗反应和生存情况密切相关。

B. Panitummab（ABX－EGF）：是一个完全人源化的 IgG2 单克隆抗体，目前正在进行多组 Ⅱ／Ⅲ 期临床试验，分别观察 ABX－EGF 单用及与化疗联合治疗晚期直肠癌的疗效。

（2）EGFR 的小分子酪氨酸激酶抑制剂：EGFR 的小分子酪氨酸激酶抑制剂（TKIs）也是目前研究的热点之一，包括可逆性如吉非替尼（Gifitinib，ZD1839，Iressa）、埃罗替尼（Erlotinib，OSI－774，Tarceva）和不可逆性如 EKB－569 两类药物。这类药物的主要不良反应是乏力、腹泻和痤疮样皮疹等，但多数患者可以耐受。

A. 吉非替尼：一项有 21 例患者参加的 Ⅱ 期临床试验显示，每天口服吉非替尼单药 50～1000mg 均有抗肿瘤效应，经 3 个月治疗后，6 例达 SD，5 例血清 CEA 下降超过 50%。患者均耐受良好，主要的剂量限制性不良反应是腹泻，主要发生在剂量在每天 600mg 以上的患者中。吉非替尼与多种化疗药物如 5－FU、伊立替康、奥沙利铂、卡培他滨及其他抗肿瘤药物如 COX－2 抑制剂塞来考昔的联合治疗也显示出较好的效果。

B. 埃罗替尼：Townsley 等在一项 Ⅱ 期临床试验中，单用埃罗替尼 150mg/d 口服治疗 38 例转移性结直肠癌，39% 的患者达 SD，并且 SD 的患者疾病中位进展时间达 116d。另外，在联合卡培他滨、奥沙利铂治疗前期化疗失败的晚期直肠癌临床试验中，有报道 PR 达 20%，SD 达 64%。

C. 其他小分子 FKI 化合物：靶向药物 CI－1033 为一种不可逆的 Her－2 和 erb 双功能 KTI；GW－572016 和 EKB－569 均为可同时抑 EGFR 和 Her2 的双功能 KTI；AEE－788 是同时作用于 VEGF、EGFR 和 Her－2 的多靶点，这些 FKI 小分子化合物靶向治疗药物治疗晚期直肠癌的临床前和临床研究均在进行之中。

2）针对 VEGF 通道的分子靶向治疗：贝伐单抗（Avastin，Bevacizumab）是一针对血管内皮生长因子的单克隆抗体，可抑制肿瘤血管形成。NCCN2008 指南中推荐对晚期直肠癌或转移性直肠癌行 Bevacizumab＋FOLFOX4 治疗。ECOG－E3200 是一项联合 FOLFOX4 二线治疗晚期直肠癌的 Ⅲ 期临床研究，研究共纳入 829 例（可评价 822 例）既往经 5－FU＋Irinitican 治疗（主要是 IFL 治疗失败）的患者，试验随机分为 3 组：A 组，Bevacizumab＋FOLFOX4（290 例）；B 组，FOLFOX4（289 例）；C 组，Bevacizumab 单抗单药组（243 例）。使用剂量为 10mg/m²，每 2 周用药。中期分析发现 Bevacizumab 组疗效明显低于化疗组，研究因而被中止。化疗组和 Bevacizumab 联合化疗组中位总生存时间分别为 10.9 个月和 12.9 个月。E3200 研究结果提示，Bevacizumab 的安全性好，主要的不良反应有鼻出血、高血压、蛋白尿，其他常见的不良反应有乏力、疼痛、腹泻、白细胞计数减少，偶有肿瘤出血，在使用过蒽环类化疗药或联合治疗方案内有蒽环类化疗药物的患者中，有少量患者出现心力衰竭（2%）。另外，研究观察到 A 组患者 Ⅲ／Ⅳ 级高血压和感觉性神经病变的发生率明显高于 B 组，分别为 6.2% 和 15.9%。

3）以血管内皮细胞为靶向的药物

（1）RAS 通道的靶向治疗：50% 的晚期直肠癌中可检测到基因突变，因此可以在治疗中把 RAS 作为靶点。R－115777（Zamestra）联合伊立替康治疗包括晚期直肠癌在内的晚期肿瘤的 Ⅱ 期临床试验已取得初步疗效。

（2）基质金属蛋白酶（MMP）抑制剂：是涉及细胞外基质降解和基膜通透，与多种肿瘤的侵袭、转移和血管生成相关的蛋白质家族。一些合成的药物已在进行单用或与化疗联合应用的临床研究。

4）选择性环氧化酶－2（COX－2）抑制剂：COX－2 可刺激细胞生长，抑制细胞凋亡，刺激新生血管形成，并可通过催化花生四烯酸产生 COX－2，抑制抗肿瘤免疫，从而促进肿瘤生成。COX－2 的过度表达可见于多种肿瘤。一项有 23 例不能切除或转移性直肠癌的患者参加的 Ⅱ 期临床试验表明，先用塞来昔布口服，400mg/m²，bid，接着进行 FOLFIRI 化疗，结果显示有 5 例（28%）稳定。有研究表明，塞来昔布和卡培他滨联合应用能减少手足综合征，并能延长疾病进展时间和生存期。

随着分子靶向治疗基础及临床研究的深入，可以预见在不久的未来，靶向治疗有可能成为直肠癌的常规治疗方案，并将使更多的患者受益。

2. 主动免疫治疗　直肠癌治疗方法除手术、化疗（或）放疗外，免疫治疗亦是直肠癌很有前景的治疗方法。其中主动免疫治疗通过疫苗激发宿主主动的抗肿瘤特异性免疫反应，从而破坏肿瘤细胞，也产生抗肿瘤相关抗原的免疫记忆。在研究中备受关注。

（1）肿瘤细胞疫苗：目前肿瘤细胞疫苗介导的抗肿瘤免疫反应并没有取得令人鼓舞的临床效果。但有些临床效果还是乐观的，如 Liang 等研究发现，自体肿瘤细胞疫苗和新城疫病毒（new castle disease virus，NDV）疫苗可以延长患者的生存期，并可显著提高患者的生活质量。

（2）抗独特型抗体疫苗：105AD7（Ab2）是针对 gp27 抗原抗体的人源性 mAb，作为疫苗已用于临床治疗直肠癌患者。$3H_1$（Ab2）是模仿癌胚抗原（CEA）的一个特异性抗原决定基的鼠源性抗独特型抗体。加用一些辅助制剂，如 DCs 或磷酸胞苷酰寡核苷酸（CpG）制成复合疫苗（$3H_1$ – DC 或 $3H_1$ – CpG）后，可以打破肿瘤宿主对 CEA 的免疫耐受，并介导产生保护性的抗肿瘤免疫。

（3）DNA 或 RNA 疫苗：肿瘤抑制基因 p^{53} 在多种人类癌症患者包括结直肠癌在内的肿瘤细胞中呈过度表达，已经证实 p^{53} 可以激发抗肿瘤的 T 淋巴细胞免疫反应，p^{53} 疫苗治疗结直肠癌患者是可行的。目前我国 p^{53} 基因治疗已获准在临床应用。

（4）肿瘤相关抗原：肿瘤相关抗原可作为免疫原激发机体的抗肿瘤免疫反应。目前已将 CEA 疫苗应用于直肠癌患者。Ep – CAM 是跨膜的糖蛋白，超过 90% 的结直肠癌和其他上皮肿瘤患者均过度表达该抗原，Ep – CAM 可以激发特异性的 T 淋巴细胞免疫反应和抗体介导的免疫反应。人绒毛膜促性腺激素（hCG）是结直肠癌肿瘤细胞分泌的糖蛋白抗原，在结直肠癌的发展过程中起着重要的作用。通过分子生物学技术已经可以人工合成疫苗 CTP37。

（六）直肠癌支架治疗

多年来，直肠癌伴有梗阻的急诊方法为癌姑息切除术或结肠造瘘术，但手术死亡率高达 15% ~ 20%。而肠内支架置入术在解除梗阻的同时，对患者打击少、无重大并发症及死亡的发生率低，且为患者提供适宜的手术机会。

对于不能手术的直肠癌梗阻，仅能保守治疗，而行结肠造瘘术，给患者带来了极大不便。临床实践表明，直肠支架的植入能迅速解除肠梗阻，使能够手术的患者完成充分彻底的肠道准备及其他术前准备，改善全身状况，减少术后并发症。直肠支架的应用为急性恶性直肠梗阻提供了更为有效的方法。但是仍有些问题有待解决，如费用昂贵、技术问题，能较好地确定狭窄部位的近侧端，降低支架移位的发生率。

对已行手术治疗局部又复发狭窄的患者，以往采用结肠造瘘术。但此方法给患者术后生活带来许多不便。现在采用的直肠内支架置入后患者梗阻症状解除满意，排便通畅，提高了生存质量，为进一步放化疗提供了机会，使者生存期延长。

肠内支架治疗直肠梗阻，无论是解决术前梗阻或患者复发病灶的梗阻，均为一种新的治疗方法。此方法对患者打击小，可提高患者的生活质量，有着广阔的应用前景。

（白小玲）

参考文献

［1］ 陈希琳. 肛肠疾病外科病理学图谱. 北京：人民卫生出版社，2016.

［2］ 张书信. 肛肠疾病安全用药手册. 北京：科学出版社，2015.

［3］ 李春雨，汪建平. 肛肠外科手术学. 北京：人民卫生出版社，2015.

［4］ 李春雨. 肛肠外科学. 北京：科学出版社，2016.

［5］ 李春雨，汪建平. 肛肠外科手术技巧. 北京：人民卫生出版社，2016.

［6］ 刘仍海，姜春英，韩平. 肛肠疾病研究进展. 北京：中医古籍出版社，2013.

［7］ 肖振球，等. 肛肠疾病的诊疗及微创技术. 上海：上海第二军医大学出版社，2012.

［8］ 张书信，赵宝明，等. 肛肠外科并发症防范与处理. 北京：人民军医出版社，2012.

［9］ 田振国，等. 中医肛肠理论与实践. 北京：中医古籍出版社，2013.

［10］ 玛多弗. 直肠、肛管与会阴重建手术学. 北京：北京医科大学，2014.

［11］ 苗毅. 普通外科手术并发症预防与处理. 北京：科学出版社，2016.

［12］ 潘凯. 腹腔镜胃肠外科手术学. 北京：人民卫生出版社，2010.

［13］ 林擎天，郑起，汪昱. 实用食管胃肠手术学. 上海：上海交通大学出版社，2011.

［14］ 赵华，皮执民. 胃肠外科学. 北京：军事医学科学出版社，2011.

［15］ 刘宝林，金中奎. 胃肠外科诊疗与风险防范. 北京：人民军医出版社，2011.

［16］ 金中奎，钟朝辉，林晶. 胃肠外科围术期处理. 北京：人民军医出版社，2015.

［17］ 王天宝. 实用胃肠恶性肿瘤诊疗学. 广州：广东科学技术出版社，2016.

［18］ 林擎天，黄建平. 消化外科临床解剖与常用手术技巧. 上海：上海交通大学出版社，2013.

［19］ 陈红风. 中医外科学. 2 版. 北京：人民卫生出版社，2012.

［20］ 中华医学会消化病学分会胃肠动力学组，外科学分会结直肠肛门外科学组. 中国慢性便秘的诊治指南（2013，武汉）［J］. 中华消化杂志，2013，33（5）：291 - 297.

［21］ 张辉，张超，梁鸿，等. 腹腔镜结肠次全切除逆蠕动盲肠直肠吻合术治疗结肠慢传输型便秘［J］. 中华消化内镜杂志，2012，29（4）：201 - 204.

［22］ 贾如江，冯运章，来运钢，等. 经腹改良直肠前切除治疗直肠脱垂11例报告［J］. 结直肠肛门外科，2012，18（1）：46 - 47.

［23］ 李宁，姜军，丁威威，等. 金陵术治疗顽固性混合型便秘的操作与效果分析［J］. 中华外科杂志，2012，50（6）：509 - 513.

［24］ 王焕丽，范恩学. TST 加直肠前壁修补治疗直肠前突的临床观察［J］. 中国现代普通外科进展，2011，14（7）：554 - 556.

［25］ 肖钟，黄宗海，史福军，等. 生物反馈式人工肛门感知系统的研制及效果［J］. 中国组织工程研究，2013，17（5）：894 - 901.

［26］ 张勤良. 自体肌肉移植重建人工肛门括约肌［J］. 中国组织工程研究，2013，18（9）：3405 - 3412.